历代名医
时方一剂起疴录

尤虎　苏克雷　熊兴江　编著

中国中医药出版社
·北京·

图书在版编目（CIP）数据

历代名医时方一剂起疴录 / 尤虎，苏克雷，熊兴江编著 .
—北京：中国中医药出版社，2017.9（2025.4重印）
ISBN 978 – 7 – 5132 – 4410 – 7

Ⅰ . ①历… Ⅱ . ①尤… ②苏… ③熊 Ⅲ . ①时方—汇编
Ⅳ . ① R289.2

中国版本图书馆 CIP 数据核字（2017）第 213517 号

中国中医药出版社出版

北京经济技术开发区科创十三街 31 号院二区 8 号楼
邮政编码 100176
传真 010 64405721
北京盛通印刷股份有限公司印刷
各地新华书店经销

开本 880 × 1230 1/32 印张 13.5 字数 302 千字
2017 年 9 月第 1 版 2025 年 4 月第 5 次印刷
书号 ISBN 978 – 7 – 5132 – 4410 – 7

定价 59.00 元
网址 www.cptcm.com

服 务 热 线 010–64405510
购 书 热 线 010–89535836
维 权 打 假 010–64405753

微信服务号 zgzyycbs
微商城网址 https://kdt.im/LIdUGr
官 方 微 博 http://e.weibo.com/cptcm
天猫旗舰店网址 https://zgzyycbs.tmall.com

如有印装质量问题请与本社出版部联系（010–64405510）
版权专有 侵权必究

尤　序

本书是《历代名医经方一剂起疴录》的姊妹篇。

《历代名医经方一剂起疴录》出版以来广受读者好评，令我们编者感到惊讶的是，不仅仅是中医药专业技术人员、中医院校师生，还有很多中国传统文化爱好者、中医药爱好者，甚至是经方爱好者们主动与我们取得联系，通过信件、电子邮件、QQ 和微信往来，畅谈读后感，共同感叹经方之神奇。

很多读者与我们分享了自己的验案或服用经方的亲身经历，让我们一次又一次地感受到，用好经方可以如古人所说"效如桴鼓""一剂知，二剂已""覆杯而卧""一服愈，不必尽剂"。

经方法度之严谨，药味之精简，层次之分明，疗效之卓著，难怪被后世医家奉为圭臬。在惊叹之余，我们又开始思考，经方仅仅是经典名方的一部分，能否把古今医家公认的除经方以外的经典名方（通常称作"时方"）一剂治愈或一剂显效的医案整理出来，以飨读者呢？

在整理的过程中，我们竟然惊奇地发现，就连最普通的"二陈汤"，只要合理使用，仍然可以"一剂起疴"。比如在《名医类案》卷三中记载医家倪维德的一则医案：一妇病气厥，笑哭不常，人以为鬼祟所凭。倪诊，脉俱沉。胃脘必有积，有所积必作疼。遂以二陈汤导之，吐痰升许而愈。此盖积痰类祟也。

记得初学中医的时候，有位老师曾开玩笑地说："方不够，二陈凑。"初上临床的医生开方子开不出来，或者写了几味药后感觉不成样子，就可以把二陈汤放进去凑凑数。这虽然是个玩笑话，但足见二陈汤的用途之广。一般认为二陈汤主要是燥湿化痰的处方，或者是化痰的基本方，再或者是和胃的处方，开膏方前的开路方等，让人意想不到的是，临床上只要能对证，这样一个看似极其普通的方子，竟然也可以一剂愈病！

俗话说："药对证，一口汤；不对证，用船装。"方不在大小，在乎精准！对老祖宗传下来的经典名方，如何才能使用好，我们应该好好总结。本书广泛收集古今中外历代中医著作中所载的名医时方医案，并严格筛选出"一剂治愈"或"一剂显效"的经典验案，查阅医籍包括医案专著、医案类书、医案丛书、医案合刊以及附有医案的其他论著（如本草、方书、医论医话类著作、临床各科医著、综合性医著、期刊杂志等）。

选案标准：

（1）医家姓名在医案中能够确认；

（2）明确提出时方方名者；

（3）虽未明确方名，但视其药物组成，确为时方者；

（4）非时方原方，已经加减变化，但组成仍以时方为主者；

（5）已经化裁，加减药物虽多，仍能体现该时方法度且作用卓著者；

（6）与他方合用，取其功效相加或取长避短者；

（7）剂量不作为重点参考依据；

（8）仅选择"一剂治愈"或"一剂显效"的医案。

（9）如果在24小时之内治愈或显效，虽超过一剂，也按照一剂算。

除上述情况外，虽有时方之名，但已失其制方之义，如加减过多、过杂者，或缺少其方主药者，或两剂、多剂以上有效者，一概不选。

历代医家在实践过程中，不断对经典名方进行阐释和发挥，并在临床应用中留下了大量的诊疗记录，以医案的形式保存至今。与经方医案一样，时方医案是历代医家临床实践的真实写照，极具研究价值。本书收集的医案文献数量众多，且涉及临床各科，内容丰富，这也是对经方的延续、继承和发展。

本书在汗牛充栋的古今中外历代经方医案文献中披沙拣金，严格筛选出"一剂治愈"或"一剂显效"的时方验案，不仅是理论联系实际的真实写照，而且还反映了医家的临床经验及思维活动。因其中又包括了对经典理论的阐发、具体疾病的辨证分析、时方的加减应用、药物性味功效的探讨等诸多方面的内容，浓缩、涵盖了中医理论和临床实践的知识，这对于中医经典理论的理解，中医医案的研究，古今中外历代医家学术思想的学习以及临床各科都具有重要意义。

本书可读性强，一个个鲜活的病例如在眼前，读者可身临其境，随历代名医跟诊抄方，耳提面命，醍醐灌顶。

需要特别说明的是，本书不可能涵盖历代名医时方一剂愈病的全部医案，主要因为原书作者记录医案的方法不同，很多医案不记录服药后的效果，或者记录不完整，故无法收录。另外，还有一些两剂起效的医案，本书依照上述原则也未能收录，实为可惜。

台湾师范大学曾仕强教授认为，中华民族每七百年会大兴盛一次：

第一次兴盛是周公时的繁荣盛世；

第二次兴盛是汉武帝时的声威远播；

第三次兴盛是唐太宗时的贞观之治；

第四次兴盛是明太祖时的大明王朝；

第五次兴盛应该是在 2044 年以后的中国……

仿照中华民族大兴盛的周期规律，中医史也应有五次大兴盛：

第一次兴盛是《黄帝内经》时代；

第二次兴盛是以医圣张仲景为代表的汉代；

第三次兴盛是以药王孙思邈为代表的唐代；

第四次兴盛是以李时珍为代表的明代；

第五次兴盛应该是在 2044 年以后……

能在这个时代成长起来，身为中医人，我们非常自豪！

如何挖掘与传承老祖宗留给我们的宝库——经典名方，这是每一位中医人应有的使命！

南京明基医院国医堂　尤　虎

2017 年 5 月 18 日

苏　序

孙思邈曰：人命至重，有贵千金，一方济之，德逾于此。意在方药治病救人意义重大，功德无量。

然而，随着当今社会生活节奏加快，患者往往希望三五剂就能药到病除，对疾病疗效的期望值不断增加，不然宁可相信中医是"慢郎中"的幌子，去找一些所谓的养生专家开一些吃不好也吃不坏的保健方。

这种现象对于初出茅庐的大多数中医学子无疑是一种心理考验，有些人选择放弃中医，转行西医或其他职业，而另一些决心老老实实坐冷板凳，钻研医理，精研医术，但也未必熬成专家。

笔者始终相信，每一位真正的中医从业者都希望自己开出的药方在短期内能够取得好的疗效。业医十余年，笔者笃信中医，但天资愚钝，悟性欠佳，常与尤虎、熊兴江两位同仁交流学习。一次自己用一剂葛根汤治好了感冒发热伴颈项不适的患者，兴奋不已。立即与同仁分享，讨论之余，我们共同萌生了整理总结古人一剂治愈或一剂显效的经典病案的想法。

经方法度严谨，药味精，层次分明，疗效卓著。用好经方，常可"效如桴鼓"。为此，我们总结的《历代名医经方一剂起疴录》于 2016 年 6 月出版。该书出版后，广受好评，书中一个个鲜活的病案如在眼前，犹如身临其境。很多读者从我们的书中得到启发，与我们分享成功案例。

经方仅是中医浩瀚古方中的一部分。而在实际临床过程中，我们也会碰到一剂血府逐瘀汤使患者安然入睡，一剂藿香正气散治愈暑湿感冒，一剂保和丸大减因食积导致的哮喘发作……不胜枚举。因此，我们思考，能否把时方（古代医家公认的除经方以外的经典名方）一剂治愈或一剂显效的医案整理出来，继续扩充我们的"一剂起疴"医案库。于是，我们参照《经方一剂起疴录》的选案标准筛选整理病案，汇集成册，书名《历代名医时方一剂起疴录》，作为《历代名医经方一剂起疴录》的姊妹篇，以飨读者。

在整理过程中，我们发现取得"一剂知，二剂已"效果的并非均是治疗实证的祛邪方药。如果辨证准确，即便是补益气血的八珍汤也能"一剂起疴"。比如《医彻·女科》卷四记载的怀抱奇的一则医案：一女子产后去血过多，乃发寒热，肢冷脉微。余以八珍汤入姜、附，一剂而寒热止；数剂而食进神旺，遂得霍然。

王清任在《医林改错》中说："古人立方之本，效与不效，原有两途。其方效者，必是亲治其症，屡验之方；其不效者，多半病由议论，方由揣度。"黄煌教授说："经验的积累，对于中医来说是立命之根。"

我们精选历代名医一剂治愈或一剂显效的医案，亦是希望更多的同道及青年中医爱好者，阅读名医医案，触发变通灵机，获得名家心法，以便在临证中不乱方寸，游刃有余。希望作为青年中医的我们不辱使命，自己也能编出一本具有时代特色的一剂起疴录。

江苏省中西医结合医院　苏克雷

22017 年 6 月 6 日

熊　序

　　2016 年我们合著的《历代名医经方一剂起疴录》自出版以来，因其精选医案极为典型，方证指征明确，能简明扼要地反映古代先贤们运用经方的思路与方法，让读者身临其境地体验到经方"药到病除、霍然而愈"的扬眉吐气与疗效自信而备受关注。该书诚如尤虎先生所言，是《历代名医经方一剂起疴录》的姊妹篇。经方与时方既有区别，又有深刻的内在联系，在中医学的历史长河中一直交相辉映，相得益彰。经方，主要是指医圣张仲景《伤寒论》和《金匮要略》中记载的行之有效的经典方，具有明确的方证主治规范和适应证。经方是中医学的精华，但不是全部。经方之外的处方，一般都被视为时方，但经方与时方两者之间不可截然分割。当代经方大家、南京中医药大学黄煌教授曾说，"唐代有经方，宋以后也有经方。判断经方的依据，不在古今，而在其方证是否明确，疗效是否确切"。因此，不偏执、不偏颇，做到古为今用，这也是我们编写这本著作的初衷所在。在本书中，"时方"和"一剂"这两个关键词值得关注。

首先，推崇经方，不薄时方。我们研究经方，但也不局限于仲景方，汉唐以后行之有效的具有明确主治适应证的时方皆可视为经方。新中国成立后的伤寒大家刘渡舟先生力倡"古今接轨"，推崇经方与时方的有机接轨。中国中医科学院研究生院的史欣德教授也提倡经典名方中时方的学习与应用，亲自给研究生授课《中医名家名方精讲》。笔者在临床也体会到大量行之有效的时方能弥补经方之不逮，如血府逐瘀汤有效改善冠心病患者的微循环、黄连温胆汤纠正心律失常患者的频发室早、天麻钩藤饮治疗高血压急症、一贯煎调理"精英阶层"女性的阴虚体质及治疗不孕症子宫内膜偏薄或反复流产、六味地黄丸改善小儿常年便秘及眠差、引火汤调理肿瘤放化疗后的羸瘦与阴阳两虚等。本书所列举的医案均为反复筛选而成，能够直接展示古人运用时方的经验与体会，让我们能够快速掌握时方的方证特征与临床运用指征。

其次，时方也能治疗急症。医学的本质是救死扶伤，能不能"救死"是判断医学存在价值的重要标准。目前中医学已经丧失了急危重症的临床阵地，仅用于慢性疾病的治疗与亚健康调理。中医学能不能治疗急危重症？我们认为，答案是肯定的。例如，笔者常年在广安门医院心血管重症监护病房工作，主管重症患者。针对高龄患者的发热，尤其是医院内获得的感染，必须尽快退烧，否则病人抵抗力迅速下降，往往会很快死于重症感染。近年来，笔者体会到，病在三阳阶段的早期及时运用陶氏柴葛解肌汤，多能迅速取效，很多患者都在一天内迅速退烧，避免了病情进一步发展而顺利出院。另外，在重症监护病房中，运用麻黄剂治疗重症感染、二型呼吸衰竭，附子剂治疗重症心力衰竭、心肾综合征，大黄剂治疗急性肾损伤，白虎加人参汤治疗感染性休克、重度高渗，麻黄附子细辛汤治疗气管插管后的高烧不退、重症感染等，比比皆是。古人在面对突如其来的高烧、腹泻、呕吐、胸痛、腹痛等疾病时该怎么办？本书中就是古人处理这类疾病时的经验介绍，以及他们摸索出的时方运用的规律与指征，这是目前中医学术中欠缺的重要组成部分。该书恰恰可以弥补这一领域的不足。

当然，在阅读该书医案时，还有如下问题值得我们深入挖掘。首先，需要反复斟酌医案中叙述的是西医学中的什么疾病。因为古代的医案叙述简略，且缺乏理化检查，所以在阅读时会有莫名其妙就被治愈的感觉。往往此时，我们就会一笔带过，不加深究。笔者在临证时，一直主张"病性结合病理，药性结合药理"，一定要从症状、方证、病机、病理、药性、药理这六个方面反复求证。通过反复思考为什么中药会起效，就会让我们在临证时心中了了，靶点明确，效如桴鼓，且经得起西医学的锤炼与验证。其次，需要客观看待医案中的疗效，冷静判断时方的疗效到底能达到什么程度。笔者在阅读古代和现代医案时发现，很多疾病的缓解与疾病本身的发作与缓解规律有关。此时，需要我们冷静客观判断，不夸大，不贪功。

综上，我们期待本书的出版能让读者深化对时方方证与临床指征的认识，最终达到提高临床疗效的目的。

中国中医科学院广安门医院　熊兴江

2017 年 6 月 6 日

目　录

二　陈　汤

别名： 二陈丸。

药物组成： 半夏五两（汤洗 7 次），橘红五两，白茯苓三两，甘草一两半（炙）。

功效： 燥湿化痰，理气和中。

主治： 湿痰为患，脾胃不和。主胸膈痞闷，呕吐恶心，头痛眩晕，心悸嘈杂，或咳嗽痰多者。痰饮为患，或呕吐恶心，或头眩心悸，或中脘不快，或发为寒热，或因食生冷，脾胃不和。妊娠恶阻，产后饮食不进。气郁痰多眩晕，及酒食所伤眩晕；食疟，诸疟。咳嗽呕痰；痰壅吐食。臀痈，流注。中风风盛痰壅。上中下一身之痰。疡痛，中脘停痰。痰多小便不通，用此探吐。痰嘈，痰多气滞，似饥非饥，不喜食者，或兼恶心，脉象必滑；呃有痰声而脉滑者。肥盛之人，湿痰为患，喘嗽，胀满。心痛，腹痛；膏粱太过，脾胃湿热遗精；脾胃湿痰下注而淋。妇人月水准信，因痰闭子宫而不受胎者。子眩。

制备方法： 上㕮咀。

用法用量： 每服四钱，用水一盏，生姜七片，乌梅一个，同煎六分，去滓热服，不拘时候。

用药禁忌： 热痰、燥痰、吐血、消渴、阴虚、血虚均忌用。

备注： 本方改为丸剂，名"二陈丸"（见《饲鹤亭集方》）。

处方来源：《太平惠民和剂局方》卷四（绍兴续添方）。

1. 头痛（盛文纪医案）

盛文纪以医名吴中。有训导病头疼，发热恶寒，初作外感治，或以风治，见热则退热，痛则止痛，或又以气虚治，由是病剧，人事不省，饮食已绝。盛诊视，曰：君几误死。法当先去其滞。遂用二陈汤加大黄六七钱，令守者曰：急煎俾服；至夜分，左眼若动，肝气乃舒，大泄则有可生之机矣。至夜半时腹中有声，左眼果开，遗秽物斗许，中有坚硬如卵之状，竹刀剖视，即痰裹面食也。既而气舒结散，津液流通，即索食矣。众医问故，盛曰：训导公，北人也，久居于吴。饮酒食面，皆能助湿，湿能伤脾，脾土一亏，百病交作，有是病服是药，更何疑焉？众医咸服。（《名医类案·痰》卷三）

2. 久嗽（萧伯章医案）

矿工扬州黄某妻，患咳嗽，久而不愈。据云毫无余症，惟五更时喉间如烟火上冲，即痒而咳嗽，目泪交下，约一时许渐息。发散、清凉、温补，备尝之矣，率无寸效。脉之弦数，舌色红而苔白。曰：此有宿食停积胃中，久而化热，至天明时，食气上乘肺金，故咳逆不止。医者不究病源，徒以通常止咳之药施之，焉能获效？为授二陈汤加姜汁、炒黄连、麦芽、莱菔子，一帖知，二帖已。上症验案甚多，聊举其一，不复赘云。（《遯园医案》卷下）

3. 胸中痞胀，二便不利（万密斋医案）

陈正夫，万之母舅也。病三日后，胸中痞胀，小便少，大便不通。万闻，往问疾。时近城一医，欲以大柴胡汤下之。察脉症不可下，内伤中气不运，故上窍闭而下气不通也。丹溪云：二陈汤加苍术、白术、升麻、柴胡，则大便润而小便长。与之一服而安。(《续名医类案·内伤》卷十)

4. 中风（朱丹溪氏案）

孙文正年六十一岁，患中风，手足瘫痪，痰壅盛，头眩。二陈加南星、姜汁、竹沥服之，愈。(《名医类案·中风》卷一)

5. 气厥，笑哭不常（倪维德医案）

一妇病气厥，笑哭不常，人以为鬼祟所凭。倪诊，脉俱沉。胃脘必有积，有所积必作痞。遂以二陈汤导之，吐痰升许而愈。此盖积痰类祟也。(《名医类案·哭笑不常》卷三)

6. 妊娠恶阻（矢道数明医案）

34岁妇女，妊振4个月。曾妊娠2次，2次均因妊娠恶阻严重行人工流产术。此次要求保胎，家属亦希望安产，故拒绝再行人工流产术。然而，此次妊娠恶阻严重已2月余，进食很少，吐物夹血，极度消瘦而衰，颜面苍白，腹软，脉弱。心下有停水，略膨满。舌苔白，便秘且脱肛。余考虑虽可与小半夏加茯苓汤，但对于心下停饮、痞满、胃热，以二陈汤加味方为宜，故与二陈汤恶阻加减。半夏、茯苓、陈皮、甘草、干生姜、砂仁、连翘、黄芩。3日量。以1杯量，缓慢冷服。服1杯，再服1杯，初则欲吐未出，其后逐渐能进食，3日后剧吐基本痊愈。(《临床应用汉方处方解说》)

7. 乳生白疽（王洪绪医案）

妇乳患一白疽，寒热痛甚。余以阳和丸同二陈汤煎服，得睡痛息，连进三服痊愈。又妇患者相若，伊妇弟亦习外科，以夏枯、花粉、连翘、橘叶等药，连服五剂，号痛不绝。延余治，因向白色，今变微红，难以全消，即书肉桂、炮姜、麻黄加二陈汤，令伊煎服。今晚痛止能睡，明日皱皮缩小，服下果然。连进数剂，患顶不痛而溃，贴阳和解凝膏收功。（《外科证治全生集》）

8. 耳鸣重听（江应宿医案）

上舍孙顺吾，患耳鸣重听，人事烦冗。杂治半年，不愈。逆予视之，脉数滑。以二陈加瞿麦、萹蓄、木通、黄柏，一服知，二服已。（《名医类案·耳》卷七）

二 妙 散

药物组成：黄柏（炒）、苍术（米泔浸，炒）。

功效：清热燥湿。

主治：筋骨疼痛且湿热者。

制备方法：上为末。

用法用量：沸汤入姜汁调服。

备注：二物皆有雄壮之气，表实气实者，加酒少许佐之。有气加气药，血虚者加补药；痛甚者，加生姜汁热辣服之。

处方来源：《丹溪心法》卷四。

腿痛（李克绍医案）

在省中医院门诊遇一病人。

主诉：腿痛，并不甚剧烈，只是疼痛不适，不红不肿，无特殊体征，亦无明显病因。

诊查：按其脉象，细濡稍数。

辨证：湿热证。

处方：苍术 6g，黄柏 5g，防己 6g，威灵仙 3g。药共 4 味，剂量极轻，给予 3 剂。

病人服第 1 剂后，全身骤然自觉发热，不久热退，腿痛消失。（《中国现代名中医医案精华（一）》）

十 灰 散

别名：十灰丸。

药物组成：大蓟、小蓟、柏叶、荷叶、茅根、茜根、大黄、山栀子、牡丹皮、棕榈皮各等份。

主治：劳证呕吐血、咯血、嗽血。

制备方法：烧灰存性，研极细，用纸包，以碗盖地上一夕，出火毒。

用法用量：用时先将白藕捣破绞汁，或萝卜汁磨真京墨半碗，调灰五钱，食后服下。

备注：《张氏医通》有薄荷，无荷叶。

处方来源：《修月鲁般经后录》引《劳证十药神书》（见《医方类聚》卷一五）。

支气管扩张咯血（刘树农医案）

30 年前我曾因支气管扩张，大量咯血，住院治疗，用了各种止血药，均无效，后服十灰丸，1 日 2 次，每次 9g。次日，咯血即止。唯连服几天后，引起大便干结难下，灌肠始通。（《内科名家刘树农学术经验集》）

七 宝 饮

别名：七宝散、七宝汤、七物汤、截疟七宝饮。

药物组成：厚朴（姜汁制）、陈皮、甘草（炙）、草果仁、常山（鸡骨者）、槟榔、青皮各等份。

功效：燥湿劫痰。

主治：一切疟疾，无问寒热多少先后，连日间日；及不服水土，山岚瘴气，寒热如疟；疟疾数发不止，寸口脉弦滑浮大，体壮痰湿甚者。

制备方法：上咬咀。

用法用量：每服五钱，水一盏半，酒半盏，煎取一盏，去滓，露一宿，来早又烫温服，睡片时。忌热物半日。寒多加酒，热多加水，须慢火煎令熟，不吐不泻，一服即效。

用药禁忌：服药后忌热物半日；虚怯人不宜服此，脾胃素虚寒者，亦不宜服。

备注：七宝散（《杨氏家藏方》卷三）、七宝汤（《易简方》）、七物汤（《仁斋直指方论》卷十二）、截疟七宝饮（《医学正传》）。

处方来源：《简易方》引《太平惠民和剂局方》（见《医方类

聚》卷一二二）。

妊娠疟疾（陈自明医案）

一妊妇，六七个月而沾疟疾，先寒后热，六脉浮紧。众医用柴胡、桂枝无效。仆言此疾非常山不愈，众医不肯。因循数日，病甚无计，勉听仆治之。遂用七宝散，一服愈。（《妇人大全良方·妊娠疟疾方论第九》卷十四）

人 参 散

别名：楮参散、人参楮皮散、楮白皮散。

药物组成：楮根白皮一两，人参一两。

主治：大肠风虚，饮酒过度，夹热下痢脓血，疼痛，多日不愈。

制备方法：上为末。

用法用量：每服两钱匕，空心以温酒调服。如不饮酒，以温米饮代。

用药禁忌：忌油腻、湿面、青菜、果子、甜物、鸡、猪、鱼腥等。

备注：楮参散（《医学入门》卷七）、人参楮皮散（《医方集解》）、楮白皮散（《杂病源流犀烛》卷十七）。

处方来源：《本草衍义》卷十五。

1. 脏毒下血（孙一奎医案）

王祖泉大便里急后重，腹痛，日夜下紫稠黏三四十度，作痢治，三月不效。肌瘦懒食，眼合懒开，悉以为不治。脉之，六部濡弱，所下之色甚晦，状如芋苗汁。曰：此非痢，乃脏毒下血也。《医说》中人参樗皮散，正与此对。即制与之，其夜果减半，终剂痊愈。方以人参、樗根白皮各二两，为末，空心米饮调二钱。忌肉汁、生菜、鱼腥。（《续名医类案·肠风脏毒》卷三十三）

2.脏毒下脓血痢（佚名者医案）

洛阳一女子，年四十六七，耽饮无度，多食鱼蟹……畜毒在脏，日夜二三十泻，大便与脓血杂下，大肠连肛门痛不堪忍。医以止血痢药不效，又以肠风药则益甚。盖肠风则有血无脓。凡如此已半年余，气血渐弱，食渐减，肌肉渐瘦。稍服热药则腹愈痛，血愈下；稍服凉药即泄注气羸，粥愈减；服温平药则病不知。如此将期岁，医告术穷，垂命待尽。

或有人教服人参散……一服知，二服减，三服脓血皆定，自此不十服，其疾遂愈。后问其方，云：治大肠风虚，饮酒过度，夹热下痢，脓血痛甚，多日不瘥，用樗根白皮一两，人参一两，为末，每用二钱匕，空心以温水调服……忌油腻、湿面、青菜、果子、甜物、鸡、猪、鱼腥等。（《本草衍义·椿木叶》卷十五）

人参败毒散

别名：败毒散、羌活汤、十味汤、人参前胡散。

药物组成：柴胡三十两（去苗），甘草三十两，桔梗三十两，人参三十两（去芦），芎藭三十两，茯苓三十两（去皮），枳壳三十两（去瓤，麸炒），前胡三十两（去苗，洗），羌活三十两

（去苗），独活三十两（去苗）。

功效： 扶正匡邪，疏导经络，表散邪滞，益气发汗，散风祛湿。

主治： 外感风寒湿邪，正气不足，憎寒壮热，头痛项强，身体烦疼，无汗，胸膈痞满，鼻塞声重，咳嗽有痰，苔白腻，脉浮软者；也用于疮疡、痢疾等病证初起，见有上述症状者。伤寒时气，头痛项强，壮热恶寒，身体烦疼；及寒壅咳嗽，鼻塞声重；风痰头痛，呕秽寒热。伤风，温疫，风温，头目昏眩，四肢痛，憎寒壮热，项强目睛疼。寻常风眩，拘倦。小儿噤口痢，毒气冲心肺，食即吐逆。痈疽、疔肿、发背、乳痈等证，憎寒壮热，甚至头痛拘急，状似伤寒者。斑疹发热、恶寒咳嗽等症。小儿风热瘙痒，顽核毒疮。肠风下血，色清而鲜，其脉又浮。痘毒壅遏，出不快，发不透；及靥后痘疔溃成坑，见筋骨者。时气疫疠，岚瘴鬼疟，或声如蛙鸣，赤眼口疮，湿毒流注，脚肿腮肿，喉痹毒痢。外感风寒成痢者。暑湿风寒杂感，寒热迭作，表证正盛，里证复急，腹不和而滞下者。

制备方法： 上为粗末。

用法用量： 每服两钱，水一盏，加生姜、薄荷各少许，同煎七分，去滓，不拘时服，寒多则热服，热多则温服。

用药禁忌： 非夹表证不可用。

备注： 败毒散（《活人书》卷十七）、羌活汤（《圣济总录》卷二十一）、十味汤（《圣济总录》卷一七四）、人参前胡散（《鸡峰普济方》卷五）。

处方来源：《太平惠民和剂局方》卷二。

1. 痢疾发热（方耕霞医案）

湿热蕴于二肠为痢，新凉袭于表分为寒热，腹痛后重，苔白胸痞。目下便数软稀，而里积犹未化也。考古每以败毒散治夏秋之痢，为阳邪陷入阴分，提其下陷之邪仍从表分而出，况其痢且兼寒热者乎？姑尊此意立方，质之湘州先生以为然否？

败毒散去甘草、薄荷，加川连、青皮、山楂肉、豆蔻仁。

自注：此方一服而愈。（《倚云轩医话医案集·痢疾》上卷）

2. 狂犬病（佚名者医案）

清代道光二十六年冬（1846），在湘潭经过沙湾，目击一米船有帮伙卒病，心腹绞痛，心无依赖，乱抓乱咬。百药罔效，医亦不识为何病，万分危急。会邻船醴陵人以葵扇向病人一扇，大呼曰：殆哉，此中癫犬毒发作，死证也。有秘方立可治愈。方用人参败毒散加生地榆一两，紫竹根一大握，浓煎急灌。

一剂尽而神识清醒，两剂尽，其病若失。（《历代无名医家验案·其他科》）

八 正 散

别名： 八珍散。

药物组成： 车前子一斤，瞿麦一斤，萹蓄一斤，滑石一斤，山栀子仁一斤，甘草一斤（炙），木通一斤，大黄一斤（面裹煨，去面，切，焙）。

功效： 清热泻火，利水通淋、消炎，利水散结，通便。

主治：湿热下注，热淋，血淋，石淋，或小便癃闭不通，小腹急满；心经邪热上炎，口舌生疮，咽干口燥，目赤睛疼，唇焦鼻衄，咽喉肿痛，舌苔黄腻，脉滑数。现用于泌尿系感染，泌尿系结石，产后及术后尿潴留等。大人、小儿心经邪热，一切蕴毒，咽干口燥，大渴引饮，心忪面热，烦躁不宁，目赤睛疼，唇焦鼻衄，口舌生疮，咽喉肿痛。又治小便赤涩，或癃闭不通，及热淋，血淋。妊娠心气壅，胎气八个月散坠，手足浮肿，急痛下安，难产。小儿伤寒壮热，及潮热积热，斑疮水痘，心躁发渴，大便不通，小便赤涩，口舌生疮。心经实热，或思虑劳神，或饮食太过，致使三焦发热，心火愈炽，目大眦赤脉传睛。阳水为病，脉来沉数，色多黄赤，或烦或渴，小便赤涩，大便多秘。下疳、便毒，小便淋沥，脉证俱实者。妊娠转胞，小便不通者。石淋，尿则茎中作痛，常带砂石，因膀胱蓄热日久所致。

制备方法：上为散。

用法用量：每服两钱，水一盏，加灯心草，煎至七分，去滓，食后、临卧温服。小儿量力少少与之。

用药禁忌：孕妇及虚寒病者忌用。本方多服会引起虚弱症状，如头晕、心跳加快、四肢无力、胃口欠佳。

备注：八珍散（《世医得效方》卷十六）。本方改为汤剂，名"八正汤"（见《宋氏女科》）。

处方来源：《太平惠民和剂局方》卷六。

术后尿潴留（刘奉五医案）

裴某，女，29岁，外院会诊病例。会诊期：1974年5月13日。

主诉：术后不能自行排尿已10天。

现病史：患者因胎盘早期剥离及子宫卒中，在全麻下行子宫全切除术。术后 10 天来，小便一直不能自解，大便秘结。曾数次保留导尿管，并配合针灸和其他诱导法及口服酚酞 2 次，二便仍不能自解。今晨拔掉导尿管，现感下腹发胀，仍不能自行排尿，口咽干燥，渴欲饮冷，急躁胸闷，食纳尚可，两脚发麻。

检查：体温正常，血压 160/100mmHg，术后第 3 天（5 月 6 日）化验检查，血红蛋白 9.5g/L，白细胞 $17.6×10^9$/L，其中中性白细胞 0.88，淋巴细胞 0.12，尿化验蛋白（±），比重 1.010，镜检红细胞 1～2 个，白细胞 20～30 个，二氧化碳结合力 31.4mmol/L，非蛋白氮 1961.1mmol/L，血清钾 5.16mmol/L，血清钠 137.5mmol/L，血清氯 116.5mmol/L。

舌象：舌质淡红，尖红赤，舌苔根部薄白，前部无苔。脉象：弦滑数。

西医诊断：术后尿潴留。

中医辨证：心经火盛，小肠热结。

治法：清心解热，利尿通便。

方药：瞿麦四钱，萹蓄四钱，车前子三钱，大黄二钱，甘草梢二钱，木通二钱，滑石块五钱，栀子三钱，灯心草五分，玄明粉三钱（分冲），急煎服。

5 月 14 日，服头煎后 3～4 小时，小便已能自解，尿色黄浊，无尿痛现象；5～6 小时后自解大便；现无不适感，症状缓解。（《刘奉五妇科经验》）

八 珍 散

别名：八物汤、八珍汤、女科八珍丸。

药物组成：当归一两（去芦），川芎一两，熟地黄一两，白芍药一两，人参一两，甘草一两（炙），茯苓一两（去皮），白术一两。

功效：调畅营卫，滋养气血，补虚损，进饮食，退虚热。

主治：气血两虚，面色苍白或萎黄，头昏目眩，四肢倦怠，气短懒言，心悸怔忡，食欲减退；妇人气血不足，月经不调，崩漏不止，胎萎不长，或习惯性流产；外证出血过多，溃疡久不愈合者。脐腹疼痛，全不思食，脏腑怯弱，泄泻，小腹坚痛，时作寒热。妇人脏躁，自笑自哭。伤损失血过多，或因克伐，血气耗损，恶寒发热，烦躁作渴。气血俱虚，口舌生疮，或齿龈肿溃，恶寒发热，或烦躁作渴，胸胁作胀，或便血吐血，盗汗自汗。肝脾气血俱虚，不能养筋，以致筋挛骨痛，或不能行履，或发热晡热，寒热往来。溃疡。妇人胎产崩漏。眩晕昏愦，或大便不实，小便淋赤。

制备方法：上㕮咀。

用法用量：每服三钱，水一盏半，加生姜五片，大枣一枚，煎至七分，去滓，不拘时候，通口服。

备注：八物汤（《医学正传》卷三）、八珍汤（《外科发挥》卷二）。本方改为丸剂，名"女科八珍丸"（见《中国医学大辞典》）；又名"八珍丸"（见《中药成方配本》）。

处方来源：《瑞竹堂经验方》卷四。

1. 伤手出血后胁胀（薛己医案）

李进士季夏伤手，出血不止，发热作渴，两胁作胀，按之即止。此血虚也。用八珍加软柴胡、天花粉，治之顿愈；更用养气血之药，调理而痊。（《正体类要·坠跌金伤之验》卷上）

2. 内伤发热头晕（吴楚医案）

汪右老盛使（名义贵）空心自郡中归，又复冷水洗浴，夜即发热，次日发晕之极。云是感寒，索发散药。余诊其脉，浮缓无力。余曰：此空虚之极，非感寒也。为立方，用八珍汤加黄芪。汪右老恐予有误，嘱再斟酌。予复诊之曰：断乎不差，如用补有误，我当罚。

依方服二剂。因参少，虽少效，尚未愈；第三日有参二钱，嘱令尽参作一剂服下，诸症顿失。（《吴氏医验录全集》初集）

3. 劳倦内伤发热（吴楚医案）

辛巳夏日，潜口汪玉宸兄，发热头微痛。前医疑是感冒风寒，用表散药，热不退。以为剂轻表不尽，又重表之。直服表药六剂，汗大出，热不退而更甚，头本痛而加昏，四肢软倦，饮食不进，汗时出，心作慌，始彷徨迎余诊视。其脉虚大无力。余曰：此劳倦内伤发热，非外感也。如此弱质，何堪误表六剂乎？急与八珍汤，倍当归、黄芪，用人参二钱，黑姜八分。服一剂，是夜热便退，头亦清爽不痛；服二剂痊愈。（《吴氏医验录全集》二集）

4. 崩漏（程明佑医案）

一妇病带下不止，医投调经剂，血愈下。复投寒凉药，遂下泄，肌肉如削，不能言，四肢厥逆。程诊其脉，细如丝。曰：阳气微而不能营阴，法当温补。阳生则阴长，而血不下漏。遂以人参二两、附子三片，浓煎。一服手足微温，再服思食。继服八珍，四十剂愈。（《古今医案按·女科》卷九）

5. 产后发热（怀抱奇医案）

一女子产后去血过多，乃发寒热，肢冷脉微。余以八珍汤入姜、附，一剂而寒热止，数剂而食进神旺，遂得霍然。（《古今医彻·女科》卷四）

九味羌活汤

别名： 大羌活汤、羌活冲和汤、冲和汤、神解散、羌活散。

药物组成： 羌活一两半，防风一两半，苍术一两半，细辛五分，川芎一两，香白芷一两，生地黄一两，黄芩一两，甘草一两。

加减： 中风行经者，加附子；中风秘涩者，加大黄；中风并三气合而成痹等证，各随十二经上、下、内、外、寒、热、温、凉、四时、六气，加减补泻用之。

功效： 解利伤寒。

主治： 外感风寒湿邪，恶寒发热，无汗头痛；肢体骨节酸痛，口中苦而微渴，苔薄白，脉象浮或浮紧者；春可治温，夏可治热，秋可治湿，四时时疫，脉浮紧，发热恶寒，头痛，骨节烦疼之表证；水病，腰以上肿者；痘出不快。

制备方法： 上㕮咀。

用法用量： 水煎服。若急汗，热服，以羹粥投之；若缓汗，温服之，而不用汤投之。

用药禁忌： 阴虚气弱者慎用。

备注： 大羌活汤（《医方类聚》卷六十二引《经验秘方》）、羌活冲和汤（《伤寒全生集》卷二）、冲和汤（《古今医统大全》卷十四）、神解散（《寿世保元》卷二）、羌活散（《嵩崖尊生》卷十五）。《洁古家珍》载此方，有方名而无内容，方见《此事难知》。本方改为丸剂，名"九味羌活丸"（见《中华人民共和国药典》）。

处方来源：《此事难知》卷上引张元素方。

发热恶寒身痛（岳美中医案）

成人于秋冬感受雾露之湿，流连不去，历1～2月而发病者，亦属多见。因雾露之邪中于上，故症见头沉重如冒，伴恶寒有汗，鼻流清涕，骨节酸痛，肢体困乏，舌苔薄白或薄黄而腻，脉濡。治宜散风除湿，用"轻可去实"之法，小剂量九味羌活汤主之。

处方：防风3g，细辛1.5g，羌活3g，苍术4.5g，白芷3g，川芎1.5g，生地6g，黄芩4.5g，甘草1g，葱白1寸，生姜2片。以水两盅，煎取一盅服之，日2次。

余曾治一老年女性，病发热恶寒身痛，舌脉皆见伤湿之象，多法无效，改投上方，即热退病愈。此方主药是羌活、防风，辅药是白芷、苍术，舍此常难取效。（《岳美中医话集（增订本）》）

三　生　饮

别名：三生汤。

药物组成：胆南星一两，川乌半两，生附子半两，木香一分。

主治：寒痰壅于经络，卒中不知人事，痰涎壅盛，语言謇涩，或口眼㖞斜，或半身不遂。卒中，昏不知人，口眼㖞斜，半身不遂，咽喉作声，痰气上壅，无问外感风寒，内伤喜怒，或六脉沉伏，或指下浮盛；兼治痰厥饮厥及气虚眩晕。柔痉自汗，肢体厥冷。虚怯之人发痰疟。卒中壅塞，昏仆不醒，脉沉无热。

制备方法：上㕮咀。

用法用量：每服半两，水两盏，加生姜十片，煎至六分，去滓温服。

用药禁忌：若夹热中风者不宜。

备注：本方方名，《张氏医通》引作"三生汤"。本方去木香，加人参，名"四生饮"（见《观聚方要补》引《万全备急方》）。

处方来源：《易简方》。

1. 痰厥（温载之医案）

子内娣猝得中痰之症，人事不知，四肢发厥，痰声辘辘。延市医用驱风化痰套方，病势愈加。邀余诊治，见其六脉沉迟，是胸中无火，阴霾用事，非极热之品，不能冲开寒痰。即用三生饮大热之剂。

生附片三钱，生乌头三钱，生南星三钱，木香一钱，外加党参一两。

一剂而苏，更用香砂六君子汤加姜、附，调理而愈。（《温病浅说温氏医案·中痰》）

2. 卒中（薛己医案）

车驾王用之，卒中昏愦，口眼㖞斜，痰气上涌，咽喉有声，六脉沉伏。此真气虚而风邪所乘。以三生饮一两，加人参一两，煎服即苏。若遗尿手撒、口开鼾睡为不治，用前药亦有得生者。夫前饮乃行经络、治寒痰之药，有斩关夺旗之功，每服必用人参两许，驾驱其邪而补助真气，否则不惟无益，适足以取败矣。观

先哲用芪附、参附等汤，其义可见。(《内科摘要·元气亏损内伤外感等症》卷上)

3. 喘证 (苏寿仁医案)

浙江矾矿老板郑某，患痰饮年余，误服参茸，卒然面赤气喘，胸塞痹闷，目泣自出，周身动。急邀他和林子至二位先生会诊。苏至病家，诊脉滑，舌浊，断为伏饮，经投三生饮加减：生川乌、生附子各五钱，生南星一两，瓜蒂十五枚。前三味先用水煎 2 小时，纳入瓜蒂稍煎，去渣顿服。药后片刻，病者不省人事，其妻见状，怒骂庸医误人，意欲逐打。苏避走，后林至，查阅药方，询察病情，知药中病，竭力安抚病家。少顷，病者长吁一声，吐出痰涎二盂，人事苏醒，厥痰尽瘳。病家求林赐方，林曰：此苏活仙之功，余何敢窃为己有？今算病已去，本病未已，须邀苏续诊，非彼不能起也。于是，急遣家人追回，并以千金酬谢，苏不受，与林议药收功。此后，苏、林结为好友，二医德术相辉，为后世医家之懿范焉。

该患因误补，痰饮滞伏胸膈，阻遏气机，阳气不升使然。病情危重，非大辛大热之品，则无以散寒除饮通阳，故取药性极雄之三生饮，去木香加瓜蒂者，以木香降气下行，抑制阳气升发，瓜蒂能涌吐胸中痰涎，使邪在上者，因而越之，因势利导，使阳气得以升发。(《桐山济生录》)

三 拗 汤

药物组成：甘草 (不炙)、麻黄 (不去根节)、杏仁 (不去皮尖）各等份。

功效：发汗解表，止咳平喘。

主治：感冒风邪，鼻塞声重，咳嗽多痰，胸满气短，痰稠喘急。感冒风邪，鼻塞声重，语音不出；或伤风伤冷，头痛目眩，四肢拘倦，咳嗽多痰，胸满气短。寒燠不常，人多暴嗽，咽痛声嘎鼻塞，痰稠喘急。肺感风寒，喘急不已。

制备方法：上为粗散。

用法用量：每服五钱，水一盏半，姜钱五片，同煎至一盏，去滓，通口服。以衣被盖覆睡，取微汗为度。

处方来源：《太平惠民和剂局方》卷二（续添诸局经验秘方）。

1. 感冒咳嗽痰喘（李用粹医案）

协镇王公生长蓟北，腠理闭密，癸卯秋，谒提台梁公于茸城，乘凉蚤归，中途浓睡，觉恶寒发热。缘素无病患，不谨调养，过食腥荤，日增喘促，气息声粗不能安枕，更汗出津津，语言断落不能发声。延予商治，六脉洪滑，右寸关尤汩汩动摇。以脉合症，知为痰火内郁，风寒外束，正欲出而邪遏之，邪欲上而气逆之。邪正相搏，气凑于肺，俾橐籥之司，失其治节，清肃之气，变为扰动，是以呼吸升降不得宣通，气道奔迫，发为肺鸣。一切见症，咸为风邪有余，肺气壅塞之征。若能散寒驱痰，诸病自愈。

乃用三拗汤（三拗汤，麻黄不去根节，杏仁不去皮尖，甘草生用。按此方治感冒风寒，咳嗽鼻塞，麻黄留节，发中有收；杏仁留尖，取其能发，留皮取其能涩；甘草生用，补中有发，故名三拗）加橘红、半夏、前胡，一剂而吐痰喘缓，二剂而胸爽卧安。夫以王公之多欲，误认丹田气短，用温补之品则胶固肤腠，客邪焉能宣越，顽痰何以涣解。故临症之时，须贵乎谛审也。
（《旧德堂医案》）

2. 哮喘（李用粹医案）

秦商张玉环感寒咳嗽，变成哮喘，口张不闭，语言不续，吟呻有声，外闻邻里，投以二陈枳桔，毫不稍减，延余救之。诊其右手寸关，俱见浮紧，重取带滑，断为新寒外束，旧痰内抟，闭结清道，鼓动肺金。当以三拗汤，宜发外邪，涌吐痰涎为要。若畏首畏尾，漫投肤浅之药，则风寒闭固顽痰何由解释。况《经》曰：辛甘发散为阳。麻黄者辛甘之物也，禀天地轻清之气，轻可去实，清可利肺。肺道通而痰行，痰气行而哮喘愈矣。乃煎前方与服，果终剂而汗出津津，一日夜约吐痰斗许，哮喘遂平。（《清代名医医话精华·李修之医话精华》）

3. 咳嗽声哑（聂尚恒医案）

一亲友以善医自负，禀性素热惯服凉药，在京朝觐，因伤风久咳，求方于予。予曰：咳因风寒，必先除寒邪，而后可以清热，制方先用桑、杏、麻黄、防风等品。此友自是己见，以为素不用燥药，单用栀、芩、花粉等凉剂，服多，一日声哑不出，来请予治。予戒之曰：公能任吾意用药，勿添己见，则声可立出，若要自用则不敢与闻。其友事急，不得已而听予。因制加味三拗汤，与之服完，一剂坐饮未毕，而声出矣。

加味三拗汤：杏仁二钱五分（拣去双仁者，不去皮尖），麻黄二钱，生甘草五分，羌活八分，桔梗八分，防风一钱（去芦），生姜三钱（切细）。水煎带热服。（《奇效医述》卷二）

4. 小儿哮喘（吴孚先医案）

一小儿，气急而喘，喉中声如水鸡叫，用三拗汤而愈。（《续名医类案·喘》卷二十九）

三一承气汤

别名：三乙承气汤。

药物组成：大黄半两（去皮），芒硝半两，厚朴半两（去皮），枳实半两，甘草一两。

功效：攻下火结。

主治：伤寒、杂病里热壅盛，大、小、调胃三承气汤证兼备，腹满实痛，谵语下利，内热不便；中风僵仆，风痫发作；产妇胞衣不下；小儿斑疹黑陷。伤寒、杂病，内外所伤，日数远近、烦渴谵妄，心下按之硬痛，小便赤涩，大便结滞；或湿热内甚而为滑泄，热甚喘咳，闷乱惊悸，狂癫目疼，口疮舌肿，喉痹痈疡，阳明胃热发斑，脉沉可下者；小儿热极，风惊抽搐，气喘昏塞，并斑疹黑陷，小便不通，腹满欲死；或斑疹后热不退，久不作痂；或作斑纹疮癣，久不已者；怫热内成疹癣；坚积黄瘦，卒暴心痛，风痰酒隔，肠垢积滞，久壅风热，暴伤酒食，烦心闷乱，脉数沉实；或肾水。

制备方法：上锉，如麻豆大。

用法用量：水一盏半，加生姜三片，煎至七分，纳消，煎两沸，去滓服。

备注：三乙承气汤（《世医得效方》卷四）。

处方来源:《黄帝素问宣明论方》卷六。

伏暑下利（朱镜洲医案）

病者：台山冲泮陈畴贤之女，年十八岁。

病名：少阴伏暑。

原因：嫁未弥月，贪凉过食，患伏暑证，恶寒发热。投发散风寒，佐以芳香透达，寒热将罢，下利纯清。

诊断：脉象长洪，舌苔厚腻，色带糙黄。系少阴热证，仲景有急下之法。盖虽属于三焦膜原，出入于阳明太阴之间，然脾胃有宿食，少阴有伏气，燥屎不下，热结旁流，所下非血也，若不急下必致内焰亡阴。

处方：用三一承气汤下之：大黄、芒硝、枳实、厚朴、甘草。

效果：大便解后，黄苔即退，脉形洪大转为柔软，病即愈。（《全国名医验案类编续编·暑淫》卷五）

大补丸

别名：大补阴丸、补阴丸。

药物组成：黄柏四两（炒褐色），知母四两（酒浸，炒），熟地黄六两（酒蒸），龟板六两（酥炙）。

功效：降阴火，补肾水。

主治：肝肾不足，阴虚火旺之骨蒸潮热，盗汗遗精，尿血淋浊，腰膝酸痛；或咳嗽咯血，烦热易饥，眩晕耳鸣，舌红少苔，脉细数等；亦用于甲状腺机能亢进、肾结核、骨结核、糖尿病等属阴虚火旺者；水亏火炎，耳鸣耳聋，咳逆虚热，肾脉洪大，不能受峻补者;肾水亏败,小便淋浊如膏,阻火上炎,左尺空虚者。

制备方法:上为末,猪脊髓、蜜为丸。

用法用量:每服 70 丸,空心盐白汤送下。

用药禁忌:虽有是证,若食少便溏,则为脾虚,不可轻用。此治阴火炽盛以致厥逆者则可,至内伤虚热,断不可用。

备注:大补阴丸(《医学正传》卷三)。本方方名,《本草纲目》引作"补阴丸。"

处方来源:《丹溪心法》卷三。

1. 石淋(潘名熊医案)

黄阁乡张某,年七十余,患石淋,小便点滴而出,痛甚,少腹胀,气微喘,能食。医用清利法罔效,求余治。左尺弦大,直上左关。余用大补阴丸合滋肾丸治。

龟板一两,地黄五钱,知母三钱,黄柏三钱,肉桂六分。

张畏桂性热,减其半。服后小便稍通,腹胀略减,而痛不除。再求治,余谓必须佐桂六分乃效。信服之,小便大利,出石数粒如橘核大,遂愈。(《评琴书屋医略·淋证》)卷三)

2. 滑胎(钟育衡医案)

王某,女,39 岁。初诊:1945 年秋。

主诉:患者一年内流产二次,流产过程相同:怀孕四十日左右骨蒸发热,神疲肢倦,曾用寒凉及养血安胎等药物不效,渐至身无半缕,卧于土地之上,借土地之凉以缓解骨内之热,直到孕后两月余流产,疾病不药而愈。今又妊娠近四十余日,前症复作而求治。

诊查:形体消瘦,面色微红,自觉壮热而扪之不热,但欲寐。

脉沉细滑数，舌质深红少津，光亮无苔。

辨证：此为真阴不足之证。

治法：拟大补真阴之法，取大补阴丸化裁。

处方：大生地50g，熟地50g，盐黄柏20g，盐知母25g，炙龟板60g，炙鳖甲50g，山萸15g，枸杞果15g。1剂，先煎龟板、鳖甲2小时，再合诸药煎30分钟，取汁分2次温服。

二诊：服药后诸症减轻，继用药2剂。

三诊：发热已退，无任何不适。更进药1剂，法同前。

直到足月分娩，身无疾病。生一男孩，身体壮实。(《中国现代名中医医案精华（三）》)

大 顺 散

别名：二宜汤、杏仁丸。

药物组成：甘草三十斤（锉寸长），干姜四斤，杏仁四斤（去皮尖，炒），肉桂四斤（去粗皮，炙）。

功效：温中散暑。

主治：冒暑伏热，引饮过多，脾胃受湿，水谷不分，清浊相干，阴阳气逆，霍乱呕吐；脏腑冷热不调，泄泻多渴，心腹烦闷，痢下赤白，腹痛后重；中阴暑，食少体倦，发热作渴，腹痛吐泻，脉沉微者。

制备方法：上先将甘草用白沙炒及八分黄熟，次入干姜同炒，令姜裂，再入杏仁又同炒，候杏仁不作声为度，用筛隔净，后入桂，一处捣罗为散。

用法用量：每服两钱，水一中盏，煎至七分，去滓温服。如烦躁，井花水调下，不拘时候；以沸汤点服亦得。

备注：二宜汤（原书卷十）。①《景岳全书》：此方加附子，即名"附子大顺散"。②本方改为丸剂，名"杏仁丸"（见《普济方》）。

处方来源：《太平惠民和剂局方》卷二。

暑温过用寒剂致四肢厥冷（雷丰医案）

西乡吴某，偶患暑温，半月余矣。前医认证无差，惜乎过用寒剂，非但邪不通透，而反深陷于里，竟致身热如火，四末如冰。复邀其诊，乃云热厥，仍照旧方，添入膏、知、犀角等药，服之益剧，始来求治于丰。诊其左右之脉，举按不应指，沉取则滑数。丰曰：邪已深陷于里也。其兄曰：此何证也？曰：暑温证也。曰：前医亦云是证，治之乏效何？曰：暑温减暑热一等，盖暑温之势缓，缠绵而愈迟；暑热之势暴，凉之而愈速。前医小题大作，不用清透之方，恣用大寒之药，致气机得寒益闭，暑温之邪，陷而不透，非其认证不明，实系寒凉过度。刻下厥冷过乎肘膝，舌苔灰黑而腻，倘或痰声一起，即有仓扁之巧，亦莫如何！明知证属暑温，不宜热药，今被寒凉所压，寒气在外在上，而暑气在里在下，暂当以热药破其寒凉，非治病也，乃治药也。得能手足转温，仍当清凉养阴以收功，遂用大顺散加附子、老蔻。

服一帖，手足渐转为温，继服之，舌苔仍化为燥，通身大热，此寒气化也，暑气出也，当变其法。乃用清凉透邪法去淡豉，加细地、麦冬、蝉衣、荷叶，一日连服二剂，周身得汗，而热始退尽矣。后拟之法，皆养肺胃之阴，调治匝月而愈。

程曦曰：学医知常为易，知变为难。病有千变，而药亦有千变。即如是证，过服寒凉，热证未去，而寒证又生，此病一变也。暂用温热之剂，先破寒凉之气，此药一变也。服之肢体回温，舌苔仍燥，此病又一变也。即舍热药，转用凉剂收功，此药又一变也。不知通变之医，反谓朝秦暮楚，侥幸图功耳。（《时病论·临证治案》卷四）

大防风汤

药物组成： 防风二两（去芦），白术二两，杜仲二两（去粗皮，炒令丝断），川当归二两（洗），熟干地黄二两（洗），白芍药二两，黄芪二两（微炒），羌活一两（去芦），牛膝一两（去芦），甘草一两（炒），人参一两（去芦），附子一两半（炮，去皮脐），川芎一两半（抚芎不可用）。

功效： 祛风顺气，活血脉，壮筋骨，除寒湿，逐冷气。

主治： 患痢后脚痛瘫弱，不能行履，名曰痢风；或两膝肿大痛，髀胫枯腊，但存皮骨，拘挛，不能屈伸，名曰鹤膝风。

制备方法： 上为粗末。

用法用量： 每服五钱，水一盏半，加生姜七片，大枣一枚，同煎至八分，去滓，食前温服。

处方来源：《是斋百一选方》卷三。

鹤膝风（李廿七医案）

善法寺僧如真师孙遂良，绍熙壬子年患痢之后，足履瘫弱，遂成鹤膝风。两膝肿大而痛，髀胫枯腊，但存皮骨而已，拘挛蜷卧，不能屈伸，待人抱持而后能起。如此数月，分为废人。淮东赵德远参议之甥，李廿七官人惠以此方（大防风汤）。

服之，气血流畅，肌肉渐生，遂能良行，不终剂平复如故。真奇方也。（《是斋百一选方》卷三）

川芎茶调散

别名：茶调散、茶调汤、川芎茶调饮。

药物组成：薄荷叶八两（不见火），川芎四两，荆芥四两（去梗），香附子八两（炒）（别本作细辛去芦一两），防风一两半（去芦），白芷二两，羌活二两，甘草二两（爁）。

功效：清头目。

主治：偏、正头痛，伤风壮热，肢体烦疼，风热瘾疹。

制备方法：上为细末。

用法用量：每服二钱，食后茶清调下。

备注：茶调散（《世医得效方》卷十）、茶调汤（《医方类聚》卷八十二引《经验良方》）、川芎茶调饮（《不居集》下集卷二）。

处方来源：《太平惠民和剂局方》卷二（吴直阁增诸家名方）。

1. 头剧痛（刘渡舟医案）

刘某，男，49 岁。

夏日酷热，夜开电扇，当风取冷，而患发热（39.5℃）、头痛、气喘等症，急送医院治疗。西医听到肺有啰音，诊为感冒续发肺炎。经用抗炎退烧等法，五日后发热与喘已退，体温恢复正常。惟头痛甚剧，病人呼天喊地，不能忍耐，须注射"度冷丁"方能控制，但止痛时间很短。不得已，邀刘老会诊。切脉浮弦，无汗，苔白，舌润。刘老辨为风寒之邪，伤于太阳之表，太阳经脉不利，其头则痛，所谓不通则痛也。为疏：

荆芥 10g，防风 10g，川芎 10g，羌活 6g，细辛 3g，薄荷 3g，白芷 6g，清茶 6g。

此方服至第 2 剂，头痛全止。医院主治医某君指方曰：中草药的止痛作用，比西药度冷丁为上，值得研究与开发。(《刘渡舟临证验案精选》)

2. 大头瘟（郭柏良医案）

十余年前，来一壮年男病员，据云：齿颊作痛，牵连头部，其痛如刺，一小时内有二三次抽痛。余按其脉浮大而数，舌苔黄腻而垢，当时用和解清化法。至午后满头皆痛，其痛如劈，且肿至头面，上下牙龈肿势尤甚。至天明，请余出诊。其脉洪大而数，面部肿至目不能开。病家谓余曰：肿势如此厉害，其奈之何？余曰：此内有湿热，外有风邪，阳气上升，阴不摄阳，须清上泄下，方得温邪化而风邪散。外症看去虽重，其实无妨。于是投川芎茶调散（川芎、羌活、荆芥、防风，重加白芷、薄荷、生甘草、杭菊、白蒺藜、黄连、黄芩等）。

服后头痛渐减，肿仍不消。次日服药如前，外用风化硝二钱泡水，用药棉浸水熨肿处。

越宿，诊其脉洪大已退，转为濡细。此风邪已散，湿热亦消，肿势渐退。二日后，齿根出脓，而肿全部均退矣。此三阳风火之症，发作则雷厉风行，其退则波平浪静，要在处理得当耳。(《临床心得选集（第一辑）》)

小 胃 丹

药物组成：芫花一两，甘遂一两，大戟一两，大黄一两半（酒拌蒸），黄柏二两（炒褐色）。

功效：上可去胸膈之痰，下可利肠胃之痰。泻积利水通便。

主治：水饮痰热互结之肩膊、胸腹疼痛，食积，哮喘，咳嗽，心悸头眩，带下。

制备方法：上为细末，粥为丸，如麻子大。

用法用量：每服10丸，温汤送下。

用药禁忌：能损胃气，不宜多；唯胃虚少食者忌用。

备注：《丹溪心法》本方用法：芫花（好醋拌匀，过一宿，瓦器不住手搅，炒令黑，不要焦）、甘遂（湿面裹，长流水浸半月，再水洗晒干。又云，水浸冬七，春、秋五日，或水煮亦可）、大戟（长流水煮一时，再水洗晒干）各半两，大黄一两半（湿纸裹煨，勿焦，切，焙干，再酒润，炒熟焙干），黄柏三两（焙炒），每服二三十丸，临卧津液吞下，或白汤一口送下，取其膈上之湿痰热积，以意消息之，欲利则空心服。

按：《医学纲目》本方用法：上为末，以白术膏为丸，如萝卜子大。

处方来源：《古今医统大全》卷四十三引《三因极一病证方论》。

1. 肩背与膝相引而痛（张三锡医案）

一人肩背与膝相引而痛，寸脉弦，知痰饮为患也。投小胃丹

一服，吐痰半升，间日再进一服，泻痰水有如胶者一升许，病根已。（《医学六要·腿痛门》卷五）

2. 痰病怪证（李中梓医案）

朱文学遍体如虫螫，口舌糜烂，朝起必见二鬼，执盘食以献。向李泣曰：某年未三十，高堂有垂白之亲，二鬼旦暮相侵，必无生理。诊其寸脉乍大乍小，意其为鬼祟，细察两关弦滑且大，遂断以痰。投滚痰丸三钱，虽微有所下，而病患如旧。更以小胃丹二钱与之，复下痰积及水十余碗，遍体之痛减半，至未明早鬼亦不见矣。更以人参三钱，术二钱，煎汤服小胃丹三钱，大泻十余行，约二十碗许，病若失矣。乃以六君子为丸，服四斤而愈。（《续名医类案·痰》卷十六）

木香槟榔丸

药物组成：木香一两，槟榔一两，青皮一两，陈皮一两，广术一两（烧），黄连一两，商枳壳一两（麸炒，去瓤），黄柏三两，大黄三两，香附子四两（炒），牵牛四两。

功效：流湿润燥，推陈致新，滋阴抑阳，散郁破结，活血通经。

主治：湿热积滞内蕴，心胸满闷，胁肋膨胀，或泄泻痢疾，里急后重。一切冷食不消，宿食不散，亦类伤寒，身热恶寒，战栗头痛，腰背强；一切沉积，或有水，不能食，使头目昏眩，不能清利；一切虫兽所伤，及背疮肿毒，杖伤焮发，或透入里者；痔漏肿痛。男子妇人呕吐酸水，痰涎不利，头目昏眩，并一切酒毒食积，及米谷不化，或下利脓血，大便秘塞，风壅积热，口苦烦渴，涕唾粘稠，膨胀气满。一切气滞，心腹满闷，胁肋膨胀，大小便结滞不快利者。肺痰喘嗽，胸膈不利，脾湿黄疸，宿食不消，一切杂症。

制备方法：上为细末，水为丸，如小豆大。

用法用量：每服 30 丸，食后生姜汤送下。

备注：《医学正传》引本方有当归;《医方集解》引本方有三棱、芒硝。

处方来源：《儒门事亲》卷十二。

腹痛泄泻（张三锡医案）

一人腹痛而泻，口干面时赤，乃食积也，与木香槟榔丸一服，去硬物，愈。（《医学六要·腹痛门》卷五）

升麻汤

别名：清震汤、升苍荷叶散、升麻荷叶散。

药物组成：升麻一两，苍术一两，荷叶一个（全者）。

主治：雷头风，头面疙瘩肿痛，憎寒发热，四肢拘急，状如伤寒。

制备方法：上为细末。

用法用量：每服五钱，水一盏，煎七分，食后温服；或烧全荷叶一个，研细调煎药。

备注：清震汤（《卫生宝鉴》卷九）、升苍荷叶散（《奇效良方》卷二十四）、升麻荷叶散（《增补内经拾遗方论》卷四）。

处方来源:《素问病机气宜保命集》卷下引《太平惠民和剂局方》。

胸闷头重（范文甫医案）

孙君胸闷头重，舌淡红，苔白腻，面上一团湿邪滞气，脉象濡弱，此湿陷也。

升麻 9g，荷叶 1 张，茅术 30g。

嘱煎药时先于药罐内放水一碗，然后将全张荷叶叶面向上，叶蒂向下，塞入罐中，置二药于荷叶之中，内外加水煎之。

二诊：症已大瘥，前方再服一帖。

门人问曰：清震汤药仅三味，师常用之，何见效甚速？答曰："茅术健脾燥湿；升麻升阳辟邪；荷叶清香解郁消暑，李时珍谓其具有生发之气，并助脾胃。药仅三味，用治湿阻脾阳之证，效如桴鼓。"（《近代名医学术经验选编·范文甫专辑》）

升阳益胃汤

别名: 益胃汤。

药物组成: 黄芪二两，半夏一两（洗，此一味脉涩者不宜用），人参一两（去芦），甘草一两（炙），独活五钱，防风五钱，白芍药五钱，羌活五钱，橘皮四钱，茯苓三钱，柴胡三钱，泽泻三钱，白术三钱，黄连一钱。

加减: 服药后如小便罢，而病加增剧，是不宜利小便，当少去茯苓、泽泻。

功效: 升阳益胃。

主治：脾胃虚则怠惰嗜卧，四肢不收，时值秋燥令行，湿热少退，体重节痛，口干舌干，饮食无味，大便不调，小便频数，不欲食，食不消；兼见肺病，洒淅恶寒，惨惨不乐，面色恶而不和，乃阳气不升故也；中气不足，不得升降，或胸腹胀闷，或二便失化，下利遗溺，头眩耳鸣。

制备方法：上㕮咀。

用法用量：每服三钱，水三盏，加生姜五片，大枣二枚，煎至一盏，去滓，早饭后温服。或加至五钱。

用药禁忌：若喜食，1～2日不可饱食，恐胃再伤，以药力尚少，胃气不得转运升发也，需薄味之食或美食助其药力，益升浮之气而滋其胃气，慎不可淡食以损药力，而助邪气之降沉也。可以小役形体，使胃与药得转运升发；慎勿太劳役，使气复伤，若脾胃得安静尤佳。若胃气稍强，少食果以助谷药之力。

备注：益胃汤（《医级宝鉴》卷八）。

肿胀（谢映庐医案）

傅乃谦，先感风寒，犹不自觉，继以饮食不节，遂至腹胀，面足俱浮，上半身时潮，下部足膝常冷，目黄尿闭。本属寒湿结聚，因重与柴苓汤加苏叶治之。连进数剂，小水便利，面部及两手略消，而下半身及腹愈加肿胀，气愈急促，水囊光亮，肿若鱼泡。因思明是风寒外郁，食饮内伤，理宜和解利湿，合乎开鬼门、洁净府之意，何上消而下愈肿？

沉思良久，恍然悟得，斯症虽属外郁内积，实由脾胃失健运之权，中焦无升发之机，药味渗泻过重，胃阳下降至极。必当升举其阳，合乎下者举之之义，方为至理。然理法虽合，而方药难定。曾记东垣书有自病小便不通，谓寒湿之邪，自外入里而甚暴，若用淡渗以利之，病虽即已，是降之又降，复益其阴而重竭其阳也。治以升阳风药，是为宜耳。斯症寒湿内聚积结，胃阳下降不化，法当用其方，名曰升阳益胃汤。善哉，方之名也，不升阳何以能益其胃乎。斯症药品方名符合，殆所谓有是病即有是药也。一剂即效，连剂而安。(《谢映庐医案·肿胀门》卷三)

升阳散火汤

别名：柴胡升麻汤、柴胡升阳汤。

药物组成：升麻五钱，葛根五钱，独活五钱，羌活五钱，白芍药五钱，人参五钱，甘草三钱（炙），柴胡三钱，防风二钱五分，甘草二钱（生）。

主治：血虚或胃虚过食冷物，郁遏阳气于脾土之中，致使四肢发困热，肌热，筋骨间热，表热如火燎于肌肤，扪之烙手，热厥。

制备方法：上㕮咀，如麻豆大。

用法用量：每服五钱，水二盏，煎至一盏，去滓，大温服，不拘时候。

用药禁忌：忌寒凉之物。

备注：《脾胃论》中此方柴胡用八钱，柴胡升麻汤（《兰室秘藏》卷下），柴胡升阳汤（《证治准绳·类方》卷一）。

处方来源：《内外伤辨》卷中。

1. 夜间发热（张三锡医案）

一妇，每夜分即发热，天明暂止。自投四物汤，反加呕恶。

诊得左关微急，而右寸关俱弦数有力。询之经后食梨，午后遂热起，正丹溪所谓胃虚过食冷物，抑遏阳气于脾土之中。此病多因血虚而得者，遂以升阳散火汤。一服热已。后用四物去地黄，加枳术、陈皮，健脾养血，调理而愈。(《医学六要·治法汇》卷二)

2. 小儿内伤发热（齐秉慧医案）

三子辑五，年六岁时因麻痘后患阴虚发热……人事昏昏，扪之亦热，较夜则轻。余细察之，是阴居六七，阳居二三之证。经曰：火郁则发之。升阳散火汤，是得对之方。果煎服一剂，热退身安，神气清爽。再煎八珍汤，加黄芪、五味子，兼服六味地黄丸，至今不发。(《齐氏医案·发热》卷三)

升麻葛根汤

别名：升麻散、升麻汤、四味升麻葛根汤、平血饮、解肌汤、葛根升麻汤、葛根汤、升麻饮、干葛汤、四味干葛汤。

药物组成：升麻十两，白芍药十两，甘草十两（炙），葛根十五两。

功效：升散阳明之邪毒，辛凉解肌，透疹解毒。

主治：伤寒、中风、瘟疫，发热恶寒，头疼身痛，目痛鼻干；疮疹初发未发；阳明下痢；牙痛、腮肿、喉痛。大人、小儿时气温疫，头痛发热，肢体烦疼，疮疹已发及未发。寒暄不时，人多疾疫，乍暖脱衣，及暴热之次，忽变阴寒，身体疼痛，头重如石。遍身生疮，脓血脊胀，极痛且痒。脾脏发咳，咳而右胁下痛，痛引肩背，甚则不可以动。目上下皮肿而硬者。烂喉丹痧初起，头胀恶寒，肌肤红热，喉间结痹，肿痛腐烂，致身发斑疹隐隐。

制备方法： 上为粗末。

用法用量： 每服三钱，用水一盏半，煎取一中盏，去滓，稍热服，不拘时候，1日2～3次。以病气去，身清凉为度。

用药禁忌： 斑疫已出者勿服，恐重虚其表也。伤寒未入阳明者勿服，恐反引表邪入阳明也。

备注： 升麻散（《董氏小儿斑疹备急方论》）、升麻汤（《类证活人书》卷十六）、四味升麻葛根汤（《小儿痘疹方论》）、平血饮（《观聚方要补》卷八引《澹寮集验方》）、解肌汤（《普济方》卷三六九）、葛根升麻汤（《玉机微义》卷五十）、葛根汤（《片玉痘疹》卷六）、升麻饮（《赤水玄珠》卷七）、干葛汤（《症因脉治》卷三）、四味升葛汤（《疡医大全》卷三十三）。

处方来源：《太平惠民和剂局方》卷二。

1. 伤风自汗发热（张三锡医案）

一人伤风自汗，发热不止。自以为虚，服补中益气汤，热转剧。诊之，脉弦而长实有力。予升麻葛根汤倍芍药，加桂枝少许，一剂汗止热净。（《医学六要·治法汇》卷二）

2. 腰胀痛引胁（李时珍医案）

一人素饮酒，因寒月哭母受冷，遂病寒中，食无姜、蒜不能一啜。至夏酷暑，又多饮水，兼怀怫郁，因病右腰一点胀痛，牵引右胁，上至胸口，则必欲卧。发则大便里急后重，频欲登圊，小便长而数，或吞酸，或吐水，或作泻，或阳痿，或厥逆，或得酒少止，或得热少止。但受寒食寒，或劳役，或入房，或怒或饥，即时举发。一止则诸症泯然，如无病人。甚则日发数次，服温脾胜湿、滋补消导诸药，皆微止随发。时珍思之，此乃饥饱劳逸，内伤元气，清阳陷遏，不能上升所致也。遂用升麻葛根汤合四君子汤，加柴胡、苍术、黄芪煎服。

服后仍饮酒一二杯助之，其药入腹，则觉清气上行，胸膈爽快，手足和暖，头目精明，神采迅发，诸症如扫。每发一服即止，神验无比。若减升麻、葛根，或不饮酒，则效便迟。（《本草纲目·升麻》卷十三）

六君子汤

药物组成：陈皮一钱，半夏一钱五分，茯苓一钱，甘草一钱，人参一钱，白术一钱五分。

功效：益气补中，健脾养胃，行气化滞，燥湿除痰，理气降逆。

主治：脾胃虚弱，气逆痰滞。食少便溏，咳嗽有痰，色白清稀，短气痞满，呕恶呃逆，吞酸，面色萎黄，四肢倦怠；以及脾虚膨胀，外疡久溃，食少胃弱者；痔漏日久，脉数而涩，饮食日减，肢体愈倦，一切不足之证；胃气虚热，口舌生疮；中气不和，时时带下。

用法用量：上切细，作一服。加大枣两个，生姜三片，新汲水煎服。

用药禁忌：真阴亏损者忌用。

备注：方中人参改为党参，制成丸剂，名六君子丸（见《中药成方配本》)。

处方来源:《医学正传》卷三引《太平惠民和剂局方》。

1. 感冒发热(方南熏医案)

丁申之室人,病恶寒发热,头痛呕吐。其兄亦知医,屡投清热解表,不效。余诊左手脉浮无力,右关脉弱。此脾虚感寒,中气不足,不能送邪外出故也。以六君子汤加桂枝,一服汗出热退,食入不吐,仍用六君子汤去桂枝,服三四剂而愈。(《尚友堂医案》卷下)

2. 停食痢疾(薛己医案)

少宗伯顾东江,停食患痢,腹痛下坠。或用疏导之剂,两足胀肿,食少体倦,烦热作渴,脉洪数,按之微细。余以六君加姜、桂各二钱,吴茱萸、五味子各一钱,煎熟冷服之,即睡,觉而诸症顿退,再剂全退。此假热而治以假寒也。(《内科摘要·脾胃亏损停食痢疾等症》卷上)

3. 久疟食少汗多(张三锡医案)

翁氏妇久疟,食少汗多,用六君子加黄连、枳实,月余不应。因悟连、枳之过,纯用补剂,又令粥多于药而食进,再加附子三分半,一服而痊。(《续名医类案·疟》卷七)

4. 伤风咳嗽(薛己医案)

吴江史万洲子,伤风咳嗽,或用散表化痰之药,反加痰盛腹胀,面色㿠白。余谓脾肺气虚也。用六君、桔梗一剂,顿愈。三日后,仍嗽,鼻流清涕。此后感于风寒也。仍用前药,加桑白

皮、杏仁而愈。(《保婴撮要·咳嗽》卷六)

5.内伤发热(柴屿青、戴廷傅医案)

主政蔡修持令节,发热口渴,胸闷,舌纯黑苔,谵语,延医无效,已二十余日矣。诊之,脉气平弱,并无外邪。投以滋阴之药,二剂不应。改用六君子加炮姜,一服尚未效,后戴廷傅加制附子一钱,吴茱萸五分,一剂汗出胸快,再剂汗出,胸中豁然,调理而愈。(《续名医类案·内伤》卷十)

6.内伤发热(陈三农医案)

夏夫人年已八旬,忧思不已,偶因暑浴,遂患发热头痛。医者以为伤寒,禁其食,而肆行解散。越三日气高而喘,汗出如洗,昏冒发厥。诊其脉大而无力,乃为之辨曰:外感发热,手背加甚,内伤发热,手心为甚;外感头痛,常痛不休,内伤头痛,时作时止。今头痛时休,而手背不热,是为虚也。遂用参、芪各五钱,白术、半夏各二钱,橘红一钱,甘草六钱。

一剂减半,后倍参、术而痊。(《续名医类案·内伤》卷十)

7.妊娠呕吐痰沫(喻嘉言医案)

黄咫旭乃室,病膈气二十余日,饮粒全不入口。诊之尺脉已全不至矣。询其二便,自病起至今,从未一行,止是痰沫上涌,奄奄待尽。或谓其脉已离根,顷刻当坏。喻曰:不然。《脉经》上部有脉下部无脉,其人当吐,不吐者死。是吐则未死也。但得天气下降,则地道自通。此症以气高不返,中无开阖,因成危候,宜缓法以治其中,自然见效。遂变旋覆代赭成法,用其意不用其方。缘尺脉全无,莫可验其孕否。若有而不求,以赭石、干姜辈伤之，呼吸立断矣。姑阙疑以赤石脂易赭石，煨姜易干姜，用六君子汤加旋覆花煎调服下，呕即稍定。三日后渐渐不呕，又三日粥饮渐加。但不大便，已月余矣，日以通利为嘱。曰：脏气久结，饮食入胃，每日止能透下一二节，积之既久，自然通透。盖以归、地润肠，恐滞膈而作呕；硝、黄通肠，恐伤胎而损命。姑拂其请，坚持三五日，果气下肠通，月余腹中之孕渐著，而病全瘳矣。(《续名医类案·呕吐》卷二十四)

8.胎漏（温载之医案）

友人章虚谷之妇，年二十余，怀孕每至三月而堕。此次有娠恰至三月，又复腹痛动红，延余诊视。审凡六脉沉迟，四肢酸软。余曰：此乃元阳不足，中气太虚。腹痛动红乃阴气下坠，急宜温中固气，以保胎元。其人略知医理，深为诧异，遂曰：昔人云胎前宜凉，黄芩、白术为安胎之圣药。今已动红，想系热灼于中，温药恐非所宜，请申其说，以解疑惑。余曰：夫医之一道，不可执一，万病俱有阴阳，胎孕何独不然？子不观夫种苗乎？视地之寒燠以为种植之准，则有用灰粪者，有不用灰粪者。甚至有用牛骨烧灰，石灰插苗，此乃补地气之偏倚也。尊阃六脉沉细，四肢酸软，乃真阳不足之象。胎气不固，因此腹痛动红，名曰胎漏。皆由气不能统之故。若系因热动胎，必然脉现洪数，口渴心烦。此症宜用六君子汤加杜仲、续断、菟丝、姜附以温之。其人疑释，信而服之。

次日复诊，欣然告曰：服君之药，果然痛止红收，今日腹饥思食。今而后方知医乃活法。前此余自用黄芩安胎，反以堕胎。可见，读书要在得间，医道贵辨寒热。余曰：君可取陈修园《妇科要旨》熟读，自得其详，余不复赘。嗣后，并未小产，连举三子矣。矧时当季世阳衰之候，人秉天地之气而生，胎寒者十之八九，胎热者十之一二，临症之人，务当详辨，不可以胎前宜凉一语奉为圭臬，则是望嗣者之大幸也。（《温病浅说温氏医案·安胎》）

9. 小儿慢惊风（薛己医案）

举人余时正子伤食发丹，服发表之剂，手足抽搐，服抱龙丸目眺痰盛。余谓：脾胃亏损，而变慢惊也，无风可祛，无痰可逐，只宜温补胃气。遂用六君加附子，一剂而愈。（《保婴撮要·慢惊》卷三）

10. 小儿慢惊风（陆肖愚医案）

鞠氏子，年十一，向因水土不便，泄泻，瘦弱。四月终旬，蒸热淫雨，忽患头面大肿，手足、身体亦微肿。或谓风热，与苏叶、羌、防、升麻、柴、葛等，汗大泄，既而痰涌吐逆，语言不伦，身强直，手足振掉。又谓急惊风，用抱龙镇心等丸不效。脉之浮缓而弱。此因脾虚，土不胜水，且湿气盛行，内湿与外湿相感而作肿，治而健脾渗湿。乃反发汗，致升动其脏腑之痰涎，漏泄其经络之津液，宜其变症若此也。因用六君子汤加归、芍投之，一剂而吐止，数剂而僵直振掉除，又数剂精神复，加泽泻，倍茯苓，数十剂下，肿消泻止。（《续名医类案·慢惊》卷二十九）

11. 小儿发搐鼻塞（龚廷贤医案）

一小儿月内发搐鼻塞，乃风邪所伤。以六君子汤加桔梗、细辛，子母俱服；更以葱头七茎，生姜一片，细擂摊纸上，合置掌

中，令热急贴囟门。少顷，鼻利揩止。(《万病回春·小儿初生杂病》卷七)

12. 小儿咳嗽 (薛己医案)

一小儿患咳嗽，服牛黄清心丸，加喘促腹胀。余视其右脸色赤，纹指如枪。属脾气复伤，用六君子汤顿安。(《保婴撮要·脉法》卷一)

13. 小儿嗽喘 (薛己医案)

史元年子，喘嗽，胸腹膨胀，泄泻不食。此饮食伤脾土，而不能生肺金。用六君子汤一剂，诸症顿愈。(《名医类案·嗽喘》卷十二)

14. 小儿伤食，发热呕吐 (薛己医案)

一小儿伤食，发热面赤，抽搐呕吐，气喘唾痰。此饮食伤脾，肺气虚弱所致。用六君子汤，炒黑黄连、山栀各二分，一剂顿愈。(《保婴撮要·呕吐乳》卷六)

15. 小儿腹痛啼叫 (薛己医案)

一小儿曲腰啼叫，右腮青黑。此脐腹内痛，因脾土虚寒，肝木乘之也。用六君子加木香、钩藤即愈。(《保婴撮要·盘肠气痛》卷三)

16. 疮疡愈后发热 (薛己医案)

操江都宪伍松月背疮愈后，大热，误为热火，用苦寒药一钟，寒热益甚，欲冷水浴身，脉浮大，按之全无。余曰：此阳气

虚浮于肌表,无根之火也。急用六君子加附子一剂,即愈。(《外科枢要·论疮疡发热烦躁》卷一)

17. 饮食从鼻窍出(孙一奎医案)

从侄中叔,以暑月赴南雍。一日假出,索茶饮之,趣从左鼻逆流而出,入腹者十之三。治几一月,即粥饭亦多鼻出矣。服药渐加恶心,头晕肌削,四肢无力。诊毕,询医作何症?投何剂?曰:金谓此疾,书所不载,治法无稽。或云胃火,或云诸逆上冲,皆属肝火。所用非黄连解毒,即三黄石膏及诸苦寒之剂。自以多饮,火因酒动,理或为然,然竟无效。曰:治病贵辨经络之贯通,与脏腑之出入,岂拘拘徒守方书而已哉。

《经》云:咽喉者,水谷之道路,气之所以上下者也。颃颡者,分气之所泄也。人之涕出不收者,颃颡不开也,此症亦类是耳。颃颡不开,故气上而不下,会厌弱而不能掩其气喉。夫鼻与气喉相通,惟不掩,故饮食逆从鼻窍而出,不见常人偶气逆则饮食从喷嚏出乎。今右脉缓弱无力,气虚明矣。《经》云:形寒饮冷则伤肺。脾胃喜温而恶寒,因多服寒凉,所以恶心、头晕、肌削也。盖肺属金而主气,金气旺则收敛下降,气下降则饮食自不逆矣。六君子汤加辛夷、桑白皮、苡仁、沉香,一进而势缓,三进而止大半,七剂全安。(《续名医类案·鼻》卷十七)

六神通解散

别名:六神汤解散。

药物组成:通神散(苍术、石膏各四两,甘草、黄芩各二两,滑石六两）加麻黄。

主治：伤寒发热头痛，发渴身疼，脉洪无汗。

备注：六神汤解散（《伤寒六书》卷一）。《玉机微义》本方

用法：㕮咀，加生姜、葱，水煎服。

处方来源：《伤寒标本心法类萃》卷下。

发热烦躁，头身痛（张三锡医案）

一人同此（热而头身痛），多烦躁，时值炎月，予六神通解散，亦大汗而解。（《医学六要·治法汇》卷二）

玉 烛 散

药物组成：四物汤、调胃承气汤。

主治：经闭，恶露不尽，便毒，跌打瘀血身痛；经候不通，腹胀或痛；疮疖作痛；胃热消渴，善食渐瘦。

用法用量：上㕮咀，水煎服。

备注：《丹溪心法》加生姜三片；《医宗金鉴》有生姜，无甘草；《医学正传》引《疮疡集》诸药用各八分；《外科发挥》除甘草用五分外，余各二钱。

处方来源：《玉机微义》卷四十九引戴人方。

温病发热神昏（李冠仙医案）

镇江北门蔡姓世出时医，友人戴半山蔡氏婚也。一日诣予曰：有舍舅病重，请兄一诊。予以蔡姓多医生辞之。半山曰：其症诸蔡皆看过，均回不治。惟予叔岳欲以附子、肉桂扳之，不能

决，请兄一决。随唤肩舆逼予同往。时病者在半山金珠店管事，故半山可以作主也。至其室，审其症，乃时邪十一日矣。大抵羌、防、柴、桂、枳实、楂炭、厚朴、苍术、草果、炮姜之类。其症则燥热非常，人事昏沉，耳无闻，目无见，舌卷囊缩，死象已具。其脉弦劲疾数，不辨至数，惟按之尚未无根，病中以未大解。诊毕，半山问曰：桂附可服否？予曰：桂附万无服理。

然此药误已深，实属难治。姑请伊母出来商议。其母出见，予问曰：汝家看此人到底是死是活？其母曰：先生何出此言？予曰：汝家若以为未死，则予不敢多事，恐药不能救，归过于吾。吾何为来担此恶名哉？若汝家以为必死，则予尚觉有一线生路。其母曰：吾家诸医皆已回绝，先生若能施治，生死不忘。予乃曰：时邪热症，治以辛凉，非比伤寒之症治以辛温。且伤寒下不厌迟，时邪下不厌早。三五日内热重便闭，即当用下存阴。今时邪误服伤寒药，佐以温燥，意在推滞，不知愈燥愈结，火愈炽而真阴耗矣。真阴根于肝肾，肾开窍于耳，肝开窍于目。肾脉夹舌本，肝脉络阴器，今目惯耳聋，舌卷囊缩，大热伤阴可知也。症本不治，而予谓有一线生路者，幸脉尚有根。非症重至此，药误实多。为今之计，仍非下之不可。然古人急下存阴，阴未伤也；今不已迟，阴已伤矣。宜用玉烛散法养其阴以用下。于是用生地一两，当归五钱，加大黄三钱，芒硝二钱，甘草一钱，与服。夜下黑粪，次日热退，诸症皆退，仍进养阴清热。

又次日往诊，半山出迎曰：余亲又复发狂，奈何？予入诊，见其骂詈不避亲疏，果有狂象。予曰：无妨。仲景曰，下后发狂，再下则愈，一下未尽故也。仍以前方与服。

明日往诊，据其家云：昨下更多，几半净桶，后继以血。予疑此方不应动血，及见原方，忽有人添桃仁三钱。予曰：此无怪乎有血矣。伤寒有蓄血症，其人如狂，下其血则愈。重则用抵当汤，轻则用桃仁承气汤。今下后发狂，并非如狂，何必用桃仁动其血哉。所幸脉静神安，症已无妨，惟养血药要多服数帖耳。后代立方，总以地黄阿胶为主，幸无复参议者，而其疾乃瘳。（《李冠仙医案》）

龙胆泻肝汤

别名：泻肝汤、龙胆泻肝丸。

药物组成：龙胆（酒炒）、黄芩（炒）、栀子（酒炒）、泽泻、木通、车前子、当归（酒洗）、生地黄（酒炒）、柴胡、甘草（生用）。

功效：泻肝胆实火，清下焦湿热。

主治：肝胆火盛之胁痛，口苦目赤，耳肿耳聋；肝胆湿热下注之阴肿阴痒，小便淋浊，尿血，带下等。

备注：泻肝汤（《类证治裁》卷四）。本方改为丸剂，名"龙胆泻肝丸"（见《北京市中药成方选集》）。

处方来源：《医方集解》引《太平惠民和剂局方》。

1. 鼻衄（万友生医案）

傅某，男，56岁。

1941年初冬，患者因事大怒之后，左鼻衄血不止已6天，如塞住鼻孔，则血从口腔流出。初诊时，见其时以井水湿透的毛巾冷敷头顶，片刻即热气腾腾，当毛巾由冷转热时，又换上冷的，如此不断地冷敷，虽可稍杀其势，但终不能止血。患者体素肥胖，血压偏高，症见面红目赤，烦躁易怒，声高气粗，脉弦而数。投以龙胆泻肝汤方加减。

龙胆草 10g，生栀子 10g，黄芩 10g，黄连 10g，生地 15g，白芍 10g，泽泻 10g，木通 5g，车前子 15g，生甘草 5g，川牛膝 10g。

仅服 1 剂，鼻衄即止，继进 4 剂而痊愈。此后，又遇一刘姓患者左鼻衄血不止，病情与傅姓患者如出一辙，亦用上方治愈，堪称巧合。

一般来说，鼻衄为肺火灼伤阳络所致，法当清肺凉血以止血。但这是就肺脏自病的鼻衄而言，若从他脏病影响及肺的鼻衄来说则不然。本案因大怒后左鼻衄血不止，头顶如火熏，面红目赤，烦躁易怒，声高气粗，脉弦而数，显属肝经实火上刑肺金所致。这可从其左鼻衄血不止（肝气从左升）、头顶如火熏（肝之经脉上巅顶）、目赤（肝开窍于目）、易怒（肝为刚脏而主怒）、脉弦数（肝脉弦）等症上很清楚地看出来。因此，采用龙胆泻肝汤方加减获得速效。这是我在青年时期的一例颇为得手的治验。当时我在清江县樟树镇行医，患者在吉安市经商，由于他是我家亲友，过去曾有多次患病都是我治愈的。此次患病，虽经当地中西医治疗，但无明显效果，因而专电请我出诊。初诊时，病家详告病情和治疗经过。曾请某著名西医诊治，用过多种止血剂注射口服均未能止血。中医曾按肺火灼伤阳络，用过清肺凉血止血药亦无效。并有一位著名中医在清肺凉血止血方中加入羚羊角以凉肝息风亦不应。当时我根据上述具体病情，认为是肝经实火上冲，而非肝经风阳上鼓（上述那位著名中医曾学过西医，当时可能着眼于患者身体肥胖，血压偏高，而高血压病多属肝经风阳上亢，故主张采用咸寒入血的羚羊角凉肝以平息上鼓之风阳而降血压）。如其病属肝经风阳上鼓，必见眩晕之症，今患者并不眩晕，而但见一派肝经实火上冲之象，自非肝风，而是肝火无疑。羚羊角虽属咸寒凉血之品，但比较长于息肝风，而不足以泻肝火，故无效。必须采用苦寒入肝的龙胆草等泻其肝经之实火，才能奏功。因此方用龙胆泻肝汤去柴胡之升阳和当归之温血，加白芍之酸寒以平肝柔木和黄连之苦寒以泻心火（取"实则泻其子"之义），更加川牛膝之下行，以使上冲之肝火速降，由于理法方药对路，所以获得满意的效果。

这里还须指出的是，当时我从患者左鼻衄血不止联系到中医所谓"肝气从左升"的理论，经采用龙胆泻肝汤取得显著疗效，并一而再地（由吉安市返回樟树镇后，又有一体素肥胖，血压偏高的刘姓患者，左鼻衄血不止与傅姓患者完全一致，亦用上方治愈）得到验证，从此更加增强了对中医理论的信心，深信中医理论是临床经验结晶，但必须也只有通过实践检验，才能获得深刻的认识。中医所谓"肝气从左升"等气化理论，向为西医所诟病，我初学中医时，由于同时粗略地学了一点西医的解剖生理，尽管中医所谓"肝气从左升"是指气化理论，非指解剖部位，但仍迷惑不解，经过这两次的实践检验后，才深信不疑。（《万友生医案选》）

2. 不寐（曹梓材医案）

一少年患不得卧，将一月矣。余投以酸枣仁汤去川芎，加元参、生地等，未效。细察其脉，左关甚弦，转方用龙胆泻肝汤，一剂去七八，再剂痊愈。（《现代医案选》第一集）

平 胃 散

别名: 天下受拜平胃散、受拜平胃散、神效平胃散、平胃丸。

处方来源:《医方类聚》卷十引《简要济众方》。

药物组成: 苍术四两(去黑皮,捣为粗末,炒黄色),厚朴三两(去粗皮、涂生姜汁,炙令香熟),陈橘皮二两(洗令净,焙干),甘草一两(炙黄)。

功效: 燥湿运脾,行气和胃;暖胃,化宿食,消痰饮,辟风寒冷湿四时不正之气。

主治: 脾胃不和,湿滞中阻;脘腹胀满,食少口淡,呕哕恶心,嗳气吞酸,大便泄泻,肢体困重;心腹胁肋胀满刺痛,口苦无味,胸满短气,面色萎黄,肌体瘦弱,怠惰嗜卧,或发霍乱,及五噎八痞,膈气反胃;妊娠两足浮肿,名曰皱脚;肠胃寒,受湿下血;小儿乳食过伤,肠鸣呕吐或米谷不化;妊娠饮食停滞,或肚腹作痛;山岚瘴雾,令人不服水土而腹胀。

制备方法: 上为散。

用法用量: 每服二钱,水一中盏,加生姜两片,大枣两枚,同煎至六分,去滓,食前温服。

用药禁忌: 唯湿土太过者能用之,脾土不足及老弱、阴虚之人,皆非所宜也。

备注: 天下受拜平胃散(《岭南卫生方》卷中)、受拜平胃散(《杂类名方》)、神效平胃散(《万氏家传保命歌括》卷十九)。方中诸药生用,名"生料平胃散"(见《世医得效方》)。本方改为丸剂,名"平胃丸"(见《中国医学大辞典》)。

1. 厥证（江应宿医案）

江应宿弟妇，年二十五，寡居，因事忤意忿怒，肢胀如鼓，呕哕，大叫而厥，少顷复苏，昼夜扶立，不能坐卧。医莫能疗，将就木。宿适从外归，闻喊声，问其状，知痰涎闭塞，火气冲逆而发厥耳。急煎姜汤，磨紫金锭，一匕而愈。后旬日，遇事忤意，激怒复举。制平胃加姜炒黄连、半夏、香附米为丸，服半料，不复举矣。（《名医类案·厥》卷三）

2. 头痛寒热，胸膈懑痛（孙一奎医案）

庞太夫人病头痛恶寒，胸膈懑且痛，时发寒热。投四物汤加元胡索、丹皮、香附，治五日不瘥。孙诊之，脉右滑大，左浮弦而数。曰：头痛恶寒，外感症也，浮弦而数，胸膈懑痛，少阳脉证俱在，右脉滑，饮食滞而为痰也。四物汤皆滞痰闭气之药，内伤何以得消，外感何由得出？投以柴胡汤合平胃散，一服而愈。（《续名医类案·伤寒》卷一）

3. 胸膈刺痛伴头晕（胡慎柔医案）

马山徐云所，六月受热受劳，又饮酒，忽上胸不宽如刺痛，头晕且重。自以过食，曾以指探吐，即枕不得，惟坐而已。予诊之，二寸俱洪缓有力，关尺俱弱带弦。此湿热上干清阳之分，故头晕重，胸膈痛，此时症耳。用平胃加半夏、黄芩、紫苏、木香取微汗，此症即退，就枕平复。（《慎柔五书·风例》卷五）

4. 胃脘痛（张三锡医案）

一人中脘大痛，脉弦而滑，右为甚，乃食郁也。二陈、平胃

加山楂、草豆蔻、木香、砂仁，一服顿愈。（《续名医类案·心胃痛》卷十八）

5. 胃脘胀痛（钱受之医案）

程沙随在泰兴时，有一乳娘，因食冷肉，心脾胀痛不可忍。钱受之以陈茱萸五六十丸，水一盏煎，取汁去渣，入官局平胃散三钱，再煎热服，一服痛止，再服无他。云高宗尝以此赐近臣，愈疾甚多，真奇方也。（《续名医类案·心胃痛》卷十八）

6. 胃脘胀痛（蒲辅周医案）

田某，男，65岁，1965年1月9日初诊。

胃脘疼痛已多年，经常发病。这次疼痛一月余，痛甚时不欲食，冒清酸水，胃胀，左胁气窜至胃脘，以致心下堵塞难受，得矢气较舒。询其病因，常饮冷水，饮食不节，犯病往往因受凉或食生冷而引起。脉弦有力，舌正苔白腻。属寒湿中阻，肝胃失调。治宜温散寒湿，调和肝胃。

处方：炒苍术一钱半，厚朴一钱半，陈皮一钱半，炙甘草八分，吴茱萸一钱，法半夏二钱，生姜二钱，茯苓二钱。服三剂，一剂两煎，共取400mL，分三次温服。

1月13日复诊：服一剂药后疼痛即止，第二剂药后胃脘舒适，欲食。脉转缓和，舌正苔减。原方加麦芽二钱，再服。继汤药之后，以香砂平胃丸，每日两次，每次二钱，温开水送下，以资巩固。（《蒲辅周医疗经验》）

7. 疟疾（缪仲淳医案）

梁溪王兴甫，偶食牛肉，觉不快，后遂发疟，饮食渐减，至食不下咽，已而水饮亦不下，白汤过喉间，呕出作碧色，药不受，小便一滴如赤茶，大便闭。诸医束手。

缪视之，令仰卧，以指按至心口下偏右，大叫。因询得其由，即用矾红和平胃散作末，枣肉和丸，白汤下三钱。至喉辄不呕，水道渐通，次日下黑物数块如铁，其病若失。再以人参、麦冬各五钱，橘红、白芍各三钱，煎服，四日起。(《古今医案按·疟》卷三)

8. 痢疾（佚名者医案）

宋张叔潜秘书知剑州时，其阁下病血痢。一医用平胃散一两，入川续断末二钱半，每服二钱，水煎服即愈。绍兴壬子，会稽时行痢疾，叔潜之子以方传人，往往有验。(《本草纲目·续断》卷十五)

9. 染瘴气似痢（陈三农医案）

戊寅十一月，高礶使公子，患似痢非痢，红多白少，恶寒微热，脉滑而数。询知自夏秋以来，由川北随任之粤，久积暑湿感冒而发。用平胃加羌、防、苏、藿，一剂而寒热退，再剂加槟榔、木香而瘳。

或问：痢忌燥药，今用苍术而愈，何也？曰：常人痢疾，因暑令火热之气而得，燥药乃天时之所忌，是以不可擅用。今以积湿之病，发于隆冬外感，乃得力要药也。所谓治病而搜其源者，一匕可瘳，故医无执方，病无执药云。(《续名医类案·瘴》卷六)

10. 泄泻（易思兰医案）

端昌王既白之妃患泄泻，屡用脾胃门消耗诸药，四五年不能止。一医用补中益气汤，人参三钱，服一月，不泄。忽一日，胸膈胀满，腹响如雷，大泻若倾，昏不知人，口气手足俱冷，浑身汗出如雨。用人参五钱，煎汤灌苏，如是者三。病者服久，自觉口中寒逆，医者以为出汗过多，元气虚弱，于前汤内加人参三钱，酸枣仁、大附子、薄桂各一钱，昏厥尤甚，肌肤如冰，夏暑亦不知热。二年计服过人参二十五斤，桂、附各二斤，酸枣七十斤。至己巳冬，饮食入口即时泻出，服中即饥，饥而食，食即泄，日十数次，身不知寒，目畏灯火。

予初诊之，六脉全无，久诊六部来疾去缓，有力如石，闻其声尚雄壮，脉亦有余。自予断之，乃大郁火证也，以黄连入平胃散与之。

饮药少顷，熟睡二时，不索食，不泄泻。饮五日，方知药味甘苦，既用通元二八丹，与汤药间服。一月饮食调和，其病遂愈。（《易氏医案》）

11. 因惊胸满不食（温载之医案）

友人俞友仁患胸满不食，精神倦怠，医用健脾固气之剂，其病愈剧，更加寒热间作，大便不通，颇似疟状。复用小柴胡汤以和解之，仍不见效。十日均不出恭，人极气馁，势甚危急，延余诊视。审其右关脉沉而实，重按撞指。余曰：并非脾虚，亦非疟疾，乃食停胃中，致有此疾。病者曰：君言有因。余前日因坐船溯流回渝，刚含饭后，船过险滩，纤断桅横，几乎倾覆，因此受惊。回家后自觉胸满，疲不思食。前医概谓脾虚应补，殊知愈补愈剧。闻君之言，深中病情，祈为疗治。余曰：此乃因惊停食。夫饮食入胃，全仗气运，方能消化。正值饭后，受此大惊，惊则气散，以致食停胃中。误服补剂，愈形拥塞。急宜推荡，不然变症百出。即用平胃散，重加顺气消导之品以通之。

次日复诊，喜曰：服药后，昨晚腹中辘辘有声，须臾大便，解出之粪，因停蓄十日，臭不可闻，今日胃开思食矣。可见前服补剂之害，曷可胜言。余继用理脾和中之剂调治而愈。（《温病浅说温氏医案·因惊停食》）

12. 死胎不下，腹肿发热气喘（陈斗岩医案）

一妇，有胎四月，堕下逾旬，腹肿发热，气喘，脉洪盛，面赤，口臭，舌青黑。陈诊之曰：脉洪盛者胎未堕也；面赤，心火盛而血干也；舌青口臭，肝既绝而胎死矣。内外皆曰：胎堕久矣。复诊色脉如前，以蛇蜕煎汤下平胃散，加芒硝、归尾一倍服之。须臾，腹鸣如雷，腰腹阵痛，复一死胎堕下，病亦愈。（《名医类案·堕胎》卷十一）

四 生 散

药物组成：白附子（下注脚生疮，用黑附子）、肾形沙苑子、蒺藜、羌活、黄芪各等份。

主治：肝肾风毒，上攻下注，目赤痒痛，羞明多泪，鼻赤口疮，脚膝生疮，遍身风癣及妇女血风疮。

制备方法：上药生为末。

用法用量：每服二钱，空腹盐酒调下；猪肾中煨服尤善。

处方来源：《苏沈良方》卷二。

瘾疹（段馥亭医案）

某，女，31岁。

主诉：起风疹块已7～8天，每天发作，以夜间为重，瘙痒难忍。

既往史：十年来每年发作，每次发作数天或数周不等，就能自行缓解。服抗过敏药未能制止发作。

检查：于四肢皮肤可见多数大小不等风团样损害。皮肤划痕试验阴性。白细胞$6.8×10^9$/L，嗜酸性粒细胞0.12。脉缓，舌无苔。患者有吹风后加重史。

证属：表虚受风，宜祛风固表，方用四生散内服。

处方：黄芪六钱，独活三钱，白附片二钱，沙蒺藜三钱。水煎服。

服一剂，次日即停止发作。共服四剂，观察一周后停药，但以后未作追踪观察。（《中医外科证治经验·瘩瘟》）

四 苓 散

别名：四苓汤、四苓丸。

药物组成：白术一两半，猪苓一两半，茯苓一两半，泽泻二两半。

加减：湿，加苍术，甚者，苍白二术同加（炒用）；火，加木通、黄芩。

功效：健脾止泻，利水除湿，利小便。

主治：脾虚湿胜，水泻，小便赤涩胀痛，泄泻；小儿阴囊肿痛；痘内热；风寒湿邪不解，烦渴欲饮者。

备注：四苓汤（《医宗金鉴》卷五十二）。本方改为丸剂，名"四苓丸"（见《全国中药成药处方集》）。《痘疹金镜录》以本方加木通，东流水煎服；或为末，白汤调下。《寿世保元》：水煎服。《文堂集验方》：灯心汤调服。

处方来源：《丹溪心法》卷二。

咳喘痞闷，二便不利（江应宿医案）

江应宿奉叔父方伯之滇南，抵任月余，叔父患痰嗽气喘，不能伏枕，腰痛，大便秘，小溲淋沥，胸膈痞闷，呕吐清水。召官医十余曹治之，罔效。素有痰火哮喘病，每遇天寒，或饮食起居失宜即举发，动经旬余，不药亦愈。本欲不服药，则痞闷、二便胀急难当。命宿诊之，六脉缓弱无力，右为甚。即告之曰：叔父非往昔痰火，此属内伤。盖因科场选士，劳倦伤脾，兼以长途雨露受湿，湿伤脾，脾气虚则肺金失养，清浊相干，阴阳反作。经曰：浊气在上则生䐜胀。故痞满而呕清水，宜分利阴阳，渗湿利水。进四苓散加陈皮、半夏、竹茹，一剂而大小便通利，呕水亦止，是夜伏枕安卧。次早，换六君子加当归、阿胶、牛膝、麦冬、五味，诸症悉除。但觉倦怠，时吐稠浊痰一二口，再单用六君，倍加参、术，少佐贝母、升麻、麦冬、五味，补脾土调理。（《名医类案·咳嗽》卷三）

四 磨 汤

别名：四磨饮。

药物组成：人参、槟榔、沉香、天台乌药。

功效：破滞降逆，兼以扶正，顺气宽中补虚。

主治：七情郁滞，痰气交阻，上气喘急，胸膈痞闷及水肿。

用法用量：上各浓磨水，和作七分盏，煎 3 ～ 5 沸，放温服。或下养正丹尤佳。

备注：四磨饮（《证治要诀类方》卷二）。

处方来源：《济生方》卷二。

1. 痰喘（柴屿青医案）

程别驾尊人，高年忽患痰喘，不进饮食。诊其脉有根，决无意外事。用四磨汤内加人参一两，一服而愈。（《续名医类案·喘》卷十四）

2. 呃逆（赵守真医案）

成城，乃一机织青工。患呃逆半月，声长而频，有作胃火而用黄草汤，有作痰重而用旋覆代赭石汤，有作脾胃虚而用丁香茯苓汤，以及清火、调中、降逆之药不一而足，或暂得止，旋而复发，欲求一日之安不可得。曾住医院旬日，针药并用，亦不少减，乃出院就治中医，杂药乱投，依然如故。伊与余为同乡，猝遇于道，恳为医治，并出前方相视，核皆对证，服而不效，当复有故。进一步询之，则曰：吾虽呃逆多日，饮食仍如故，并不胃反，仅时觉胸腹饱胀而已。继而曰：吾前与某女友善，情恋至笃，不期其近日心志突变，顾而之他，且结缡焉。以是心中不免抑郁，烦悸失眠，未几即病，其以是欤？按脉弦而涩，弦则肝气不调，涩则血行不畅，气血未和则足以致脾胃之虚。然气不调，补虚何益？肝不条达，镇降奚用？如郁开血行气畅，又胡呃逆之有。治以调肝舒气为主，但病久体虚，宜降逆调气之中，佐以滋补，庶几无弊。拟用四磨汤：

槟榔二钱，沉香末八分（冲服），乌药四钱，西党五钱。

进一剂，呃虽未止，而心胸顿觉开展，再进呃逆减，至四剂而全止。续用香砂六君子汤调气理脾，复以安神定志汤滋血镇心，数剂全安。(《治验回忆录》)

生 脉 散

别名：生脉汤、参麦散、生脉饮、人参生脉散、定肺汤、参麦五味饮。

药物组成：麦冬、人参、五味子。

功效：益气养阴，敛汗生脉。

主治：气阴两伤，肢体倦怠，气短懒言，口干作渴，汗多脉虚；久咳伤肺，气阴两亏，干咳少痰，食少消瘦，虚热喘促，气短自汗，口干舌燥，脉微细弱；或疮疡溃后，脓水出多，气阴俱虚，口干喘促，烦躁不安，睡卧不宁。

备注：生脉汤（《丹溪心法》卷一便览）、参麦散（《遵生八笺》卷四）、生脉饮（《兰台轨范》引《医录便览》）、人参生脉散（《症因脉治》卷二）、定肺汤（《医林绳墨大全》卷二）、参麦五味饮（《胎产心法》卷下）。《观聚方要补》引《内外伤辨》本方用人参、麦冬各三钱，五味子十五粒。水煎服。

处方来源：《医学启源》卷下。

1. 鼻衄（程从周医案）

冯元度，年近三旬，面白而气弱，因习举子业弗售于时，故多抑郁。盖体弱不能任劳，每作文构思间，即遗精于白昼，以故药饵不离，饮食常少。今年五月间，忽然鼻衄不止，塞其鼻则口中涌出。医用犀角地黄汤，不应，更用滋阴并童便磨金墨饮之，亦不止，血余、榴灰之类吹之，漫然不应。间或稍止半时，又复流出。人事昏沉，面如黄土，手足渐寒。及延予诊视，已经二日矣。去血其多，血尽乃流黄水，六脉虚浮而缓弱，所喜不甚数，微有生机在此耳。乃用人参一两，麦冬五钱，北五味一钱，令其煎服。又一老医来谓：鼻衄乃属肺火。书云人参补肺药也，肺寒则可服，肺热还伤肺。今此症肺热之极。又云：血热则流通，血寒则凝滞。今血热妄行，安可复用人参？纵可用，亦不过三分五分，一钱而止，岂可将参当饭？予曰：此不佞少年浅见，非前辈所知，独不闻张仲景云血脱益气者是何说耶？于是，老医作色而退。病家药已煎成，尽剂而饮，神思顿清，略能安寝。寤后又进一剂，其血遂止，便能食粥一盂。于是，方用血门之药，重加参、芪，调理五十余日而痊。（《程茂先医案》卷一）

2. 咯血（叶熙春医案）

蒋男，四十八岁，二月。余杭。

去冬曾经咯血，治后血止，咳嗽迄未根除。入春肝旺阳升，头昏目眩，夜来盗汗，五心作热，午后面红升火，昨夜痰中夹血，今日盈口不止，胸痛气逆，四肢乏力，面色白，形瘦骨立，两脉芤而兼数，已入劳损之途。如今失血过多，气血涣散，须防阴阳脱离之变，病已入险，亟拟生脉散一法。

吉林人参二钱（先煎），麦冬四钱，北五味子一钱。

二诊：昨服生脉散，已奏显效，咯血大减，气逆略平，脉象转缓，而重按无力，口渴喜饮，精神委顿，面乏华泽。出血过多，气阴俱伤，虽见生机，未逾险境，再以原法加味。（《叶熙春医案》）

3.伤暑神昏气促（吴篪医案）

叶健庵抚军年逾七旬，壬午夏，余同僚谒见，时视其正举茶杯，忽手软杯坠，神昏气促，多汗烦热，诊脉浮虚数。由于伏暑熏蒸，高年气虚难支，热伤元气所致。《经》曰：脉虚身热，得之伤暑，凡暑热中人，其气必虚，以火能克金而伤气也。即用生脉散以保肺生脉。服药至半夜，神苏气缓，汗敛热减。又进一剂，次日脉静身凉。以原方倍加人参，服之乃愈。（《临证医案笔记·暑证》卷一）

4.伤暑吐泻烦躁（齐秉慧医案）

曾治一书生附余馆，患呕吐泻利，烦躁搐搦，咽干引饮。医者误作惊风，治之病渐昏沉。延予视之，曰：此子因脾虚气弱，乃伤热暑也。遂与人参一钱，麦冬三钱，五味子十三粒捣碎，酒炒黄连八分，甘草四分。煎一剂冷服。少顷即睡，醒来病去如失。（《齐氏医案·中暑伤暑论》卷四）

5.热淋（张路玉医案）

内阁文湛持，夏月热淋，医用香薷饮、益元散，五日不应，淋涩转甚，反加心烦不寐。乃弟广文彦可相邀往诊，见其唇赤齿燥，多汗喘促，不时引饮。脉见左手微细，右手虚数，知为热伤元气之候。遂疏生脉散方，频进代茶。至夜稍安，明日复苦溲便涩数，然其脉已向和。仍用前方，不时煎服，调理五日而痊。（《张氏医通·大小府门》卷七）

6. 癃闭（李中梓医案）

郡守王镜如，痰火喘嗽正甚时，忽然小便不通。自服车前、木通、茯苓、泽泻等药，小腹胀闷，点滴不通。李曰：右寸数大，是金燥不能生水之故。惟用紫菀五钱，麦冬三钱，北五味十粒，人参二钱，一剂而小便涌出如泉。若淡渗之药愈多，反致燥急之苦，不可不察也。（《古今医案按·溺闭》卷六）

7. 癃闭（李中梓医案）

江右袁启莘，平素劳心，处事沉滞，时当二气，小便不通。用六一散，不效。再用芩、泻、木通、车前等，又不效。李诊两寸洪数，知为心火刑金，故气化不及州都也。用黄连、茯神、牛膝、人参、麦冬、五味，一剂而愈。（《古今医案按·溺闭》卷六）

8. 产后气喘（缪仲淳医案）

于中甫夫人，产后气喘，投以人参五钱，苏木、麦冬各三钱，一剂愈。（《续名医类案·喘》卷二十五）

白 术 汤

别名：四君子汤、白术散、四圣汤、人参散、温中汤、四君

汤、四君子丸。

药物组成：白术、赤茯苓（去黑皮）、人参、甘草各等份（炙）。

功效：益气补中，健脾和胃，辟寒邪瘴雾气；平调脏腑，通顺三焦，育神养气，暖胃消谷；补五脏，生津液，调气血，解虚烦，益肌体；调理脾胃，进乳食，止泄泻；扶胃降火，补虚固本，大补阳气、元气。

主治：脾胃虚弱，元气不足，面色萎黄，身体瘦弱，倦怠嗜卧，气短懒言，四肢无力，心腹胀满，不思饮食，呕哕吐逆，肠鸣泄泻，脉虚弱，水气渴，荣卫气虚，脏腑怯弱，及病后羸弱，食不复常；小儿脾胃虚弱，哕逆不止，心神烦闷，吐泻，气虚烦渴；肺损，皮聚而毛落；或肢体肿胀，肚腹作痛；或大便不实，体瘦而黄；或胸膈虚痞，痰嗽吞酸，年高气弱，痔血不止，或误服攻痔之药，致血大下而虚脱，真气虚弱，及短气脉弱；气虚痰湿头眩。

制备方法：上为粗末。

用法用量：每服五钱匕，水两盏，煎一盏半，去滓温服。

备注：四君子汤（《太平惠民和剂局方》卷三新添诸局经验秘方）、白术散（《朱氏集验方》卷二）、四圣汤（《活幼口议》卷二十）、人参散（《普济方》卷三九四）、温中汤（《医部全录》卷四三六）、四君汤（《文堂集验方》卷四）。本方改为丸剂，名"四君子丸"，（见《丸散膏丹集成》）。

处方来源：《圣济总录》卷八十。

1. 胃脘痛，不耐攻（朱丹溪医案）

一老人，心腹大痛，昏厥，脉洪大，不食，不胜一味攻击之

药。用四君，加川归、沉香、麻黄，服愈。(《名医类案·心脾痛》卷六)

2. 寒热呕逆胸满（马元仪医案）

张某，寒热数日，痛呕逆，胸满身疼，左脉弦涩，关尺虚微。此中气虚寒，胸中之气不化而为满，胃中之阳不布而为呕，卫外之阳不固而为痛。以四君子补脾胃之虚，炮姜、附子、肉桂补阳气而除邪，少加黄连以为引导，一剂脉起，再剂痛止得睡，不数剂而豁然。(《续名医类案·寒热》卷六)

3. 哭笑无常，自利呕哕间作（吴孚先医案）

宋小泉发热自汗，肢体摇振，或时自利，呕哕间作，倏尔喜笑，倏尔悲哭，语言错乱，六脉沉涩微弱。此阴盛阳虚，四君子加炮姜、茯苓，一剂和，二剂已。

按：此殆五精相并之症，非仅阴盛阳虚也。(《续名医类案·哭笑》卷二十一)

4. 崩漏，间或带下（汪石山医案）

一妇身瘦面黄，旧有白带，产后忧劳，经水不止五旬余，间或带下，心前热，上身麻，下身冷，背心胀，口鼻干，额角冷，小便频而多，大便溏而少，食则呕吐，素厌肉味。以书来问，汪曰：虽未见脉，详其所示，多属脾胃不足。令服四君子汤，加黄芩、陈皮、神曲、当归身。

二帖，红止白减，继服十余剂，诸症悉除。(《名医类案·崩》卷十一)

5. 产后下痢，身热神昏（丁叔度医案）

诊一产后病人，神昏不识人，舌苔黑滑，身大热，脉洪大，沉取乃空，大便日夜 30 余行，泻痢兼见。

神昏舌黑，脉洪大，似有热也，然舌黑而滑，脉大而空，下有泻痢，身有大热，此乃阴盛格阳。如用白虎及苦寒药，下咽必死。遂立一方，系大剂四君子加黄芪 15g，白芍 10g，肉桂 3g，熟附子 3g。

一剂服后，泻止多半，表热亦少退，服两剂症又大轻，三剂而神清识人。后又连用甘温、辛热十余剂，黑苔始退，热退痢止而愈。（《津门医粹》）

6. 小儿惊风后身热尤炽（万密斋医案）

蕲水沙坂徐淑道，一子患惊风，先求医张姓者治之，数日不效，请予往。痰喘正急，惊搐频发。予先治其痰，次治其搐，以次而定，唯身热犹炽。张姓者欲用解毒汤、竹叶汤及小柴胡汤，予谓皆不可，谓之曰：小儿肝尝有余，脾尝不足，病发于肝，风木太旺，脾土受伤，此乃虚热，勿用寒凉，致损中气也。乃用四君子汤加炙黄芪、炒黑干姜，一服而安。（《幼科发挥》卷一）

7. 小儿痫病（谢映庐医案）

傅孔岳乃孙，忽然默默，手足抽搐，口开眼闭，面白痰鸣，一日十数发。此症原因小儿脾气未健，寒痰堵塞经隧，治宜健脾暖痰，于是以星附四君子汤与之。众云：此儿之病，与伊女之症相符，昨先生大黄一剂而愈，兹未周之儿，敢用附子乎？余哂之曰：昨之痰，热痰也；今之痰，寒痰也。寒热迥别，岂曰相符？

寒热不知，何复言医？遂令服之。一剂不发，二剂神爽，众皆称奇。余曰：医者理也，凭症望色，又何奇哉？姑笔之，以为后学法耳。（《谢映庐医案·痫厥门》卷二）

8. 小儿泄泻伴渴（万密斋医案）

孙监司女五岁，病泻，诸治不效。万视之，曰：泻久伤阴，津液不足，故热发而渴也；渴饮汤水多，则脾受湿而泻益不止，肾益燥而渴转甚。法当专补脾胃，则泻渴止而津液生，热自除矣。用参、术、苓、草，加木香、藿香、干葛作大剂煎汤，戒勿饮水，以汤代之，未半日进两剂。因思肺为津液之主，肺金大燥，不能生水，故渴不止，乃加法制天花粉、葛根等份。只一服，其夜渴减，泻亦少。次日仍用前方，渴泻俱止。（《续名医类案·泄泻》卷二十九）

白 术 散

别名：白术汤、钱氏白术散、人参白术散、七味人参白术散、清宁散、七味白术散、参苓白术散、七味白术汤。

药物组成：人参二钱五分，白茯苓五钱，白术五钱（炒），藿香叶五钱，木香二钱，甘草一钱，葛根五钱。

加减：热甚发渴，去木香；渴者，葛根加至一两。

功效：健脾养胃，益气升清，清神生津，除烦止渴，止泻痢，调中益气。

主治：脾胃虚弱，运化失司，津液耗伤，虚热内炽，呕吐，泄泻，霍乱，痢疾，烦渴饮水，羸困少力；小儿脾胃久虚，呕吐泄泻，频作不止，精液枯竭，烦渴躁，但欲饮水，乳食不进，羸瘦困劣；及失治后变成惊痫，不论阴阳虚实者；酒积呕哕；小儿痘疮已靥，身热不退及伤寒泻后，胃中虚热；小儿疳渴，烦躁引水，乳食不进，夜则渴甚者；积痛；消中，消谷善饥；小儿胃虚寒所致的冬月吐蛔症；妊娠口干不渴，脉浮缓者；孕妇泄泻，脉浮软者。

制备方法：上咬咀。

用法用量：每服三钱，水煎服。

备注：白术汤（《小儿卫生总微论方》卷十）、钱氏白术散（《太平惠民和剂局方》卷十吴直阁培诸家名方）、人参白术散（《小儿痘疹方论》）、七味人参白术散（《永类钤方》卷二十一）、清宁散（《世医得效方》卷十二）、七味白术散（《校注妇人良方》卷二十一）、参苓白术散（《片玉痘疹》卷六）、干葛参苓白术散（《痘疹全书》卷上）、七味白术汤（《景岳全书》卷六十四）。

处方来源：《小儿药证直诀》卷下。

1. 小儿泄泻发热（林上卿医案）

李某，女，2 岁，福鼎籍。1980 年 6 月 21 日诊。

三日来腹泻，日七八次，呈蛋花样便，伴呕吐一次，身热汗出，体温（T）39.1 ～ 39.8℃，面色不泽，精神欠佳，睡时露睛……诊为脾虚湿犯型腹泻，治以健脾运湿，予七味白术散。

白术、党参、葛根各 5g，藿香、茯苓、广木香各 3g，炙草 2g。一剂。

6 月 22 日复诊：T 37.8℃，腹泻已减大半，小便清长。步原方二剂。

6 月 24 日三诊：泻溏便三次，面色不泽。加升麻 3g，炙芪

5g，以升清阳。三剂而安。(《桐山济生录》)

2. 小儿泻渴（万密斋医案）

本县大尹朱云阁公子病泻，十日不止。众医或用理中、五苓、益元、白术散等，皆不效，泻渴益甚。公亟召余至。视其外候，启曰：渴太甚当先止渴。公曰：当先止泻。余曰：病本湿热，水谷不分，更饮水多，则湿伤脾胃，水积肠胃。所泻之水，乃所饮之水也，故当先止其渴，渴止泻亦止矣。公曰：当用何方？曰：白术散。尹曰：已服过多。余曰：用之不同也。尹曰：用之不同别法乎？余曰：本方在常与服之，此常字便是法也。

盖白术散乃治泻作渴之神方。此方有二法，人参、白术、茯苓、甘草、藿香、木香六味各一钱，葛根倍二钱者，泄泻久不止，胃中津液下陷也，故葛根倍用之，以升胃中之津液，此一法也。今人不知倍用之法，与六味等分同，故效少也。儿病渴者，汤水不离，今人不知常服之法，其以药常代汤饮之也。故所用之方虽是，所用之法不同，药剂少而汤水犹多，药少汤多，犹以一杯之水，救一车薪之火，水不胜火，如何有效？当作大剂煎汤以代汤水饮之。渴只饮本汤，一切汤水禁之勿与，则胃气上升，津液自生，渴泻止矣。尹闻而是之，果一剂治矣。(《幼科发挥》卷三)

白 金 丸

别名：郁金丸、郁矾丸、金蝉丸、蔚金丸、矾郁丸、金矾丸、截癫丸、定心化痰丸、白玉化痰丸。

药物组成：白矾三两，郁金七两（须四川蝉腹者为真）。

功效：去郁痰。

主治：忧郁气结，痰涎上壅，癫痫痰多，口吐涎沫，痰涎阻塞包络、心窍所致癫狂证，一切痫病，久不愈；喉风乳蛾。

制备方法：上为末，米糊为丸。

用法用量：每服 50 丸，水送下。

用药禁忌：忌辛辣食物。

备注：郁金丸（《普济方》卷十八引《海上方》）、郁矾丸（《世医得效方》卷八）、金蝉丸（《普济方》卷一）、蔚金丸（《古今医统大全》卷四十九）、矾郁丸（《医宗金鉴》卷四十一）、金矾丸（《仙拈集》卷二）、截癫丸（《串雅内编》卷一）、定心化痰丸（《外科传薪集》）、白玉化痰丸（《全国中药成药处方集》沈阳方）。《普济方》引《海上方》本方用法：以薄荷糊为丸，如梧桐子大，每服六十丸。《外科全生集·新增马氏试验秘方》：以白矾、郁金等份和匀，皂角汁为丸。本方改为散剂，名"郁矾散"（见《医略存真》）。

处方来源：《医方考》卷五引《普济本事方》。

癫狂失心（佚名者医案）

昔有一妇人癫狂失心，数年不愈，后遇至人授此方，初服觉心胸有物脱去，神气洒然，再服顿愈。（《医方考》卷五引《普济本事方》）

白 薇 汤

药物组成：白薇一两，当归一两，人参半两，甘草一分（炙）。

主治：郁冒血厥，居常无苦，忽然如死，身不动，默默不知人，目闭不能开，口噤不能语，又或似有知而恶闻人声，或但如眩冒，移时乃寤；产后胃弱不食，脉微多汗。

制备方法：上为散。

用法用量：每服五钱，水两盏，煎至一盏，去滓温服。

处方来源：《全生指迷方》卷三。

误汗致厥（谢映庐医案）

吴元东之妇，形瘦多火，患风热病，头疼身痛，发热畏寒。医者不知风为阳邪，寒为阴邪，误用辛温发散，汗出昏厥，不醒人事，迫切求治。视之，面红脉大，知为火气焚灼，以血液衰弱之体，又值汗出过多之变，决非清降可投。盖人身阴阳相抱，乃能动静有常，今阳失阴守，是以阳气独上而不下，而为厥逆之症。又与亡阳之症有别。法当生阴以维阳。古有此例，处用白薇汤，以白薇达冲任而利阴，参、归生血液而固气，合甘草以缓火势。许其必效，药下果然。（《谢映庐医案·痫厥门》卷二）

白茯苓丸

药物组成：白茯苓一两，覆盆子一两，黄连一两（去须），人参一两（去芦头），瓜蒌根一两，熟干地黄一两，鸡肶胵五十枚（微炒），萆薢一两（锉），玄参一两，石斛三分（去根，锉），蛇床子三两。

主治：因消中之后，胃热入肾，消烁肾脂，令肾枯燥，遂致消肾，即两腿渐细，腰脚无力。

制备方法：上为末，炼蜜为丸，如梧桐子大。

用法用量：每服 30 丸，食前煎磁石汤送下。

处方来源：《太平圣惠方》卷五十三。

消渴（喻嘉言医案）

喻嘉言曰：友人病消渴后，渴少止，反加躁急，足膝痿弱。予主白茯苓丸方，用白茯苓、覆盆子、黄连、瓜蒌根、萆薢、人参、熟地、元参各一两，石斛、蛇床子各七钱五分，鸡肶胵三十具，微炒为末，蜜丸梧桐子大，食前磁石汤下三十丸。内加犀角。有医曰：肾病而以黄连、犀角治心，毋乃倒夺？予曰：肾者，胃之关也，胃热下传于肾，则关门大开，心之阳火，得以直降于肾，心火灼肾，燥不能濡。予用犀角、黄连，对治其下降之阳光，宁为倒乎？服之果效。再服六味地黄丸加犀角，而肌泽病起矣。（《续名医类案·消》卷九）

白虎加苍术汤

别名：苍术白虎汤、白虎苍术汤、白虎加苍汤。

药物组成：知母六两，甘草二两（炙），石膏一斤，苍术三两，粳米三两。

功效：清温燥湿。

主治：湿温病。身热胸痞，汗多，舌红，苔白腻者；湿温，两胫逆冷，胸腹满，多汗，头目痛，苦妄言，其脉阳濡而弱，阴小而急；伤寒发汗不解，脉浮者；湿温憎寒壮热，口渴，一身尽痛，脉沉细者；湿热证，壮热口渴，自汗身重，胸痞，脉洪大而长者；疹毒烦热渴泻者。

制备方法：上锉，如麻豆大。

用法用量：每服五钱，水一盏半，煎至八～九分，去滓，取六分清汁温服。

备注：苍术白虎汤（《黄帝素问宣明论方》卷六）、白虎苍术汤（《保婴撮要》卷十八）、白虎加苍汤（《医学入门》卷四）。

处方来源：《类证活人书》卷十八。

湿温（刘渡舟医案）

周某，男，24岁。

感受时令之邪，而发热头痛，胸中发满，饮食作呕。注射"安乃近"与"葡萄糖液"，汗出虽多而发热不退，反增谵语、身疼、呕吐等症。试其体温39.6℃。脉来濡，舌苔白腻。脉症合参，湿邪犹存，治当清利湿热，芳化湿浊，以行三焦之滞。方用：

白蔻仁6g，滑石12g，杏仁6g，薏苡仁12g，藿香6g，厚朴6g，半夏10g，滑石12g，淡竹叶6g。

刘老书方时，语其家人曰：服药则热退，可勿忧虑。然病人服药无效，反增口渴心烦，体温升至40℃，一身酸痛，两足反厥冷如冰。病家惶恐，急请刘老再诊。切其脉仍濡，而舌苔则黄白间杂。湿温为患，明白无误，然前方胡为不效？思之良久，则又疏一方：

苍术10g，生石膏30g，知母10g，粳米15g，炙甘草6g。

上方仅服一剂，高热即退，足温，诸症皆愈。(《刘渡舟临证验案精选》)

瓜 蒌 散

别名：神效瓜蒌散。

药物组成：瓜蒌一个（去皮，焙，研为末，急用则烂研，子多者有力），当归半两（净洗，去芦，焙，研细），甘草半两（细锉，生用），通明没药一分（别研），乳香一钱（别研）。

功效：清热活血止痛。

主治：妇人乳痈、奶劳。

用法用量：上药用无灰酒 3 升，同于银石器中慢火熬取 1 升，分 3 次食后良久服。

备注：神效瓜蒌散（《校注妇人良方》）。

处方来源：《集验背疽方》。

1. 左腰及脐腹作痛（孙一奎医案）

一妇人因夫荒于酒色，不事生产，多忧多郁，左胯及环跳穴疼痛过膝，大小便频数，脐腹胀痛，口干。脉之，右手弱，左手数。近又发热恶寒，汗因痛出，时刻不宁。此食积、痰饮、瘀血流于下部足厥阴经，挟郁火而痛。恐成肠痈，与神效瓜蒌散，一帖痛减半，汗止，数脉稍退，小腹坚如石，按之且痛。再与前药，小腹稍软，余无进退。再进之，每帖大瓜蒌二枚，加丹皮、莪术、五灵脂、金银花，诸症悉平。（《续名医类案·郁症》卷十）

2. 便痈（薛己医案）

一男子（便痈）痛甚发热，用前饮（活命饮）一剂痛止；再

以神效瓜蒌散，加山栀、柴胡，二剂而消。（《外科枢要·论便痈》卷三）

圣 愈 汤

药物组成：生地黄三分，熟地黄三分，川芎三分，人参三分，当归身五分，黄芪五分。

功效：托里，补气血。

主治：诸恶疮，血出多而心烦不安，不得睡眠；一切失血；或血虚烦渴、躁热，睡卧不宁；或疮证脓水出多，五心烦热，作渴等。

制备方法：上㕮咀，如麻豆大。

用法用量：都作一服，水两大盏，煎至一盏，去滓，稍热服，不拘时候。

处方来源：《兰室秘藏》卷下。

肩背痛（马光亚医案）

徐某，男，69岁，住新店中华路301巷某弄8号。1980年4月8初诊。

病症是因在医院接受手术治胃之后，肩背发生剧烈疼痛，极难忍受。脉沉弱，舌质淡而苔薄白。他要求用针灸给他赶快止痛。我看他的脉证，都难接受针刺，刺亦实难发生速效，因为手术之后，气血甚虚，其病是因虚而发生的。乃不予用针，而为之处方用圣愈汤加味。

西党参10g，黄芪13g，当归10g，熟地13g，白芍10g，川芎 6.5g，羌活 10g，防风 10g，桑枝 10g，广皮 5g，甘草 3g。

4月11日二诊：告服药 1 剂，痛即减轻，服完 3 剂，全不觉痛了，惟皮肤微痒。我守原法，照前方加白芷、银花、蒺藜、木通、蝉蜕与之。

"虚者补之"，因虚感受风邪而痛，补其虚，祛其风，其痛自止。患者年近 7 旬，近因病开刀 2 次，初因患疝开刀，不久又因胃溃疡开刀，气血受损致虚，实无疑义。圣愈汤是四物汤加参、芪，为补益气血之良方，略加风药一二味以祛其风邪。方中无一味镇痛之药，服后收到迅速止痛之良效，可见辨证论治之可靠。（《台北临床三十年》）

加味芎归汤

别名：龟壳散、活命芎归汤、开骨丹、开骨千金不易汤、开骨散、开骨芎归汤、加味归芎汤、加味当归汤、佛手开骨散。

药物组成：川芎一两，当归一两，自死干龟壳一个（如无，用钻龟废壳亦可，酥炙），生男女者妇人头发一握（烧存性）。

功效：催生兼能下死胎，补气养血，扩张交骨。

主治：妇人难产 5～7 日不下，垂死者；及矮石女子交骨不开者；死胎不下。

制备方法：上为散。

用法用量：每服三钱，水一盏半，煎服。屡效。约人行五里，生胎、死胎俱下。

备注：龟壳散（《医学入门》卷八）、活命芎归汤（《寿世保元》卷七）、开骨丹（《医学正印种子编》卷下）、开骨千金不易汤（《胎产秘书》卷中）、开骨散（《医宗金鉴》卷四十）、开骨芎归汤（《仙拈集》卷三）、加味归芎汤（《笔花医镜》卷四）、加味当归汤（《医原》卷下）、佛手开骨散（《北京市中药成方选集》）。《胎产心法》：交骨不开者，古法用加味芎归汤，每见服此药者，恶血凝滞，反成不救。

处方来源：《世医得效方》卷十四。

1. 难产（薛己医案）

地官李孟卿，娶三十五岁稚女为继室，妊娠虑其难产，与加味芎归汤四剂备用。果产门不开，服之顿然分娩。（《女科撮要·交骨不开阴门不闭子宫不收》卷下）

2. 难产（薛己医案）

西宾费怀德之室，下血甚多，产门不开，两日未生，服前药（加味芎归汤）一剂，即时而产。

已后育胎，并无此症。（《女科撮要·交骨不开阴门不闭子宫不收》卷下）

加味肾气丸

别名：金匮加减肾气丸、加味八味丸、金匮肾气丸、济生肾气丸、资生肾气丸。

药物组成：附子两个（炮），白茯苓一两，泽泻一两，山茱萸一两（取肉），山药一两（炒），车前子一两（酒蒸），牡丹皮一两（去木），官桂半两（不见火），川牛膝半两（去芦，酒浸），熟地黄半两。

功效：温肾化气，利水消肿。

主治：蛊证，脾肾大虚，肚腹胀大，四肢浮肿，喘急痰盛，小便不利，大便溏黄；亦治消渴，饮一溲一。

制备方法：上为细末，炼蜜为丸，如梧桐子大。

用法用量：每服70丸，空心米饮送下。

备注：金匮加减肾气丸（《保婴撮要》卷五）、加味八味丸（《医学入门》卷七）、金匮肾气丸（《冯氏锦囊秘录》卷十一）、济生肾气丸（《张氏医通》卷十六）、资生肾气丸（《医宗金鉴》卷二十七）。本方改为汤剂，名"金匮肾气汤"（见《证因方论集要》卷二）、"肾气汤"（见《医林纂要》）、"加减金匮肾气汤"（见《医门八法》）。

处方来源：《严氏济生方》卷四。

1. 前后阴肿痛（萧伯章医案）

周某之妻，年二十余，患后阴热痛而肿，继连前阴亦然，小溲短热，行动维艰。其夫请方，余疑其为淫毒也，却之。他医以发散及寒凉清利进，益剧，驯至咽喉亦肿痛，水谷难入，复再三恳求。诊之，脉沉微，舌苔白而滑。曰：经言肾开窍于二阴，肾阳不潜，浮游之火，蔓延上下，故见此症。以济生肾气丸与之，一剂咽痛止，二剂肿痛减半，三剂顿愈。（《邂园医案》卷下）

2. 尿潴留（李斯炽医案）

毛某，女，72岁，居民。1975年9月29日初诊。

病员突然于9月12日大小便不通，并发腹胀、呕吐。当即去医院急诊，诊断为尿潴留。采用每日导尿办法，得以暂时缓解。据最近检查，发现尿道有一樱桃大的块状物，导尿颇感痛苦，于是来我处进行中药治疗。

病员除上述症状仍存在外，尚觉头部昏晕，腰间胀痛，胃纳不香，口中干苦，鼻内干燥。诊得左右寸关脉均浮，左尺脉细弱，右尺脉似有似无。舌质淡红，上有微白苔。

根据脉证分析，本案右尺脉似有似无，是老年命火不足之脉象。肾阳虚衰，使膀胱不能气化，则小便癃闭不通。肾司二便，肾气不充，故大便亦艰涩。二便不利，故腹中胀满，气不得下泄，则上逆发为呕吐。阳不化水，则水停中脘，脾为湿困，故舌上微白，胃纳不香。津液不得上承，故口中干苦，鼻内干燥。腰为肾之府，故其腰间胀痛，亦为肾虚所致。肾虚则髓海不足，故有脑转头晕之症。本案左尺脉细弱，肾阴亦嫌不足。但根据现症，应以肾阳虚衰为主，故治疗关键在于振奋肾阳。《素问·灵兰秘典论》说："膀胱者，州都之官，津液藏焉，气化则能出矣。"当务之急，应加意扶持肾中阳气，从而加强气化作用，则小便自能畅通。此种强肾利水之剂，济生肾气丸确有特效，曾经屡试不爽。该方由八味肾气丸加车前仁、牛膝组成。肾气丸本阳根于阴之义，在育肾阴之六味地黄丸基础上加味组成，亦与本例病机相符。本例再加桑寄生、续断补肾强腰除湿。方中因缺枣皮，故以菟丝子代之，处方如下：

熟地9g，丹皮9g，茯苓12g，泽泻9g，山药12g，菟丝子9g，牛膝9g，桑寄生15g，肉桂3g（后下），制附片9g（先熬开半小时），车前仁9g，续断9g。6剂。

10月27日二诊：病员服上方1剂后，即能自行排尿，随即大便亦能自解，气有下行之势，呕逆亦停止。但小便尚欠通畅，每解需停歇三次，才觉解尽，且夜多小便，每晚竟达七八次。服至六剂，小便即通畅，一次即能解尽，夜尿亦减至二三次。经医院检查尿液，发现尿中蛋白（＋）。现仍觉头晕，腰胀，食少，口苦，鼻干。右尺脉渐显，至数清晰可辨。此肾阳虽有来复之势，但尚不充盈，肾脏功能尚未恢复正常，故仍本前法。因患者有燥象，故去辛热之桂附，而改用其他扶脾强肾之药物。处方如下：

桂枝 9g，白术 9g，茯苓 12g，泽泻 9g，丹皮 9g，熟地 12g，山药 12g，菟丝子 12g，巴戟天 9g，车前仁 9g，杜仲 9g，桑寄生 15g，牛膝 9g，益智仁 9g。

一月后，病员女儿来说：服上方六剂后，目前二便通利，眠食俱佳，精神健旺，诸症亦消失。（《李斯炽医案（第二辑）》）

3.肾结石（马光亚医案）

陆某，男，77 岁，浙江籍，居台北县埔乾。

1965 年患肾结石，小便排出困难，因系劳工，住院接受优待治疗，医院以其年老体弱，不予开刀，但结石排不出来，极感痛苦。5 月 11 日，由其同乡某君扶来请我诊治。其行步蹒跚，头晕身疲。脉弱，舌质甚淡。我用补中益气汤加茯苓、泽泻与之。嘱其配服 3 剂。3 日之后，来复诊，头晕较轻，行走已不需搀扶，惟尿道仍痛，排尿不畅。我诊其脉，仍虚而无力。细思此症，病在排泄系，前次来诊时，头晕，身弱不支，是年老病久气虚使然，今非充实其排泄力不可，乃处方温补其肾：

熟地 15g，山萸 10g，附子 5g，肉桂 2.4g（研粉 2 次冲服），怀山 13g，丹皮 6.5g，茯苓 18g，泽泻 10g，牛膝 10g，车前子 10g。

上方为加味肾气丸，以茯苓为君，嘱其配服 2 剂。

5 月 18 日来诊，谓服本方 1 剂之后，小腹即感内急，结果大量排出小便，小便中有结石如豆大，掉入尿缸，同时亦有血液排下。因小便中有血，第 2 剂不敢续服。过 1 日，小腹甚感舒适，小便正常，并无异样，乃将第 2 剂服完，从此一切痛苦解除了。我用六味地黄丸加杜仲、巴戟、菟丝子以善其后。

本症是肾结石虚证，初诊因其气虚用补中益气汤加味，以补其气，虽加苓、泻，未能将结石排出，复诊用加味肾气汤充实其肾脏排泄力，1 剂即见排石之效。由此知中医之用古方治病，中病必效。（《台北临床三十年》）

加减八味丸

别名： 加味八味丸、加减八味地黄丸。

药物组成： 干熟地黄二两（焙，锉），真山药一两（锉细，微炒），山茱萸一两（去核取肉，焙干），肉桂一两（削去粗皮，锉，不见火，别研，取半两净末，和入众药，余粗滓仍勿用），泽泻八钱（水洗，锉作块，无灰酒湿，瓦器盛盖，甑上蒸 5 次，锉，焙），牡丹皮八钱（去心枝杖，锉，炒），白茯苓八钱（去黑皮，锉，焙），北真五味子一两半（拣去枝杖，慢火炒至透，不得伤火，别研罗，和入众药。最要真者）。

功效： 补肾水，降心火，止燥渴。增益气血，生长肌肉，强健精神。免生痈疽。久服必肥健而多子；晚年服此，不生痈疽诸毒，不患消渴。

主治： 肾水不足，心火上炎，津液亏损，心烦燥渴，易生痈疽，寝汗发热，形体消瘦，口舌生疮，牙龈溃烂，咽喉作痛，或肾消小便频数，或肾虚火不归原，烘热咳嗽。痈疽之后，转作渴疾，或未发疽人，先有渴症者。小儿禀赋肾阴不足，或吐泻久病，津液亏损，或口舌生疮，两足发热，或痰气上涌，或手足厥冷。肾虚津乏，心烦燥渴。肾消，小便频数，白浊，阴痿弱，饮食不多，肌肤渐渐如削，或腿肿脚先瘦小。或先患痈疽而才觉作渴，或有痈疽而无渴。疮痊后口干渴，甚则舌或黄，及口舌生疮不绝。肾水不足，虚火上炎，发热作渴，口舌生疮，或牙龈溃烂，咽喉作痛，或形体瘦。

制备方法：上为细末，炼蜜为丸，如梧桐子大。

用法用量：每服30丸，空心无灰酒或盐汤任下。

备注：加味八味丸（《仁斋直指方论》卷二十二）、加减八味地黄丸（《证治准绳·疡医》卷二）。本方改为汤剂，名"加减八味汤"（见《医学心悟》）。

处方来源：《集验背疽方》。

1. 消渴（薛己医案）

一男子亦患此证（消渴），日渐消瘦，与前丸（加减八味丸）数服，渴减半，一剂而痊，再剂形体复壮。夫肉桂，肾经药也。前症（消渴）乃肾经虚火炎上无制为患，用肉桂导引诸药以补之，及引虚火归原，故效。（《续名医类案·消》卷九）

2. 耳内出水作痛（薛己医案）

举人毛石峰子年二十，耳内出水，或作痛年余矣，脉洪数，左尺益甚。此属肝肾二经虚热也，用加减八味丸料，一剂而愈。（《外科枢要·论耳疮》卷二）

地 黄 丸

别名：补肾地黄丸、补肝肾地黄丸、六味地黄丸、六味丸。

药物组成：熟地黄八钱，山茱萸四钱，干山药四钱，泽泻三钱，牡丹皮三钱，白茯苓三钱（去皮）。

功效：滋补肝肾。

主治：肝肾阴虚，头晕目眩。耳聋耳鸣，腰膝酸软，遗精盗汗，骨蒸潮热，五心烦热，失血失音，消渴淋浊；妇女肾虚，血枯闭经；小儿囟开不合，五迟五软。

制备方法：上为末，炼蜜为丸，如梧桐子大。

用法用量：每服 3 丸，空心温水化下。

用药禁忌：忌萝卜。忌铁器，忌三白。本方熟地黄滋腻滞脾，有碍消化，故脾虚食少及便溏者慎用。阴盛阳衰，手足厥冷，感冒头痛，高热，寒热往来者不宜用。又南方夏季暑热湿气较盛时，宜少服用。

备注：补肾地黄丸（《幼幼新书》卷六引《集验方》）、补肝肾地黄丸（《奇效良方》卷六十四）、六味地黄丸（《正体类要》卷下）、六味丸（《校注妇人良方》卷二十四）。《医方集解》本方用法：盐汤下；冬，酒下。改为汤剂，名"六味地黄汤"（见《景岳全书》）、"地黄汤"（见《证治宝鉴》）、"六味汤"（见《医学心悟》卷六）。

处方来源：《小儿药证直诀》卷下。

1. 鼻衄如崩（张路玉医案）

朱圣卿，鼻衄如崩，三日不止，较往时所发最剧，服犀角地黄汤、柏叶、石膏、丹、栀之属转盛。第四日邀诊，脉迫急如循刀刃。此阴火上乘，载血于上，得寒凉之药，伤其胃中清阳之气，所以脉变弦紧。与生料六味加五味子作汤，另加肉桂三钱，飞罗面糊，分三丸，用煎药调下。甫入咽，其血顿止，少顷口鼻去血块数枚，痊愈。自此数年之后，永不再发。（《续名医类案·衄血》卷十二）

2. 风府胀闷，两胁胀痛（薛己医案）

一男子房劳兼怒，风府胀闷，两胁胀痛。余作色欲损肾，怒气伤肝，用六味地黄丸料加柴胡、当归，一剂而安。（《内科摘要·肝脾肾亏损头目耳鼻等症》卷下）

3. 足跟痛（严苍山医案）

程翠玲，女，62岁。

初诊：右足跟疼痛不能履地，脉象尺部虚，苔薄白，口中干，他无所苦。足跟为肾脉所起，当与六味地黄汤加味治之。

大生熟地各9g，建泽泻9g，粉丹皮6g，山萸肉9g，白茯苓9g，怀山药9g，川怀牛膝各9g，汉防己6g，炒川柏9g，炙龟板30g（先煎）。

二诊：肾阴不足，右足跟作痛，进六味地黄法加味，服后即效，行履渐觉自如。（《内科名家严苍山学术经验集》）

4. 喘证（张飞畴医案）

韩顺溪内子，患喘证月余，服破气宽胸、豁痰清火等药不效，发表利水亦不应。其痰转急，稍动则喘，难以休息。诊之，六脉细数，而面赤戴阳。用大剂六味地黄丸作汤，加青铅两许，一服而缓，三服而安。（《续名医类案·喘》卷十四）

5. 痰喘危证（李冠仙医案）

张伟堂……病已垂危……痰涌气急，坐伏茶几，一人两手扶其头，不能俯仰，十余日不得一卧矣。人事昏沉，不能言语。诊其脉滑数而大，虽已空象，而尺部尚觉有根。遍阅诸方，自八月服起，皆作外感治，尽用发散消导。月余后，想觉人虚，易而为补，总以人参为主。后想因痰多气阻，又改用化痰顺气。又或疑外感，加用疏解。现在诸医皆云不治，无药可用。惟一朱医与伟堂至好，一日数至，以二陈汤作丸与服，见症愈坏，束手流泪而已。予乃曰：此肾气上冲症也。诸气以下行为顺，今肺不清降，肾反上冲，气降则痰降，气升则痰升，故痰涌气急不能俯仰。且其脉象甚数，似杂湿热，阴虚湿热不化，亦随肾气而上冲。若能纳气归肾，气降痰降，湿热亦降，可以安卧，可以调理，症虽重，无妨也。于是用六味为君，以都气法原本六味，而六味地黄古称为治痰圣药，且称为下焦湿热之圣药，有三善焉，而皆合乎此症，故特用之。

大熟地八钱，山萸肉四钱，怀山药四钱，粉丹皮三钱，福泽泻三钱，云苓三钱，外加北沙参四钱，杏仁泥三钱，以润肺降气；胡桃肉三钱，以助纳气；福橘皮一钱，取其顺气而不燥。

开方后，予往候九峰先生，因即止宿。次日复请，予至。讵料其尚未服药。问：因何不服？曰：朱医坚称熟地不可服故耳。又请上楼诊脉。太夫人曰：昨方因有熟地不敢服，今恳另订良方。予曰：熟地乃此症要药，吾方君药，舍此更有何法？且闻所请先生不少，朝称夕死，夕称朝死，无药可治。今服熟地不合，亦不过死。况予尚许君家不死耶。此症服熟地则生，不服则死，服与不服，悉听君家，予无他方……至是伊家……方肯服药，而尚止服一半，并能仰矣。迁延太甚，已二鼓后，复请予看诊。脉亦渐平，伟堂并能说话，谓予曰：药真如神，但尚不能平卧，君能令我一卧，则快甚矣。予曰：惜君家不肯早服予药耳，昨肯服药，今日安眠矣。虽然，明日保君安睡无虑也。

次日依方再进，傍晚服药，旋即能卧，卧则熟寐，三更始寤。以后听予用药，而予总本初方略为加减，地黄则始终未减分毫。八剂后，其症大瘥，予乃辞归。

次年复请调理，煎方膏方悉本原方。盖伟堂素嗜虾油，每食不撤，其湿热甚重。因热生痰，因痰致咳。取用辛散，既诛伐无过，取用人参，亦助热锢痰。因咳致喘，肾气上冲，犹以二陈丸治痰，岂不去题千里乎。唯六味地黄，三补可保肾气，三泻兼治湿热，于伟堂最宜，况痰之本在肾，肾安痰亦自灭也。（《李冠仙医案》）

6.服参芪致发热盗汗（施沛医案）

一人服参、芪数日后，每将昏反发热，至夜得盗汗而解。曰：此阴虚不能胜其阳也。参、芪虽能补阳助阴，而阴血未易骤生，乃用六味丸料加参、归、陈皮，一剂而热退汗止，后以六味丸、参苓白术散痊愈。（《续名医类案·汗》卷十五）

7. 脚弱病兼溺解难（何嗣宗医案）

予西席钟沧柱先生，少年得脚弱病，酸楚无力，兼小便艰难，欲便必久立始通。服大补肝肾药不应，乃求治于何嗣宗先生，用六味地黄丸加黄牛腿骨髓一具而愈。（《古今医案按·脚气》卷七）

8. 带下（裘笑梅医案）

何某，32岁，已婚。

头晕目眩，腰酸若折，带下颇多，色白质稠，已历半月，口干少津。脉弦细，苔薄黄，舌质干燥偏红。肾阴亏损，带脉失约。治用六味地黄汤化裁。

熟地黄30g，泽泻9g，炒白芍9g，芡实12g，山萸肉9g，牡丹皮9g，枸杞子4.5g，茯苓9g，山药12g，煅牡蛎30g。7剂。

二诊：药后带下显减，腰酸好转，头晕目眩，耳鸣。脉弦细，舌质转润。治守前方，加甘菊、制狗脊、制首乌各9g。7剂。

三诊：带下基本已止，腰酸大减。脉细缓，舌淡红。继服六味地黄汤化裁，以资巩固。（《裘笑梅妇科临床经验选》）

9. 妊娠咳呛涎痰（沈尧封医案）

钱彬安室人，内热咳呛涎痰，夜不能卧，脉细且数，呼吸七至，邀余诊视。问及经事，答言向来不准，今过期不至。余因邻近，素知伊禀怯弱，不敢用药。就诊于吴门叶氏，云：此百日劳不治。妇延本邑浦书亭疗之，投逍遥散不应，更葳蕤汤亦不应。曰：病本无药可治，但不药必骇病者，可与六味汤。

因取六味丸料二十分之一煎服，一剂咳减，二剂热退，四剂豁然。惟觉腹中有块，日大一日，弥月生一女，母女俱安。越二十余年，女嫁母故。后以此法治怀妊咳呛涎痰，或内热或不内热，或脉数或脉不数，五月之内者俱效，五月之外者，有效有不效。（《续名医类案·咳嗽》卷二十四）

10. 睾丸肿（赵养葵医案）

赵养葵自患阴丸一枚肿如鸭卵，遂以湿证治之，不效。细思之，数日前从定海小船回，有湿布风帆在坐下，比上岸始觉，以意逆之，此感寒湿在肾丸也。乃用六味地黄加柴胡、肉桂、吴萸各一钱，独活五分。一服热退，再服肿消。后有患偏坠者，此方多效。（《续名医类案·湿》卷四）

11. 小儿夜盲（周小农医案）

周女，十余龄。丁巳秋，暮分目赤，视不见物，形体长而消瘦。此阴亏肝燥，木火上炎。未与煎剂，嘱服六味地黄丸。一服，目赤退而暮能见物，续服而愈。（《周小农医案》卷六）

12. 背疽（薛己医案）

庶吉上黄伯林，发热吐痰，口干体倦，自用补中益气汤不应。余谓：此金水俱虚之症，兼服地黄丸而愈。后背患一疽，烦痛寒热，彼因前月尝偕往视郭主政背疽，郭不经意，余决其殒于金旺之日，果符余言。已而郭氏妻孥感其毒，皆患恶疮，伯林所患与郭患同，甚恐。余曰：此小疮也，憎寒等症，皆阴虚旧症，果是疮毒，亦当补气血。余在第就以地黄丸料煎与服之，即睡，良久各症顿退。自后常有头面耳目口舌作痛，或吐痰眩晕之类，服前药即愈。（《内科摘要·脾肺肾亏损虚劳怯弱等症》卷下）

13. 两目赤肿失明（薛己医案）

一男子年二十，素嗜酒色，两目赤肿，或作或止，两尺洪大，按之微弱。余谓少年得此，目当失明。翌早索途而行，不辨天日，众皆惊异。余与六味地黄丸料加麦门、五味，一剂顿明。（《内科摘要·肝脾肾亏损头目耳鼻等症》卷下）

14. 喉痛（王堉医案）

同谱张月翁之三弟，血燥食重，亦得热病兼喉痛，请张宝玉视之。张吓曰：此红痧蛤蟆瘟也，病甚险，治亦恐不效。其母惊而不安。月翁邀余治。余曰无碍，非痧，非瘟，不过阴亏血热四字耳，二药可愈，月翁疾索方，因以六味地黄汤加芩、连进之。

次日往见月翁，则其三弟已笑迎于门矣。问其病，则曰，药后酣睡至三更后，则心体具清，此时惟浑身稍软。余戒之曰，病初退，尚未痊愈，须节饮食、省奔走方可。不然，再发则无救矣。尚知信从，数日后，入学而读矣。（《醉花窗医案》）

15. 牙痛（龚志贤医案）

贺某，男，38岁，干部。1978年4月11日诊治。

素患牙痛之疾，或左或右，或上或下，今左下白齿处疼痛难忍，喜凉饮。余观其牙痛处牙龈红肿不甚，舌质红，苔黄腻，脉弦细数。辨为肾虚兼有湿浊之邪。予以六味地黄汤加味治之。

处方：生地25g，丹皮10g，山茱萸10g，怀山15g，茯苓12g，泽泻18g，炒草果仁10g，地骨皮25g，知母12g，荷叶25g。3剂，水煎服。

4月15日复诊：自述进1剂痛减，服2剂痛去其大半，3剂后只微有疼痛。余思此人素患牙痛之疾，仍用原方去荷叶，再进3剂，以巩固疗效。(《龚志贤临床经验集》)

地 黄 饮

别名：地黄饮子。

药物组成：熟干地黄一两（焙），巴戟天一两（去心），山茱萸一两（炒），肉苁蓉一两（酒浸，切，焙），附子一两（炮裂，去皮脐），石斛一两（去根），五味子一两（炒），肉桂一两（去粗皮），白茯苓一两（去黑皮），麦门冬半两（去心，焙），远志半两（去心），石菖蒲半两。

主治：喑痱证。舌强不能言，足废不能用；及产后麻瞀。中风肾虚者。

制备方法：上锉，如麻豆大。

用法用量：每服三钱匕，水一盏，加生姜三片，大枣两枚（擘破），同煎，去滓，食前温服。

用药禁忌：风气甚而有火多痰者忌服。

备注：地黄饮子（《黄帝素问宣明论方》卷二）。本方改为丸剂，名"地黄丸"（见《饲鹤亭集方》）。《黄帝素问宣明论方》地黄饮子加薄荷同煎，不拘时候服。

处方来源：《圣济总录》卷五十一。

1. 喑痱（蔡友敬医案）

杨某，女，28岁。初诊：1974年03月08日。

主诉（家属代诉）：患者于一周前突然神志不清，失语，大小便失禁，右侧肢体无力、活动受限，口眼向左歪斜，舌强不能外展，但无呕吐、恶寒发热、抽搐。曾到某医科大学附属医院求诊，断为癔病。予针灸治疗，病情未见改善，且更加剧，故来求治。入院后经各方面检查，西医诊断为病毒性脑炎后遗症，曾用青霉素、地塞米松、加兰他敏、维生素 B_{12} 等治疗无效，再用中药安宫牛黄丸、清心牛黄丸、至宝丹等内服亦无效用，乃请蔡老会诊。

诊查：刻诊患者精神失常，似笑非笑，似哭非哭，舌喑不语，右侧上下肢偏瘫，大小便失禁，喉间有痰声。舌质红，苔黄，脉沉细数。

辨证：此为肾阴肾阳俱虚，痰浊蒙蔽清窍，气血不能流通，四肢痿废不用。

治法：用补肾益精，祛痰开窍之法。

处方：石菖蒲 4.5g，金石斛 10g，川桂枝 4.5g，熟附子 3g，大熟地 15g，大麦冬 10g，北五味 10g，肉苁蓉 10g，巴戟天 10g，远志肉 6g，陈胆星 10g，云茯苓 10g。

二诊：3 月 9 日。服药 1 剂，痰鸣音显著减少，余症同前。舌质红，苔黄，脉沉细。上方熟附子改 4.5g，继服 2 剂。

三诊：3 月 11 日。精神比较安定，似笑非笑已减，喉间痰声已除，其他症状如前。舌质红，脉沉细。肾阴阳俱虚未复，但痰浊蒙蔽渐开，仍拟补肾益精，开窍通络之法。

处方：石菖蒲 4.5g，川郁金 10g，远志肉 6g，川桂枝 4.5g，熟附子 6g，巴戟天 10g，大熟地 15g，京赤芍 10g，桃仁泥 4.5g，肉苁蓉 10g，大麦冬 10g，云茯苓 10g。

四诊：3 月 13 日。服药 2 剂，神志较清，舌喑已除，能言但不清楚，呼之能应，大小便已知觉，四肢仍痿废不用。舌质较红，脉沉细，药既应手，仍拟前法。上方桃仁改 10g，桂枝改6g，加杜红花 10g，继服 4 剂。

五诊：3 月 17 日。神志已清，语言清楚，但尚有謇涩之状，大小便已能唤人帮助，四肢不能举动。舌质红，脉沉细。再拟原法。嘱服原方药 5 剂。

六诊：3 月 22 日。语言自如，有不自觉喜笑，上肢已能上举活动，有人扶持则能起坐。(《中国现代名中医医案精华（一）》)

2. 喑证（薛己医案）

一膏粱之人，素不惧起居，忽失音不语，神思昏愦，痰涎上涌。此肾经虚寒气厥，不能上接清阳之气故也。须用地黄饮子，否则后必啮舌。经曰：少阴气至则啮舌，少阳气至则啮颊。不信，仍用风药，后果啮舌，急用前汤而安。(《续名医类案·喑》卷十八)

3. 痱证（涂灵胎医案）

新郭沈又高，续娶少艾，未免不节。忽患气喘厥逆，语涩神昏，手足不举。医者以中风法治之，病益甚。余诊之曰：此《内经》所谓痱证也。少阴虚而精气不续，与大概偏中风、中风、痰厥、风厥等病，绝不相类。刘河间所立地黄饮子，正为此而设，何医者反忌之耶？一剂而喘逆定，神气清，声音出，四肢震动，三剂而病除八九，调以养精益气之品而愈。余所见类中而宜温补者，止此一人。识之以见余并非禁用补药，但必对证乃可施治耳。(《清代名医医话精华·徐灵胎医话精华》)

芍 药 汤

别名：黄芩芍药汤、白芍药汤、当归芍药汤。

药物组成：芍药一两，当归半两，黄连半两，槟榔二钱，木香二钱，甘草二钱（炙），大黄三钱，黄芩半两，官桂一钱半。

加减：血痢，渐加大黄；汗后脏毒，加黄柏半两。

功效：活血调气，清热解毒；下血调气。

主治：湿热痢，腹痛便脓血，赤白相兼，里急后重，肛门灼热，小便短赤。妊娠痢疾，腹痛口渴，里急后重之证。

用法用量：每服半两，水两盏，煎至一盏，食后温服。

用药禁忌：此方唯真有实热者可用，若假热假实者误服则死；痢疾初起有表证，久痢属虚寒者，不宜使用本方。

备注：黄芩芍药汤（《明医指掌》卷九）、白芍药汤（《医家心法》）、当归芍药汤（《医宗金鉴》卷五十三）。

处方来源：《素问病机气宜保命集》卷中。

1. 赤白痢（薛己医案）

崔司空年逾六旬，患痢赤白，里急后重。此湿热壅滞，用芍药汤内加大黄二钱，一剂减半，又剂痊愈。惟急重未止，此脾气下陷，用补中益气送香连丸而愈。（《内科摘要·脾胃亏损停食痢疾等症》卷上）

2. 痢疾脉歇止（吴又可医案）

张昆源正，年六旬，得滞下，后重窘急，日三四十度，脉常歇止。诸医以为雀啄脉，心死之候，咸不用药。延予诊视，其脉参伍不调，或二动一止，或三动一止而复来，此涩脉也。年高血弱，下利脓血，六脉短涩，固非所能任。询其饮食不减，形色不变，声音烈烈，言语如常，非危证也。遂用芍药汤加大黄三钱，大下纯脓成块者两碗许，自觉舒快，脉气渐续，而利亦止。(《温疫论·脉证不应》卷上)

至 宝 丹

别名：至宝膏。

药物组成：生乌犀一两，生玳瑁一两，琥珀一两，朱砂一两，雄黄一两，牛黄一分，龙脑一分，麝香一分，安息香一两半(酒浸，重汤煮令化，滤去滓，约取一两净)，金箔五十片，银箔五十片。

功效：清热开窍，化浊解毒。

主治：卒中急风不语，中恶气绝，中诸物毒暗风，中热疫毒，阴阳二毒，山岚瘴气毒，蛊毒水毒，产后血晕，口鼻血出，恶血攻心，烦躁气喘，吐逆，难产闷乱，死胎不下。又疗心肺积热，伏热呕吐，邪气攻心，大肠风秘，神魂恍惚，头目昏眩，睡眠不安，唇口干燥，伤寒狂语。又疗小儿诸痫，急惊心热，卒中客忤，不得眠睡，烦躁风涎搐搦。

制备方法：上为丸，如皂角子大。

用法用量：每服1丸，人参汤送下，小儿量减；血病，生姜、小便化下。

备注：至宝膏(《幼幼新书》卷八)。本方改为散剂，犀角改用水牛角浓缩粉，不用金银箔，名"局方至宝散"（见《中华人民共和国药典》）。《太平惠民和剂局方》本方用法：将生犀、玳瑁为细末，入余药研匀。将安息香膏重汤煮凝成后，入诸药中和搜成剂，盛不津器中，并旋丸如梧桐子大。每用 3 ～ 5 丸，疗小儿诸痛急惊心热，每 2 岁儿服 2 丸，均用人参汤化下。

处方来源：《灵苑方》引郑感方（见《苏沈良方》卷五）。

1. 中风（涂灵胎医案）

叔子静素无疾，一日，余集亲友小酌，叔亦在座吃饭，至第二碗仅半，头忽垂，箸亦落，同座问曰：醉耶？不应，又问：骨哽耶？亦不应，细观之，目闭而口流涎，群起扶之别座，则颈已歪，脉已绝，痰声起，不知人矣。亟取至宝丹灌之，始不受，再灌而咽下，少顷开目。问扶者曰：此何地也？因告之故。曰：我欲归。扶之坐舆内以归，处以驱风消痰安神之品，明日已能起，惟软弱无力耳，以后亦不复发。

此总名卒中，亦有食厥，亦有痰厥，亦有气厥，病因不同。如药不预备，则一时闭塞，周时而死。如更以参、附等药助火助痰，则无一生者。及其死也，则以为病本不治，非温补之误，举世皆然也。（《清代名医医话精华·徐灵胎医话精华》）

2. 胎死腹中（陈自明医案）

缪宅厥息孺人杜氏，生产数日不下，坐婆、魂童救疗皆无效，召仆诊之。仆曰：产前脉不可考，但当察色而知之。遂揭帐明烛以察之，其面色赤，舌色青。见此色者，知胎已死，母却无忧矣。或问曰：何以知之？余答曰：面赤舌青者，子死母活明矣。供自合至宝丹二粒服之，胎即落矣。以此见古人处方神速。（《妇

人大全良方·产难门》卷十七）

3.喑（吕元膺医案）

一僧病，诊其脉，独右关浮滑，余部无恙。曰：右关属脾络胃，挟舌本。盖风中廉泉，得之醉卧当风而成喑。问之而信。乃取荆沥化至宝丹饮之，翌日遂解语。（《古今医案按·喑》卷五）

托里温经汤

药物组成：人参一钱（去芦），苍术一钱，白芍药一钱半，甘草一钱半（炙），白芷二钱，当归身二钱，麻黄二钱（去根节），防风三钱（去芦），葛根三钱，新升麻四钱。

主治：寒覆皮毛，郁遏经络，不得伸越，热伏荣中，聚而为赤肿，痛不可忍，恶寒发热，或相引肢体疼痛；痈疽脉浮紧，按之洪缓，牙关紧急，涕唾稠粘，饮食难下。

用法用量：每服一两重，水三盏，先煎麻黄令沸，去沫，再下余药同煎至一盏，去滓，大温服讫，卧于暖处，以棉衣覆之，得汗而散。

处方来源：《卫生宝鉴》卷十三。

1.头面赤肿（罗天益医案）

丁巳岁，予从军回，住冬于曹州界，以事至州，有赵同知谓予曰：家舅牛经历，病头面赤肿，耳前后尤甚，疼痛不可忍，发热恶寒，牙关紧急，涕唾稠黏，饮食难下，不得安卧。一疡医于肿上砭刺四五百余针，肿赤不减，其痛益甚。不知所由然，愿请君一见。予遂往诊，视其脉浮紧，按之洪缓。此证乃寒覆皮毛，郁遏经络，热不得升，聚而赤肿。《经》云：天寒则地冻水冰。人气在身中，皮肤致密，腠理闭，汗不出，血气强，内坚涩。当是之时，善行水者不能注冰，善穿地者不能凿冻，善用针者亦不得取四厥。必待天温冰释冻解，而后水可行，地可穿，人脉亦犹是也。又云：冬月闭藏，用药多而少针石也。宜以苦温之剂，温经散寒则已。所谓寒致腠理，以苦发之，以辛散之，宜以托里温经汤。

麻黄苦温，发之者也，故以为君。防风辛温，散之者也。升麻苦辛，葛根甘平，解肌出汗，专治阳明经中之邪，故以为臣。血留而不行者则痛，以香白芷、当归身辛温以和血散滞；湿热则肿，苍术苦甘温，体轻浮，力雄壮，能泄肤腠间湿热；人参、甘草甘温，白芍药酸，微寒、调中益气，使托其里，故以为佐。

依方饵之，以薄衣覆其首，以厚被覆其身，卧于暖处，使经血温，腠理开，寒乃散，阳气伸，大汗出，后肿减八九分。再服去麻黄、防风，加连翘、鼠黏子，肿痛悉去。

《经》言汗之则疮已，信哉斯言！或人以仲景言，疮家虽身肿痛，不可发汗，其理何也？予曰：此说乃营气不从，逆于肉理而患疮肿，作身疼痛，非外感寒邪而作疼痛，故戒之以不可发汗，若汗之则痓也。又问仲景言鼻衄者不可发汗，复言脉浮紧者，当以麻黄汤发之，衄血自止。所说不同，其故何也？愿闻其说。予曰：此议论血正与疮家概同。且夫人身血之与汗，异名而同类。夺汗者无血，夺血者无汗。今衄血妄行，为热所逼，更发其汗，反助邪热，重竭津液，必变凶证，故不可汗。若脉浮则为在表，脉紧则为寒。寒邪郁遏，阳不得伸，热伏荣中，迫血妄行，上出于鼻，则当麻黄汤散其寒邪，使阳气得舒，其衄自止，

又何疑焉！（《卫生宝鉴·疮肿门》卷十三）

2.头面肿痛（薛己医案）

一男子头面肿作痛，时仲冬，脉弦紧。以托里温经汤，汗之而消。（《外科发挥·鬓疽》卷三）。

当归六黄汤

别名：六黄汤。

药物组成：当归、生地黄、熟地黄、黄柏、黄芩、黄连各等份，黄芪加一倍。

功效：滋阴清热，固表止汗。

主治：阴虚有火，盗汗发热，面赤口干，唇燥心烦，大便干结，小便黄赤，舌红脉数。

制备方法：上为粗末。

用法用量：每服五钱，水两盏，煎至一盏，食前服。小儿减半。

用药禁忌：气虚夹寒者慎用。

备注：六黄汤（《周慎斋遗书》卷五）。

处方来源：《兰室秘藏》卷下。

产后盗汗，腹痛下痢（薛己医案）

一妇产后，腹痛后重，下痢无度，形体倦怠，饮食不甘，怀抱久郁，患茧唇，寐而盗汗如雨，竟夜不敢寐，神思消烁。薛曰：气血虚而有热，用当归六黄汤，内黄芩、连、柏炒黑。一剂汗顿止，再剂全止。乃用归脾汤、八珍散兼服，元气渐复而愈。（《古今医案按·女科》卷九）。

当归龙胆丸

别名：当归龙荟丸、龙荟丸。

药物组成：当归（焙）、龙胆、大栀子、黄连、黄柏、黄芩各一两，大黄、芦荟、青黛各半两，木香一分，麝香半钱（另研）。

功效：泻火通便。

主治：治肾水阴虚，风热蕴积而致的头目昏眩，胸膈痞塞，心志不宁，时发惊悸，以及小儿急慢惊风。

制备方法：共为末，炼蜜和丸，如小豆大，小儿如麻子大。

用法用量：生姜汤下，每服20丸，忌发热诸物，兼服防风通圣散。

备注：当归龙荟丸（《丹溪心法》）、龙荟丸（《医方类聚》）。

处方来源：《黄帝素问宣明论方》。

1. 肩胛腋痛（谢映庐医案）

汪纶诏，患左肩胛疼痛，自肩入腋至胁，觉有一筋牵引作痛，昼夜叫喊无少休息，凡攻风逐痰，历尝不应。延余视时病已极，然虽痛闷口不能言，脉尚不停，且弦大洪数之至，明明肝火为病。曾记丹溪云：胛为小肠经也，胸胁胆经也。此必思虑伤心，心脏尚未即病，而腑先病，故痛起自肩胛，是小肠经已先病也。及至虑不能决，又归之于胆，故牵引胸胁作痛，是胆经又病也。

乃小肠火乘胆木，子来乘母，谓之实邪。与以人参、木通煎汤吞当归龙荟丸，应手而愈。（《谢映庐医案·诸痛门》卷四》）

2. 胁痛（朱丹溪医案）

寿四郎右胁痛，小便赤少，脉少弦不数。此内有久积痰饮，因为外感风寒所遏，不能宣散，所以作痛。以龙荟丸三十五粒，细嚼姜皮，以热汤下。

服后胁痛已安，小便尚赤少，再与白术三钱，陈皮、白芍各二钱，木通一钱半，条芩一钱，甘草五分，姜三片，煎热饮之。（《续名医类案·胁痛》卷十八）

3. 腰胁痛（张三锡医案）

一人痛引腰胁，不可俯仰，脉弦数有力，知肝火郁结也。投龙荟丸五十粒，顿愈。（《医学六要·治法汇》卷五）

4. 噤口痢（孙一奎医案）

温巽桥子妇，发热恶心，小腹痛。原为怒后进食，因而成积。左脚酸痛，已十日矣。有南浔女科，始作瘟疫治，呕哕益加；又作疟治，粒米不能进，变为滞下，里急后重，一日夜三十余行。女科技穷，乃曰：病犯逆矣。下痢身凉者生，身热者死；脉沉细者生，洪大者死。今身热脉大，而又噤口，何可为哉？因请东宿诊。两手皆滑大，尺部尤搏指。孙曰：证非逆，误认为疫、为疟，治者逆也。虽多日不食，而尺脉搏指。《经》云：在下者，引而竭之。法从下，可生也。即与当归龙荟丸一钱五分服下，去稠积半盆，痛减大半。不食已十四日，至此始进粥一瓯。但胸膈仍饱闷，不知饥。又与红六神丸二钱，胸膈舒而小腹软。惟两胯痛，小腹觉冷，用热砖熨之，子户中白物绵绵下，小水短涩。改用五苓散，加白芷、小茴香、白鸡冠花、柴胡服之。至夜满腹作疼，亟以五灵脂醋炒为末，酒糊丸，白汤送下三钱，通宵安寝。次日，精神清健，饮食大进，小水通利矣，而独白物仍下。再用香附（炒黑存性）、枯矾各一两，麦糊丸。空心益母草煎汤送下二钱。不终剂而白物无，病痊愈矣。（《古今医案按·痢》卷三）

5. 郁证（孙一奎医案）

亮卿内人，头痛遍身痛，前后心乳皆胀，玉户撮急，肛门逼迫，大便三日未行，口干，因大拂意事而起，下午发热似疟，恶心烦躁不宁，而时当盛暑，乃怒气伤肝，挟暑热而然。以石膏三钱，青皮、柴胡、枳壳各一钱，半夏曲、黄芩各八分，甘草、桔梗各五分，夜与当归龙荟丸下之，大小便皆利，热退诸症悉减。惟略见恶心，与青皮饮两帖全安。（《续名医类案·郁症》卷十）

6. 午后发热伴胁痛（孙一奎医案）

徐三泉令郎，每下午发热，直至天明，夜热更甚。右胁胀痛，咳嗽吊疼。以疟治罔效，延及二十余日，热不退。后医谓为虚热，投以参、术，痛益增。孙诊之，左弦大，右滑大搏指，乃曰：《内经》云：左右者，阴阳之道路。据脉，肝胆之火为痰所凝。必勉强作文，过思不决，木火之性，不得通达，郁而致疼。夜甚者，肝邪实也。初治只当通调肝气，一剂可瘳。误以为疟，燥动其火；补以参、术，闭塞其气，致汗不出而苔如沉香色，热之极矣。乃以小陷胸汤，用大瓜蒌一两，黄连三钱，半夏二钱，加前胡、青皮各一钱，煎服。夜以当归龙荟丸微下之。遂痛止热退，两帖全安。（《古今医案按·发热》卷四）

当归补血汤

别名：黄芪当归汤、补血汤、当归黄芪汤、芪归汤、黄芪补血汤。

药物组成：黄芪二两，当归二钱（酒洗）。

功效：补气生血。

主治：劳倦内伤，肌热面赤、烦渴欲饮、脉洪大而虚、重按则微的血虚发热证；以及妇产科血海干枯，气不摄血，难产、产后头晕、缺乳、乳缩、血崩；内科杂病血虚头痛，心腹胃脘虚痛，气虚血尿，血证虚证；外伤科脓不外透，疮不收敛，疮肿疼痛，疮口不收；小儿科虚性疮痘，过敏性紫癜诸方面。

制备方法：上件㕮咀，都作一服。

用法用量：以水二盏，煎至一盏，去渣温服，空心食前。

备注：黄芪当归汤（《兰室秘藏》卷上）、补血汤（《脉因证治》卷二）、当归黄芪汤（《医方类聚》卷一五七引《袖珍方大全》）、芪归汤（《慎斋遗书》卷五）、黄芪补血汤（《产科心法》）。

处方来源：《内外伤辨惑论》卷中。

1. 虚劳发热自汗（龚廷贤医案）

一人虚劳，发热自汗，诸药不能退其热者，服当归补血汤，一剂如神。（《寿世保元·发热》卷四）

2. 妊娠痢疾（张畹香医案）

予友朱谷堂，寒士也。如君孕八个月患痢，虽不犯大黄、槟榔，然皆厚朴、枳壳、蒌仁、麻仁通套药，并非遵古治孕痢法。黄昏邀余治，正在腰腹大痛，势欲作产，谷堂手足无措。予诊脉浮大而舌净，今胎动，一产即母子皆伤。因忆《景岳全书》内有治孕痢欲产，用当归补血法。用蜜炙绵芪一两，炒当归三钱，炒糯米一合。幸药铺不远，予为之扇火速煎，下咽逾时痛止。再诊关尺尚大，恐五更乃产，令再一剂，五更服之。次日午刻，谷堂至，称医为仙，五更果大痛，下咽痛止。以此方为妙，又服一剂矣。予谓中病即止，过剂即属兜塞，此痢胎前不能愈矣！果产后大作水泻，又邀予。予以痢为水泻，为将愈，毋须诊，授以五苓散即愈。(《清代名医医话精华·张畹香医话精华》)

3. 产后血崩（涂镛医案）

郡城张六老室，产后月余，崩中不止。时当暑月，医用和中养血，俱不能止。病已三日夜，视为必死。余诊其脉，浮大欲脱，连声索救，神气尚清。急令煎黄芪一两，当归一两，服之顷刻立止。古方当归补血汤，黄芪多于当归五倍，今加当归与黄芪等份者，时当暑月，恐黄芪之过亢也。(《二续名医类案》引《医学举要》)

4. 背疽（汪石山医案）

一老人患背疽，请汪诊视。脉洪缓而濡，疽肿如碗，皮肉不变，按之不甚痛，微发寒热。乃语之曰：若在髀胂，经络交错，皮薄骨高之处，则难矣。今肿去胛骨下掌许，乃太阳经分，尚可治。遂用黄芪五钱，当归、羌活、甘草节各一钱。先令衣被盖暖，药熟热服令微汗，寝熟，肿消一晕，五服遂安。(《名医类案·背痈疽疮》卷十)

当归拈痛汤

别名：拈痛汤、当归止痛汤。

药物组成：羌活半两，防风三钱，升麻一钱，葛根二钱，白术一钱，苍术三钱，当归身三钱，人参二钱，甘草五钱，苦参二钱（酒浸），黄芩一钱（炒），知母三钱（酒洗），茵陈五钱（酒炒），猪苓三钱，泽泻三钱。

主治：湿热为病，肢节烦痛，肩背沉重，胸膈不利，遍身疼，下注于胫，肿痛不可忍。

制备方法：上锉，如麻豆大。

用法用量：每服一两，水两盏半，先以水拌湿，候少时，煎至一盏，去滓温服。待少时，美膳压之。

备注：拈痛汤（《兰室秘藏》卷中）、当归止痛汤（《仁术便览》卷一）。《仁术便览》有茯苓。

处方来源：《医学启源》卷下。

1. 脚气（罗天益医案）

中书黏合公，年四旬有余，躯干魁梧。丙辰春，从征至扬州北之东武隅，脚气忽作，遍身肢体微肿，其痛手不能近，足胫尤甚，履不任穿，跣以骑马，控两蹬而以竹器盛之，以困急来告予。思《内经》有云：饮发于中，胕肿于上。又云：诸痛为实，血实者宜决之。以三棱针数刺其肿上，血突出高二尺余，渐渐如线流于地，约半升许，其色紫黑。顷时肿消痛减。以当归拈痛汤重一两半服之，是夜得睡，明日再服而愈。（《卫生宝鉴·北方脚

气治验》卷二十三）

2. 脚气（李东垣医案）

一朝贵，年近四十，身体充肥，脚气始发，头面浑身肢节微肿，皆赤色，足胫赤肿，痛不可忍，手近皮肤，其痛转甚，起而复卧，卧而复起，日夕苦楚。春间，李为治之。其人以北土高寒，故多饮酒，积久伤脾，不能运化，饮食下流之所致。投以当归拈痛汤一两二钱，其痛减半，再服肿悉除，只有右手指末微赤肿。以三棱针刺指爪甲端，多出黑血，赤肿全去。（《名医类案·脚气》卷六）

3. 脚气（齐秉慧医案）

庠生刘某，因入闱遇雨，一身湿透，出场疾作，足上至腿，肿痛异常，憎寒壮热，次早两脚不能履地，乃兄来寓求治。余曰：此脚气症也，因受湿热搏激而作气痛也。乃与防己饮一剂，而热减半，其痛微止；又与当归拈痛汤一剂，而病去若失，行动如常。（《齐氏医案·中暑伤暑论》卷四）

当归承气汤

药物组成： 当归一两，大黄一两，甘草半两，芒硝九钱。

主治： 阳狂奔走，骂詈不避亲疏；燥热里热，火郁为病，或皮肤枯燥，或咽干鼻干，或便溺结闭。

制备方法： 上锉，如麻豆大。

用法用量： 每服二两，水一大碗，入生姜五片，大枣十枚，同煎至半碗，去滓热服。

处方来源：《素问病机气宜保命集》卷中。

痉病后癫狂（朱增籍医案）

谢君芝圃，曾痉病，治验过十余年，狂妄无伦，言善恶，不避亲疏，登高而呼，弃衣而走，监守不敢少疏，家人疑是旧病复作，延余至。诊之脉滑疾，汗出如雨，乃阳明府急下之证，因禀赋亏弱，用当归承气汤，使邪去而正不伤，一服狂定，二三服霍然。（《疫证治例》卷五）

朱砂安神丸

别名：安神丸、朱砂丸、黄连安神丸、安寝丸。

药物组成：朱砂五钱（另研，水飞为衣），甘草五钱五分，黄连六钱（去须净，酒洗），当归二钱五分（去芦），生地黄一钱五分。

功效：镇心安神，清热养血，安胎孕。

主治：心火上炎，灼伤阴血，心神烦乱，怔忡，失眠多梦。现用于轻性贫血，脑贫血，神经过敏，精神不安，心悸亢进，心神烦乱不安，苦闷不眠。

制备方法：上药除朱砂外，四味共为细末，汤浸蒸饼为丸，如黍米大，以朱砂为衣。

用法用量：每服15丸或20丸，食后津唾咽下；或温水、凉水少许送下亦得。

用药禁忌：忌食辛辣、烟、酒；因消化不良，胃部嘈杂，有似烦闷而怔忡不安，或不眠等症忌服；忌油腻；不宜多服或久服，以防造成汞中毒。

备注：安神丸（《兰室秘藏》卷下）、朱砂丸（《普济方》卷十六）、黄连安神丸（《保婴撮要》卷十三）、安寝丸（《胎产指南》卷八）。

处方来源：《内外伤辨》卷中。

不寐（罗天益医案）

张安抚……其昼夜不睡，因心事烦冗，心火上乘阳分，卫气不得入于阴。用朱砂安神丸，遂得寐。（《古今医案按·中风》卷一）

竹 茹 汤

别名：葛根竹茹汤。

药物组成：干葛三两，甘草三分（炙），半夏三分（姜汁半盏、浆水一升煮耗半）。

主治：胃热呕吐，饮酒过多而呕；伤寒正汗后，余热留于阳明、少阳，必令作呕。

制备方法：上为粗末。

用法用量：每服五钱，水两盏，加生姜三片，竹茹一弹子大，大枣一个，同煎至一盏，去滓温服。

备注：葛根竹茹汤（《医学入门》卷七）。

处方来源：《普济本事方》卷四引《孙兆方》。

1. 伤寒后呕吐（许叔微医案）

一宗人，病伤寒，得汗身凉数日，忽呕吐，药食不下。医用丁香、藿香、滑石等，下咽即吐。许曰：此证汗后余热留胃脘，正宜竹茹汤。用之即愈。（《续名医类案·呕吐》卷六）

2. 哕（吕元膺医案）

一人病哕十余日，诸医以附子、丁香等剂疗之，益甚。切其脉，阳明大而长，右口之阳数而躁。因告之曰：君之哕，即古之咳逆，由胃热而致。或者失察，反助其热，误矣。饮以竹茹汤，未终剂哕止。（《名医类案·咳逆》卷四）

舟 车 丸

别名：舟车神祐丸、净腑丸、神祐丸。

药物组成：大黄二两，甘遂一两（面裹，煮），大戟一两（醋炒），芫花一两（醋炒），青皮五钱（去白），槟榔五钱，陈皮五钱（去白），木香五钱，牵牛头末四两，轻粉一钱（张子和方无轻粉）。

加减：一方取盅，加芜荑半两。

功效：行气破滞，逐水消肿，疏导二便。

主治：水湿痰饮热毒内郁、气血壅滞所致积聚肿胀，二便秘涩，潮热口渴，喘咳面赤，脉沉数有力，风热郁痹，走注疼痛及妇人血逆气滞等证。

制备方法：上为末，水为丸，如梧桐子大。

用法用量：每服 30 ～ 50 丸，临卧温水送下。以利为度。

用药禁忌：气虚者慎之；甚者忌食盐酱百日；勿与甘草同用，孕妇勿服。

备注：舟车神祐丸（《医学纲目》卷四引河间方）、净腑丸（《医宗金鉴》卷三十）、神祐丸（《女科切要》卷二）。《丹溪心法》无轻粉。

处方来源：《袖珍方大全》卷三引《太平圣惠方》。

1. 项痈（张子和医案）

张子和在西华，寄食于夏官人宅，忽项上病，一病状如白疮，疮肿根红硬，以其微小不虑也。忽故人见邀，以羊羔酒饮，鸡、鱼、醯、蒜皆在焉。张以故人不能辞，又忘禁忌，是夜疮大痛不可忍，项肿及头，开口发狂言，目见鬼神。夏君甚惧，欲报其家。张笑曰：请无虑，来日当平。乃以酒调通经散六七钱，下舟车丸百余粒，次以热面羹投之。上涌下泄，一时齐作，各去半盏。明日日中，疮肿已平，一二日脓出而愈。（《续名医类案·项痈》卷三十一）

2. 牙痛（张子和医案）

一人忽患牙痛，（张）曰：阳明经热有余也。乃付舟车丸七十粒，服毕，过数知交留饮，强饮热酒数杯，药为热酒所发，尽吐之，吐毕而痛止。三五日又痛，再饮前药百余粒，大小数行乃止。（《名医类案·牙》卷七）

异 功 散

别名： 五味异功散。

药物组成： 人参（切去顶）、茯苓（去皮）、白术、陈皮（锉）、甘草各等份。

功效： 益气补中，理气健脾。

主治： 脾虚气滞。饮食减少，胸脘痞闷，食入作胀，大便溏薄，神疲气短，身体羸瘦，或面部浮肿者。

制备方法： 上为细末。

用法用量： 每服二钱，水一盏，加生姜五片，大枣两个，同煎至七分，食前温服，量多少与之。

备注： 五味异功散（《疬疡机要》卷下）。

处方来源： 《小儿药证直诀》卷下。

1. 小儿急惊风（高鼓峰医案）

吕坦人子，生甫数月，忽急惊风，抽搐直视，发热不乳。医以抱龙丸及羌活、防风、薄荷、僵蚕等作煎调服。坦人商于高。高曰：误矣，此脾土虚而肝木盛也。总用五味异功散加煨姜进之，少顷熟睡微汗，热退而乳。（《续名医类案·惊风》卷二十九）

2. 小儿慢惊风（龚廷贤医案）

一小儿，呕吐不食，手足搐搦，痰涎上壅，手足指冷，额黑唇青。此肾水胜心火也。用五味异功散加木香、炮姜顿安；乃去炮姜，再剂而愈。（《万病回春·慢惊》卷七）

3. 小儿发搐呕乳（薛己医案）

一小儿未满月发搐呕乳，腹胀作泻。此乳伤脾胃，用五味异功散加漏芦，令母服之，子亦服匙许，遂愈。（《保婴撮要·发搐》卷二）

4. 小儿汗出而喘（薛己医案）

一小儿外感风邪，服表散之剂，汗出作喘。此邪气去而脾肺虚也。用异功散而汗喘止，再剂而乳食进。（《保婴撮要·百晬内嗽》卷六）

5. 小儿伤食，面肿而喘（万密斋医案）

湖广右布政使孙，隆庆丁卯，入场监试，为书经礼记总裁。有小姐病，留全司中调理。小姐误食菱角伤脾，面肿而喘，夫人忧之，命余进药。余立一方，用钱氏异功散，加藿香叶以去脾经之湿，紫苏叶以去肺经之风，一剂而安。（《幼科发挥》卷三）

6. 小儿疳积（吴篪医案）

施子三周，面黄肌瘦，肚胀泄泻，发热不乳。医皆用大芦荟丸、如圣丸及泻青丸，久而不愈。余按其初病为热疳，过服寒凉峻厉之剂，致脾胃虚损，津液耗伤，久病即变为冷疳。钱仲阳云：诸疳皆脾胃之病，内亡津液之所作也。亟投五味异功散加白芍、煨木香，甚效；以原方加熟附、炮姜，大为温补乃痊。（《临证医案笔记·疳证》卷六）

导 赤 散

药物组成： 生地黄、甘草（生）、木通各等份。

功效： 清心凉血，利水通淋。

主治： 心经火热证。症见心胸烦热、口渴面赤、意欲冷饮，以及口舌生疮；或心热移小肠，症见小便赤涩刺痛，舌红脉数。治小儿心热，视其睡，口中气温，或合面睡，及上窜咬牙，皆心热也。心气热则心胸亦热，欲言不能，而有就冷之，故合面睡。

制备方法： 上同为末。

用法用量： 每服三钱，水一盏，入淡竹叶同煎至五分，食后温服。一本不用甘草，用黄芩。

处方来源：《小儿药证直诀》。

1. 发热昏呆不语（李用粹医案）

上洋王邑尊幕宾张姓，盛暑发热至六七日，昏沉不语，面赤苔焦，与水则咽，大便不通，身艰转侧，医者束手，投柬招治。予诊毕谓王公曰：病虽危候，脉象和顺，况身体软缓，唇吻红润，气息调匀，俱为吉兆。只因邪热传入手少阴经，郁而不舒，所以面赤昏呆，口噤不语。乃以导赤散加黄连、麦冬，佐犀角少许，加灯心、竹叶煎成，用刷脚抉开口，徐徐灌下，片时觉面色稍退，再剂而目开能视，三剂而语言如旧，后调理乃安。（《旧德堂医案》）

2. 小儿急惊风，发热而搐（万密斋医案）

一小儿周岁，发热而搐，以泻青丸投之不效。乃问其发搐之状。其母曰：搐过后则好睡，以乳与之则饮，不予乳则不思乳，醒时则戏作猫儿声，见人则笑，不发搐便是好了。予曰：医要识证，药要对证，怪底前药之不效也。以导赤散服之，一剂而安。其父问是何故？予曰：心脏属火，其声为笑，火生于寅属虎，猫者虎之类也。猫声而笑，知非肝病，乃心病也。故以导赤散泻其心火而安。闻者叹服。（《幼科发挥》卷一）

3. 小儿发热抽搐，搐后喜笑（朱世扬医案）

（一小儿）三岁，发热躁乱，抽搐，搐过后，多喜多笑。医泛用祛风化痰，日甚。予曰：此心症也。心在志为喜，在声为笑。用导赤散加川连，专走心经，以去其热，顿安。继以调养心脾而愈。（《诚求集·喜笑》）

导 痰 汤

药物组成：半夏四两（汤洗7次），天南星一两（细切，姜汁浸），枳实一两（去瓤），橘红，赤茯苓一两。

主治：痰凝气滞，胸膈痞塞，胁肋胀满，头痛吐逆，痰嗽喘急，不思饮食，以及头晕，不寐，短气，谵语，中风，痰厥，痰呃。

制备方法：上为粗末。

用法用量：每服三大钱，水两盏，生姜十片，煎至一盏，去滓，食后温服。

处方来源：《传信适用方》卷一引皇甫坦方。

1. 痰厥（张路玉医案）

顾允祥之内，暴怒伤食，喘胀逆满。医者误认风邪而与表药，遂昏愦，目瞪不语，呼之不省。诊之，其脉六部涩伏，知为痰因气闭所致。本当因势利导，探吐以通其窍，缘病家畏其吐剧，遂与导痰汤加菖蒲、远志。一啜便能言语。更与前药加槟榔、铁落，得下而安。（《续名医类案·厥》卷二）

2. 腰腹重痛（张路玉医案）

江苏总藩张公，严冬腰腹重痛。甲夜延诊，候脉得沉，沉滑而駃，遂与导痰兼五苓之制。一剂而腹痛止，三啜而腰胯驰纵自如，未尝用腰痛之药。（《续名医类案·腰痛》卷十九）

3. 痰喘（吴桥医案）

程参军汶年近芪，久病痰喘，秋冬递作，春夏浸平。顷归自留都，痰喘如昔。一医以为热也，剂以石膏，再服而痰喘不除，加以泄泻。一医以为攻损而虚也，剂以人参峻补，一服而痰喘大作，喉壅塞不能言，瞑而昏昏。桥至诊之，寸口浮大，弦数搏指，然不任按。病得之郁怒而伤肝气，法当缓治，而二医以躁急乘之，故甚。脉虽九死，犹可觊一生。乃以导痰汤为剂，加芩、连、麦冬，一服而吐结痰，有间稍瘥。未尽二服，结痰越出喉吻间不能吐，则以箸入口而衡引之，累累连绵，去如败絮者盈二缸，喘乃少定。瞑而昏昏如前，僵卧如尸，七日乃寤。寤则呻吟出息，目微开，始进匀饮。间日一剂，逾月而安。（《续名医类

案·喘》卷十四）

4.发热（佚名者医案）

小儿医陈日新，形体尪羸，常日病热，至暮尤甚。医以阴虚治，或以痨瘵治，荏苒半载，病势转危。日新谓其父曰：欲得大黄通利大肠，为之一快，虽死无憾。其父从之，遂以导痰汤入硝、黄煎服，自辰至申，下结粪一块如核桃许，抉开视之，乃上元看灯时所食粉饵，因痰裹在外，不能化，由是致热，日渐销铄耳。向使日新不自知医，则终为泉下人矣。谁谓刘张之法无补于世哉？（《名医类案·痰》卷三）

防风通圣散

别名：通圣散、防风通圣丸。

药物组成：防风半两，川芎半两，当归半两，芍药半两，大黄半两，薄荷叶半两，麻黄半两，连翘半两，芒硝半两，石膏一两，黄芩一两，桔梗一两，滑石三两，甘草二两，荆芥一分，白术一分，栀子一分。

加减：涎嗽，加半夏半两（姜制）。

功效：疏风退热，泻火通便，解酒，解利诸邪所伤，宣通气血，上下分消，表里交治。

主治：风热怫郁，筋脉拘倦，肢体焦萎，头目昏眩，腰脊强痛，耳鸣鼻塞，口苦舌干，咽嗌不利，胸膈痞闷，咳呕喘满，涕唾稠黏，肠胃燥热结，便溺淋闭；或夜卧寝汗，咬牙睡语，筋惕惊悸；或肠胃怫郁结，水液不能浸润于周身，而但为小便多出者；

113

或湿热内郁，而时有汗泄者；或因亡液而成燥淋闭者；或因肠胃燥郁，水液不能宣行于外，反以停湿而泄；或燥湿往来，而时结时泄者；或表之，阳中正气与邪热相合，并入于里，阳极似阴而战，烦渴者；或虚气久不已者。或风热定注，疼痛麻痹者；或肾水真阴衰虚，心火邪热暴甚而僵仆，或卒中久不语，或一切暴暗而不语，语不出声；或暗风痫者，或洗头风，或破伤风，或中风诸潮搐，并小儿诸疳积热，或惊风积热，伤寒疫疠不能辨者，或热甚怫结而反出不快者，或热极黑陷将死，或大人、小儿风热疮疥及久不愈者，或头生屑，遍身黑黡紫白斑驳，或面鼻生紫赤风刺、瘾疹，俗呼为肺风者，或成风疠，世传为大风疾者，或肠风痔漏，并解酒过热毒，兼解利诸邪所伤，及调理伤寒未发汗，头项、身体疼痛者，并两感诸证。兼治产后血液损虚，以致阴气衰残，阳气郁甚，为诸热证，腹满涩痛，烦渴，喘闷，谵妄惊狂，或热极生风而热燥郁，舌强口噤，筋惕肉，一切风热燥证，郁而恶物不下，腹满撮痛而昏者，恶物过多而不吐者，不宜服之。兼消除大小疮及恶毒。兼治堕马打扑，伤损疼痛，或因热结，大小便涩滞不通，或腰腹急痛，腹满喘闷者。

制备方法：上为末。

用法用量：每服二钱，水一大盏，生姜三片，煎至六分，温服。

用药禁忌：若时毒饥馑之后胃气亏损者，须当审察，非大满大实不用。

备注：通圣散（《伤寒标本》卷下）。本方去芒硝，名"贾同知通圣散"；去麻黄、芒硝，加缩砂仁，名"崔宣武通圣散"；去芒硝，加缩砂仁，名"刘庭瑞通圣散"（见原书同卷）。本方改为丸剂，名"防风通圣丸"（见《全国中药成药处方集》北京方），又名"通圣丸"（见《全国中药成药处方集》哈尔滨方）。

处方来源：《黄帝素问宣明论方》卷三。

1. 十指肿痛，手足不能运动（谢映庐医案）

江妪，下元素虚，今秋四肢十指肿痛，手足不能运动，有时右边肿甚，即右边痛加，似恶寒，或微热，舌苔灰白，二便略通，面色枯黑，口不作渴。有以血虚为治者，有以风湿为治者，有以痰饮为治者，竟无一效，卧床贴席，转侧维艰。其兄光裕来寓请诊。脉得弦紧而数，时劲于指，认定为表里风热之症。踌躇良久，乃得其方。病者蹙额问曰：贱躯可活否？曰：三日之内即安。与防风通圣散，每日连进二剂。

一剂而大便通，肿消肢软，二剂连泄黑粪两次，遍体得汗，痛止身轻。次早下榻向家人云：昨服药后，懵懂一日，至晚汗出始清，今晨周身轻快。但许久未经盥面，方取水间，乍闻余至，即出房诊脉。惟步履尚艰，犹须扶持，舌苔变黄，颇思饮茶。仍令原方再进一剂，复泄二次。下午速求止泄之药。余于原方中除硝黄，加葛根，服之泄止渴住，安睡进食，其病如失。病者急求补养之药。令买白皮梨，每日啜四五枚，十日外，更取熟早米煮稀粥，调养两旬，诸症悉痊。

后其兄光裕来寓问曰：舍妹之病，几致废弛。先生一视，预限三日成功，果符所言，必有奥秘，可得闻乎？余曰：令妹之症，必先有饮食之热，后受外入之风，因其体虚不先伤卫，所以不病身热拘急，而直入于营，发为筋挛肿痛，与身中向有之热，凝聚经络。夫风无定所，走注疼痛，或左或右，流注关节。风入既久，郁而成热，未经解散，久之必入于胃。夫阳明胃者，主束骨利机关，阳明既病，机关不利，手足岂能运动。恶寒发热者，表邪之征也。舌苔灰白者，伏热之验也。合推此症，是上中下三焦表里俱实，有非轻剂所能疗者。又风邪散漫，非仅苦寒可以直劫，兼之下元素虚，即用重剂，又恐其放逸，更当以固护驾驭其间。由是观之，发表攻里之外，尤当寓一补字于中。然余自幼从不肯用错杂之方。追思古人表里门中成方，而得防风通圣散，此盖刘氏河间所制，虽非为此症而设，然与用旨默合，是以借之取效。

方中麻黄、荆、防等药，能逐在表之风热从皮毛而出。石膏、硝、黄等药，能驱在里之风热从二便而出。风热深入于营，有归、芎引表之药而入于营。风热淫聚于中，有术、芍引里之药而入于中，而芎、归、术、芍，又赖以扶持正气，使上中下表里之邪，悉从上中下表里而出，虽经络空隙之所，尽皆驱逐，何致久羁迁延。兼之汗不伤表，下不伤里，非比世俗补泻杂投之治，余是以知效可计日而获耳。

至病人药后而大便得通者，人皆知其攻里之验，其自云药后懵懂一日汗后始清者，人尚不得其解。夫懵懂者，冒闷之谓，乃身中作汗使然，譬之天欲雨，必地气蒸上为云，云升于天，雨施于地，而天地清矣，所以冒闷发汗者，发表之验也。至泄多而方仍不变，全不虑其虚者，此时补剂难投，只于原方除硝、黄，以防身中在表之气，因咸寒而坠下，而加葛根升提，使身中清气上升，自然泄止渴住矣。以后不再制方者，以病虽至重，而表里未伤，只身中风热既久，津液必然受灼，故但以梨汁粥饮灌溉之，饮食消息之。此余自始至终，毫不紊乱如此。夫秘理深奥，化裁生心，本难言喻，今因吾兄愿闻奥秘一言，特一一剖之。光裕曰：医理真玄，治法果奥，请为立案，因详记之。（《谢映庐医案·痿证门》卷二）

2.感冒发热，神昏抽痛（林上卿医案）

黄某，男，32岁，农民。1962年8月诊。

患者因耕作冒雨，随即发病，头痛体痛，恶寒发热，神志昏蒙，面目红赤，无汗口渴，手足阵搐，呼吸急促，腹部满痛，大便未通，小便短赤，舌红苔黄浊，脉洪数。证系外感时邪，邪热弥漫三焦，蒸郁蒙蔽清窍，拟防风通圣散通解三焦。

处方：防风、川芎、当归、白芍、大黄、薄荷、麻黄、连翘、芒硝各6g，石膏、黄芩、桔梗各12g，滑石18g，甘草15g，荆芥、炒白术、山栀各3g，葱白10根。煎汤分三次服。

服一剂后，大便得通，遍身汗出，神志清醒，阵搐停止。将原方去硝、黄，再进一剂，续得全身微汗，头疼寒热尽除。因小便尚红，脉仍数，以里热未尽，将药方更去麻黄、荆芥、薄荷、防风，倍用滑石、连翘、栀子，连服二剂，诸症痊愈。（《桐山济生录》）

3.疟后伤寒（喻嘉言医案）

陆平叔文学，平素体虚气怯，面色萎黄，药宜温补，不宜寒凉，固其常也。秋月偶患三疟，孟冬复受外寒，虽有寒热一症，而未至大寒大热。医者以为疟后虚邪，不知其为新受实邪也，投以参、术补剂，转致奄奄一息，迁延两旬。间有从外感起见者，用人参白虎汤，略无寸效，昏昏默默，漫无主持，已治木矣。

喻诊之，察其脉未大坏，腹未大满，小水尚利，谓可治。但筋脉牵掣不停，只恐手足痿废。仲景云：筋脉动惕者，久而成痿。今病已二十余日，血枯筋燥，从可知矣。今治则兼治，当于仲景之外，另施手眼，以仲景虽有大柴胡汤，两解表里之法，而无治瘘之法，变用防风通圣散成方，减白术，以方中防风、荆芥、薄荷、麻黄、桔梗为表药，大黄、芒硝、黄芩、连翘、栀子、石膏、滑石为里药，原与大柴胡之制略相仿，且内有当归、川芎、白芍，正可领诸药深入血分，而通经脉。减白术者，以前既用之贻误，不可再误耳。

当晚连进二剂，一剂殊相安，二剂大便始通，少顷睡去，津津汗出。次早诊之，筋脉不为牵掣，但阳明胃脉洪大反加，遂用白虎汤，石膏、知母每各两许，次加柴胡、天花粉、芩、柏、连翘、栀子，一派苦寒，连进十余剂，神识清，饮食进，半月起于床，一月步于地。略过晬即腹痛泄泻，俨似虚症。喻不之顾，但于行滞药中加柴胡、桂枝升散余邪，不使下溜变痢，然后改用葳蕤、二冬略和胃气，间用人参，不过五分，前后治法一一不违矩矱，始克起九死于一生也。（《续名医类案·伤寒》卷一）

4.伤酒致头痛发热（张子和医案）

一酒病人，头疼身热恶寒，状类伤寒。诊其脉，两手俱洪大，三两日不圊。以防风通圣散，约一两，水一中碗，生姜二十余片，葱二十茎，豆豉一大撮，同煎三沸去渣，稍热分作二服。先服一多半，须臾以钗股探引咽中，吐出宿酒，香味尚然，约一两，掬头上汗出如洗，次服少半立愈。《内经》曰：火郁发之。发谓令其汗之疏散也。（《续名医类案·饮食伤》卷九）

5.自汗（赵绍琴医案）

刘某，男，60岁，干部。1987年7月10日初诊。

自汗出已两月余，曾经中西医专家诊治，服中药30余剂。随气温上升，汗出加重，后经别人介绍，转诊赵老。刻诊时见：

大汗淋漓，动则汗出尤甚，毛巾不离手，身体壮实，面赤，心烦急躁，壮热口渴，大便干结，小便黄赤，舌红，苔黄厚燥老，脉沉滑且数。证属胃热久羁，热蒸外越。治以清泻里热，方用防风通圣散加减。

荆芥6g，防风6g，薄荷2g（后下），连翘10g，川芎10g，当归10g，山栀6g，大黄2g，玄明粉3g（分冲），石膏30g（先下），黄芩6g，桔梗10g，滑石10g，甘草10g。3剂。水煎服。忌辛辣。

二诊（7月15日）：服药1剂，大便泻下，色黑秽浊，量多奇臭；2剂之后，汗出明显减少；3剂服完，汗出基本得以控制，他证亦随之减轻。继以上方去玄明粉改大黄为1g，加白术、芦根各10g。又服3剂而愈。（《温病方证与杂病辨治》上篇）

6. 脑疽（朱丹溪医案）

元杜清碧，学道武夷，至婺源病脑疽，自治不愈。朱往视之，曰：何不服防风通圣散？清碧曰：服数次矣。朱曰：盍以酒制之？清碧乃悟，服不尽剂而愈。自此心服丹溪。（《续名医类案·脑疽》卷三十一）

7. 痔疮（温载之医案）

友人虞仲卿与余比邻，于秋初患痔，肿痛异常。医用泻火润燥之剂，服之不效。连更数医，均谓肠胃热毒下注肛门。用通利之品，其痛尤其。身卧床褥，号呼彻夜。余闻而临之，问：其症系热毒，何以泻火全不应效，究竟病从何起？渠云：向有此痔所发，均服凉药而愈。此次因天热贪凉而发，服药不效，胀痛难当。请余诊治。审其六脉洪数，惟两寸微紧。此名两感之症，因贪凉而起。里热表寒，仅清其里，未解其表，是以不效。闻之深为折服，求余主方。即用防风通圣散表里双解。一剂知，二剂已。(《温病浅说温氏医案·痔》)

8.风疹（张文选医案）

孙某，男，44 岁。2004 年 12 月 25 日初诊。

患者 4 天前全身出现红色皮疹，手背与上、下肢前外侧丘疹密集，疹色红，周围水肿，部分皮疹融合成片。口唇肿胀、糜烂、流血。平时特别怕风，冬天睡觉时必须穿厚睡衣，盖厚被子，裹得严严实实的，否则就感觉有风袭入肌肤。即便如此，睡衣不能包裹到的颈部总有冷风嗖嗖吹入的感觉。大便正常。脉右弦数，左沉，舌红，苔黄白相兼略腻，辨为防风通圣散与清热地黄汤（原犀角地黄汤）证。

处方：防风 6g，荆芥 6g，炙麻黄 8g，连翘 12g，生石膏 30g，山栀子 10g，黄芩 10g，生大黄 10g，川芎 6g，当归 8g，白芍 10g，桔梗 6g，苍术 6g，滑石 15g，水牛角 30g（先煎），生地黄 15g，赤芍 10g，牡丹皮 10g。6 剂。

2005 年 1 月 1 日二诊：皮疹全部消失，口唇溃烂开始收敛，恶风减轻。服第 1 剂药后，大便变稀，腹泻 2 次，从第 2 剂药开始，虽仍用大黄 10g，但大便自行正常。唇红赤干裂，易出血，下唇下部出红疙瘩。脉右浮大有力，左弦大，舌红，苔腻黄白相间。上方减水牛角、生地黄，苍术改用 10g，继续服 5 剂而愈。(《温病方证与杂病辨治》上篇)

9.喉痛（薛己医案）

地官黄北盘喉痛，作渴饮冷，大便不通。此上下表里实热。

用防风通圣散，治之顿愈。(《口齿类要·喉痛》)

10. 唇风（张文选医案）

张某，女，45岁。2005年3月10日初诊。

患者因工作压力过大，持续紧张繁忙，郁火由生，加之最近多吃四川辛辣火锅，胃肠积热，遂出现口唇肿胀、红赤疼痛，继之起泡、脱皮、干燥、难以进食。伴有口渴欲饮，饮不解渴，心烦急躁，易发脾气，时恶风。舌红赤，苔薄黄，脉弦数，辨为郁火生风，风火上壅之防风通圣散证。

处方：防风6g，荆芥6g，炙麻黄6g，连翘12g，薄荷6g（后下），生石膏50g（先煎），知母10g，山栀子10g，黄芩10g，川芎6g，当归8g，白芍10g，生大黄10g，芒硝6g（分冲），桔梗6g，滑石15g，生甘草6g，生姜3g。

服1剂，恶风口渴消失，口唇红肿、疼痛大减，3剂告愈。（《温病方证与杂病辨治》上篇）

11. 山芋中毒（林上卿医案）

林某，男，20岁，渔民。1961年4月诊。

起病突然腹中绞痛，肢冷脉伏，历一小时左右，继发高烧40℃，不能说话，头面、腹背、四肢相继出现紫斑，旋即密布，瘙痒难忍，全身皮肤板硬，二便闭塞，舌苔厚浊，脉弦数而滑。询知病前曾食未熟山芋三斤，食后觉咽喉麻紧，继则发生上述诸症。诊系山芋中毒。宜解表通里，宣上泄下，以排除毒素。拟防风通圣散煎汤与服。

服后果汗出淋漓，大小便通利，诸症逐渐消失。（《桐山济生录》）

观音人参胡桃汤

别名： 人参胡桃汤、观音散、参桃汤、神授汤、参胡汤、观音应梦饮。

药物组成： 新罗人参一寸许，核桃肉一个（去壳，不剥皮）。

功效： 定嗽止喘。

主治： 肺肾虚衰喘嗽，痰喘气乏。

用法用量： 煎汤服。

备注： 人参胡桃汤（《重订严氏济生方》卷二）、观音散（《普济方》卷一五八引《经验良方全集》）、参桃汤（《古今医鉴》卷四）、神授汤（《医林绳墨大全》卷二）、参胡汤（《证治汇补》卷五）、观音应梦饮（《冯氏锦囊秘录·杂症》卷十二）。本方方名：《永类钤方》引《澹寮集验方》引作"观音梦感参桃汤"；《证治要决类方》引作"观音应梦散"。

本方用法：切碎，用生姜五片，大枣二枚，食后、临卧水煎服。《证治宝鉴》有白蜜。

处方来源：《是斋百一选方》卷五引《夷坚己志》卷三。

小儿痰喘（佚名者医案）

溧阳洪辑幼子，病痰喘，凡五昼夜不乳食，医以危告。其妻夜梦观音授方，令服人参胡桃汤。辑急取新罗人参寸许，胡桃肉一枚，煎汤一蚬壳许，灌之，喘即定。明日以汤剥去胡桃皮用之，喘复作。仍连皮用，信宿而瘳。（《本草纲目·胡桃》卷三十）

羌活防风汤

药物组成： 羌活一两，防风一两，川芎一两，藁本一两，当归一两，芍药一两，甘草一两，地榆二两，华细辛二两。

加减： 热，加大黄二两；大便秘，加大黄一两。

主治： 破伤风，邪初传在表。

制备方法： 上咬咀。

用法用量： 每服五至七钱，水一盏半，同煎至七分，去滓热服，不拘时候。

处方来源：《素问病机气宜保命集》卷中。

破伤风（薛己医案）

有一患者，仲夏误伤手，腰背反张，牙关紧急，脉浮而散。此表症也，遂用羌活防风汤一剂即解。此症若在秋冬腠理致密之时，须用麻黄之类以发汗。此乃暴伤，气血不损之治法也。（《正体类要·仆伤之症治验》卷上）

羌活胜湿汤

别名： 通气防风汤、通气防风散、胜湿汤。

药物组成： 羌活一钱，独活一钱，藁本五分，防风五分，甘草五分（炙），川芎五分，蔓荆子三分。

加减： 如经中有寒湿，身重腰沉沉然，加酒洗汉防己五分，轻者附子五分，重者川乌五分。

主治：外伤于湿，郁于太阳，肩背痛，脊痛项强，或一身尽痛，或身重不能转侧，脉浮；邪在少阳、厥阴，卧而多惊。

制备方法：上㕮咀。

用法用量：都作一服。水两盏，煎至一盏，空心食前去滓大温服。

备注：通气防风汤（《医学发明》卷五）、通气防风散（《普济方》卷九十七）、胜湿汤（《医级宝鉴》卷七）。

处方来源：《内外伤辨惑论》卷中。

1. 臂痛（王堉医案）

（相国）仲秋又苦臂痛，使部曹某治之，乃为部曹述前病，并道余治之之法。部曹乃因而附会曰，王某之言诚然，今之臂痛，仍系痰之为害，不早除之成瘫痪，乃以大秦艽汤进。药甫入口，痛益增，不可屈伸，次早而寝食俱废，乃使其子子禾部郎延余。急往视之，脉浮而弱，面津津有汗出，而神气清明，语言便利。乃告相国曰：此肩臂中风而痛，病极微末，部曹小题大做，用秦艽汤，岂知秦艽汤以十全大补为主，风在皮肤，以疏发腠理为要，兹用参芪固之，岂非益之痛乎？老师勿为所惑，药三进，必无苦矣。因进东垣羌活胜湿汤，加威灵仙、苍术各二钱。

一进而痛减，三进而若失。（《醉花窗医案》）

2. 痉病（易思兰医案）

瑞昌王孙毅斋，年五十二，素乐酒色。癸酉九月初，夜起小解，忽倒地，昏不知人，若中风状，目闭气粗，手足厥冷，身体强硬，牙关紧闭。诸医有以为中风者，有以为中气中痰者，用乌药顺气散等药，俱不效。又有作阴治者，用附子理中汤，愈加痰响。五日后召予诊治，六脉沉细紧滑，愈按愈有力。其兄宏道问曰：此何病？予曰：寒湿相搏痉证也，属膀胱，当用羌活胜湿汤主之。先用稀涎散一匕，吐痰一二碗，昏愦既醒，随进胜湿汤六剂，痉愈。以八味丸调理一月，精气复常。(《易氏医案》)

3. 产后浮肿身重，不能转侧（林佩琴医案）

陈氏，产数日，浮肿身重，不能转侧，不食不语，脉虚缓。当由产后浴早，水湿乘虚袭入子宫，下部先肿，渐至通体重着，殆伤湿之见症也。开发腠理，逐去湿邪，宜羌活渗（胜）湿汤加陈皮、半夏、防己、茯苓皮。一啜湿从汗解，身可转侧，浮肿渐退。再为健脾利湿，饮食亦进。以妇体素肥，气郁生涎，时或昏冒，用温胆汤调理而痊。(《类证治裁·产后》卷八)

补中益气汤

别名：医王汤、补中益气丸、补中益气片。

药物组成：黄芪一钱，甘草五分（炙），人参三分（去芦），升麻三分，柴胡三分，橘皮三分，当归身三分（酒洗），白术三分。

加减：手扪之肌表热，服补中益气汤 1～2 服后，若再烦乱，腹中或周身有刺痛，皆血涩不足，加当归身五分或一钱；如精神短少，加人参五分，五味子二十个；头痛，加蔓荆子三分，痛甚，加川芎五分；顶痛脑痛，加藁本五分，细辛三分；如头痛有痰，沉重懒倦者，乃太阴痰厥头痛，加半夏五分，生姜三分；耳鸣，目黄，颊颔肿，颈、肩、臑、肘、臂外后廉痛，面赤，脉洪大者，以羌活一钱，防风、藁本各七分，甘草五分，通其经血，加黄芩、黄连各三分，消其肿，人参五分，黄芪七分，益元气而泻火邪，另作1服与之；嗌痛颔肿，脉洪大，面赤者，加黄芩、甘草各三分，桔梗七分；口干咽干者，加葛根五分，升引胃气上行以润之；如夏月咳嗽者，加五味子二十五个，麦门冬去心五分；如冬月咳嗽，加不去根节麻黄五分，如秋凉亦加，如春月天温，只加佛耳草、款冬花以上各五分；若久病痰嗽，肺中伏火，去人参，以防痰嗽增益耳；食不下，乃胸中胃上有寒，或气涩滞，加青皮、木香以上各三分，陈皮五分。此三味为定法；如冬月，加益智仁，草豆蔻仁以上各五分；如夏月，少加黄芩、黄连以上各五分；如秋月，加槟榔、草豆蔻、白豆蔻、缩砂仁以上各五分；如春初犹寒，少加辛热之剂，以补春气之不足，为风药之佐，益智仁、草豆蔻可也；心下痞，夯闷者，加芍药、黄连以上各一钱；如痞腹胀，加枳实、木香、缩砂仁以上各三分，浓朴七分；如天寒，少加干姜或中桂（桂心也）；心下痞，觉中寒，加附子、黄连以上各一钱；不能食而心下痞，加生姜、陈皮以上各一钱，能食而心下痞，加黄连五分，枳实三分；脉缓有痰而痞，加半夏、黄连以上各一钱；脉弦，四肢满，便难而心下痞，加黄连五分，柴胡七分，甘草三分；腹中痛者，加白芍药五分，甘草三分；如恶寒觉冷痛，加中桂五分；如夏月腹中痛，不恶寒，不恶热者，加黄芩、甘草以上各五分，芍药一钱，以治时热也；腹痛在寒凉时，加半夏、益智仁、草豆蔻之类；如腹中痛，恶寒而脉弦者，是木来克土也，小建中汤主之；盖芍药味酸，于土中泻木为君；如脉沉细，腹中痛，是水来侮土，以理中汤主之；干姜辛热，于土中泻水，以为主也；如脉缓，体重节痛，腹胀自利，米谷不化，是湿胜，以平胃散主之，苍术苦辛温，泻湿为主也；胁下痛，或胁下缩急，俱加柴胡三分，甚则五分，甘草三分；脐下痛者，加真熟地黄五分；如不已者，乃大寒也，加肉桂五分。遍阅《黄帝内经》中悉言小腹痛皆寒，非伤寒厥阴之证也，乃下焦血结膀胱，仲景以抵当汤并抵当丸主之。小便遗失，肺金虚也，宜安卧养气，以黄芪、人参之类补之。不愈，则是有热也，黄柏、生地黄以上各五分，切禁劳役。如卧而多惊，小便淋溲者，邪在少阳厥阴，宜太阳经所加之药，更添柴胡五分；如淋，加泽泻五分。此下焦风寒合病也。经云，肾肝之病同一治，为俱在下焦，非风药行经则不可，乃受客邪之湿热也，宜升举发散以除之。大便秘涩，加当归一钱，大黄五分或一钱（酒洗煨）。如有不大便者，煎成正药，先用清者一口，调玄明粉五分或一钱，如大便行则止。此病不宜大下之，必变凶证也。脚膝痿软，行步乏力，或痛，乃肾肝伏热，少加黄柏五分，空心服；不已，更加汉防己五分。脉缓，显沉困怠惰无力者，加苍术、人参、泽泻、白术、茯苓、五味子以上各五分。

功效：补中益气，升阳举陷。

主治：脾胃气虚，发热，自汗出，渴喜温饮，少气懒言，体倦肢软，面色㿠白，大便稀溏，脉洪而虚，舌质淡，苔薄白。或气虚下陷，脱肛，子宫下垂，久泻，久痢，久疟等，以及清阳下陷诸证。

制备方法：上吹咀。

用法用量：都作一服。水两盏，煎至一盏，去滓，早饭后温服。如伤之重者，两服而愈。量轻重治之。

用药禁忌：下元虚者禁用。

备注：医王汤（《伤寒论今释》卷七引《勿误药室方函口

诀》)。①《小儿痘疹方论》有生姜、大枣。②本方改为丸剂，名
"补中益气丸"（见《中药成方配本》苏州方）；本方改为片剂，
名"补中益气片"（见《天津市中成药规范》）。

处方来源：《内外伤辨惑论》卷中。

1. 伤寒汗下后错语（万密斋医案）

沈天禄病伤寒，汗下后病不解，身无大热，不惺惺。医者但
云谵语，以症论之，乃错语也。缘汗下之后，元气未复，神识不
清耳。与补中益气汤去升、柴，加麦冬、生地、熟附子，一服而
愈。（《续名医类案·伤寒》卷一）

2. 吐血（薛己医案）

辛丑夏，余在嘉兴屠内翰第，遇星士张谷谈命时，出中庭吐
血一二口，云：久有此症，遇劳即作。余意此劳伤脾气，其血必
散，视之果然。于补中益气加麦冬、五味、山药、熟地、茯神、
远志，服之而愈。翌早请见云：每服四物、黄连、山栀之类，血
益多而倦益甚，得公一匕，血顿止，神思如故，何也？余曰：脾
统血，肺主气，此劳伤脾肺，致血妄行，故用前药健脾肺之气，
而嘘血归源耳。（《内科摘要·脾肺肾亏损遗精吐血便血等症》
卷下）

3. 鼻衄如注（杨乘六医案）

施鸣玉衄血如注，三日半不止，凡止衄方法，并无一应。气
息欲绝，脉之虚大而缓，面色萎黄，舌嫩黄而胖。知其四肢疲
软，浑身倦怠，懒于言语，动辄嗜卧者，匪朝伊夕也，询之果
然。而衄起之故，缘自钟溪归家，一路逆风，操舟尽力，不及达

岸即衄，至今第四日矣。曰：病人中气大亏，本不足以摄血，复因劳力太甚，重伤胃络。胃络，阳络也，阳络伤则血出上窍，胃脉络鼻，所以血出鼻孔也。乃用补中益气汤，加炒黑干姜，一剂而衄止；去干姜，加白芍、五味子数剂，而从前诸症渐除。（《续名医类案·衄血》卷十二）

4. 头痛（程从周医案）

朱怀川乃甥年三十余岁，苍黑而修长，平素作劳，时有外遇，间常忍饥做事。今三月初旬，云冒风寒头痛未愈，清明日复又出游，或未忌口，其日大风，不无受寒，归来头痛更甚，昼夜喊叫，以手摩捏稍定，否则又重痛如锥刺。医作感寒头痛，乃用羌防解表之类，痛愈甚。及邀予过诊，六脉极其微细，且中多涩滞，而身又清凉。予曰：此劳倦内伤，兼受阴寒之症，法宜温补。或曰：头痛不分昼夜，已是风寒。予曰：风寒头痛岂有身不发热之理？据脉又系中虚，全无表症，口渴不饮，舌润无苔。乃用补中汤加姜、附，两剂头痛随止。因食鸭蛋一枚，其夜胃气又疼，不能伏枕。次早观之，而脉仍缓弱。予曰：无非寒气之所使也。若非阴寒，则服前药而头痛不能止矣。于是，仍用前方，再加吴茱萸、山楂、延胡索，一剂痛除，数剂痊愈。（《程茂先医案》卷四）

5. 头痛自汗倦怠（张三锡医案）

一人苦头痛，众作外感治。诊得右手寸口脉大，四倍于左，两尺洪盛。乃内伤气虚头痛也，外兼自汗倦怠。以补中益气汤加炒黄柏，一剂知，二剂已。（《医学六要·治法汇》卷五）

6. 心腹痛（薛己医案）

陈湖陆小村母，久患心腹疼痛，每作必胸满呕吐，手足俱冷，面赤唇麻，咽干舌燥，寒热不时，月余竟夕不安，其脉洪大。众以痰火治之，屡止屡作。迨乙巳春，发频而甚，仍用前药，反剧。此寒凉损真之故，内真寒而外假热也。且脉息洪弦而有怪状，乃脾气亏损，肝木乘之而然。当温补胃气，遂用补中益气汤加半夏、茯苓、吴茱萸、木香。

一服，熟寐彻晓，洪脉顿敛，怪脉顿除，诸症释然。（《校注妇人良方·妇人血气心腹疼痛方论》卷七）

7. 感冒（李用粹医案）

云间司李王公，伤风鼻塞，周身刺痛。欲用表剂，邀余商治。六脉浮虚……法宜东垣先生补中益气汤，补中兼发，乃谓至当……服一剂，而诸病捐除。（《旧德堂医案》）

8. 湿温久热不退（万友生医案）

谭姓男，1944 年 7 月间，患湿温病久热不退，经用三仁汤合黄连解毒汤加减治疗多日，病无进退，仍温温发热，神疲肢倦，少气懒言，不思饮食。当时认为这是湿温病常见症，并不在意，仍然日守原方以化湿清热。

一日，患者忽然蜷卧不语，久不清醒，呼之虽有时能答，但声音低微，听不甚清，家人惶急。我诊其脉不微细，四肢尚温，即安慰病家不必惊慌。因思此证当是由于湿困太阴日久，损伤脾气，中气下陷，清阳不升所致。必须及时升补中气，防止其进一步陷入少阴（年前我母患湿温病久，就是因为太阴气虚失补以致阳虚陷入少阴而未能挽回的，沉痛教训，记忆犹新）。乃毅然投以甘温除热的补中益气汤方一剂，立即煎成，缓缓喂服。

一剂服尽，患者逐渐深深入睡，呼之不应，家人更加惶恐。我细审其神态安舒，呼吸调匀，脉虚缓而毫无急疾之象，乃嘱病家切勿呼唤，让其静卧以养元神。

良久，患者醒来，知饥索食，家人喜给糜粥一碗，食后精神顿爽，自云我的病好了。原方再进一剂，身热全退，食增神旺，调理而愈。（《万友生医案选》）

9. 痢疾（杨乘六医案）

沈某病痢，里急后重，日夜百余次，发热口渴，体倦懒言，蜷卧少食，小便不利。或用痢门清热消滞套药，数剂转甚。脉之，缓大无力，面色嫩白，舌苔微黄，此挟虚感寒，不可以痢疾正治之也。乃用补中益气加白芍、炮姜，一剂而急重渐缓，痛痢随减，再剂身凉食进，诸症悉愈。（《续名医类案·痢》卷八）

10. 疟疾（薛己医案）

大尹曹时用患疟寒热，用止截之剂，反发热恶寒，饮食少思，神思甚倦，其脉或浮洪或微细。此阳气虚寒。余用补中益气，内参、芪、归、术各三钱，甘草一钱五分，加炮姜、附子各一钱，一剂而寒热止，数剂而元气复。（《内科摘要·脾胃亏损疟疾寒热等症》卷上）

11. 疟疾腹胀（薛己医案）

冬官朱省庵停食感寒而患疟，自用清脾、截疟二药，食后腹胀，时或作痛，服二陈、黄连、枳实之类，小腹重坠，腿足浮肿，加白术、山楂，吐食未化，谓余曰何也？余曰：食后胀痛，乃脾虚不能克化也；小腹重坠，乃脾虚不能升举也；腿足浮肿，乃脾虚不能运行也；吐食不消，乃脾胃虚寒无火也。治以补中益气加吴茱萸、炮姜、木香、肉桂一剂，诸症顿退，余食顿加，不数剂而痊。(《内科摘要·脾胃亏损疟疾寒热等症》卷上)

12. 饮食少进（沈祖复医案）

唐蔚芝先生之太翁若钦老先生年七十余，足上数发酒湿，忽而饮食少进。请城南某君诊视，用消运之品，屡服如故。先生诊之曰：此高年气虚，无力运化，非用参术不可；若用消导，是更伤其中气矣。用补中益气汤加减，一服而胃醒，连服数剂而饮食如常。(《医验随笔》)

13. 便秘（门纯德医案）

田某，女，59岁。

半身瘫痪，卧床一年余，常有便秘、腹胀，大便数日一次，且赖灌肠行之，口服多类泻下药均有效。但每泻下后，头晕短气，不思饮食，腹胀加甚。几日后又结便秘，采用灌肠维持行便，也不为意。诊见：口唇色淡，神疲少言，动则自汗，其脉虚大，询其三日未便。腹胀无痛处，夜里烦热。此为脾胃虚衰，乏津少气，无力行便之故。余以补中益气汤加枳壳6g，补中气，推陈积。处方如下：

黄芪15g，炙甘草6g，党参12g，当归9g，陈皮6g，升麻3g，柴胡3g，白术9g，枳壳6g。水煎，饭前服，2剂。

服药一剂，自便许多，腹中舒适。后嘱改服补中益气丸、麻子仁丸，隔日一丸，不日症愈。(《名方广用》)

14.二便不通（李冠仙医案）

丹徒县署吴晴椒明府所请钱席胡晴麓恙已愈后，大解数日未行，一日登厕数次，力努干结不出。是日晚登净桶约一更许，极力努挣，大便不来，而小便反闭。次日用车前、泽泻等药通利之，而仍不通，腹加胀。又数日延予。予曰：大肠膀胱相隔一间，分道而行，本不相碍，今因直肠胀满，挤合膀胱，小溲无路可出。此非膀胱自病，虽多方通利，终不得通，徒增胀满耳。予有一法。众问：何法？予曰：止有下法耳，下其大便，小溲自通。时众人皆不以为然，以为小便不通，反通大便，殊难相信。且病者年已六十有四，又值病后，连日怕胀，又不敢多进饮食，如何能受下剂？众口难调，予亦辞去。

第三日又来敦请，晴麓本与予金兰契好，万不能辞。至则胀已至胸，盖又杂进单方，如促织草帽圈之类，有入无出，直至胀不能动。予曰：在书大便不通，有四五十日无妨者，而小便不通，五日必死。今已三日，再延二日，神仙不治。此症下或不死，不下必死，奈何？必欲置之死地耶？予言至此，众不复言。而其如君独奋然曰：三日以来，愈治愈坏。今日竞请立方，虽死不怨。予索纸开方：西潞参三钱，於术三钱，当归身三钱，陈皮一钱，炙草一钱，炒柴胡一钱，炙升麻六分，煨姜二片，大枣二枚。众皆诧异曰：先生说要用下法，何开此补中益气汤？予笑曰：诸公勿急，尚有加味。爰加生大黄三钱，元明粉三钱。因告众曰：大便阻塞小便，固非用下不可，然是病有三虚：年高，一虚也；久病，二虚也；不敢纳谷，三虚也。此三虚者，诸公曾言之，予岂不知之。故是症非下不可，而非用补以用下尤不可。古人黄龙汤用参以用下，玉烛散用四物以用下。今用大剂补中益气，然后用硝黄以推荡之。大解行，而膀胱路宽，小便亦自畅行，而正气不陷，相辅之道也。不然，予岂孟浪用下者哉。其乃爽然。制药与服，一时许，大便畅行，小便随至，源源不绝，几半净桶，腹中畅快，病乃若失。(《李冠仙医案》)

15. 淋证 (王三尊医案)

朱道人年六十余患淋，遍服利水药不效。予思年高气弱，不能运化，兼以暑热故尔。遂以补中益气汤加牛膝、车前、赤茯苓、泽泻等，一服随出瘀血半碗，时人已皆不知其为血淋也。及见出血，道士张伯传以为予药所致，归罪于予。予云：用补药下血，此系佳兆。彼以为不然，令道人回家调治，恐死累己。未半月康强如故而至矣。(《医权初编》卷下)

16. 淋证 (杜钟骏医案)

经纪人某甲，忘其名姓，年五十余患淋症，服通利药数十帖，大黄用至两许，延经两月，小溲短数而涩，每日夜起溺一百余次，当溺之时，以头抵墙，极力努挣，叫号呻吟，方得点滴，大便亦如之，肛坠里急，虚坐努责，状如气痢，但下气而无粪。诊脉之顷，仓皇急迫起溺三次，其苦状不能以笔墨形容也。病者自云火结不通，请重用大黄，以救微命。细按两关两尺豁大而空，因谓之曰：上非火结，乃通利太过，气陷阴伤所致，非大黄所能为力也。《内经》云：中气不足，溲便为之变，正与此症相合。爰订补中益气汤送吞六味地黄丸。

一剂气举，小便减至数十遍，再剂减至二十余遍，三剂后，前苦悉释。改以六味地黄汤送吞补中益气丸，调理兼旬而愈。(《药园医案》)

17. 癃闭（张志聪医案）

隐庵初为粮道书吏，粮道患癃闭，诸医用药皆罔效。或荐隐庵，隐庵以补中益气汤投之，一剂而愈。或问之曰：人治以降利之药而不效，子易以升提之药而效，其理安在？隐庵曰：公不见夫水注子乎！闭其上而倒悬之，点滴不能下也；去其上之闭，而水自通流，非其法耶？今阅编中所释，将欲下之，必先举之，而引辘轳之绳以喻，正是此理。（《侣山堂类辩·跋》）

18. 癃闭（王肯堂医案）

马参政父年八旬，初患小便短涩，因服药分利太过，遂致闭塞，涓滴不出。予以饮食太过，伤其胃气，陷于下焦，用补中益气汤，一服小便通。（《证治准绳·杂病第六册·大小腑门》）

19. 癃闭（吴孚先医案）

曹庶常小便不通，多服分利之药，遗尿一夜不止，既而仍复秘塞，点滴不行。此利药太过，肾气亏极，急用补中益气汤，送肾气丸，遂痊。（《续名医类案·小便秘》卷二十）

20. 不寐伴心慌神乱（龚廷贤医案）

太府水仙刘公，患因劳役太过，发热憎寒，头疼身痛，口干发渴，呕恶心烦。一医以羌活汤，一医以藿香正气散，俱弗效，愈增酸困，手足无处着落，心慌神乱，昼夜不寐，坐卧不安，汤水不入，闻药亦吐。余诊六脉洪数，气口紧盛，此内伤元气也。以补中益气汤加远志、酸枣仁、竹茹、麦门冬，一服即熟睡。半夜而醒曰：云林妙哉！药用当如通神，不知病之何所去也。次早

又进一服，痊愈。(《万病回春·内伤》卷二)

21. 头晕，经候不调 (薛己医案)

一妇人素有头晕，不时而作，月经迟而少。余以为中气虚，不能上升而头晕，不能下化而经少，用补中益气汤而愈。后因劳而仆，月经如涌，此劳伤火动，用前汤加五味子一剂，服之即愈。(《女科撮要·经候不调》卷上)

22. 头晕仆地，痰涌肢麻 (薛己医案)

秀才刘允功形体魁伟，不慎酒色，因劳怒头晕仆地，痰涎上涌，手足麻痹，口干引饮，六脉洪数而虚。余以为肾经亏损，不能纳气归源而头晕；不能摄水归源而为痰；阳气虚弱而麻痹；虚火上炎而作渴。用补中益气合六味丸料治之而愈。其后或劳役或入房，其病即作，用前药遂愈。(《内科摘要·元气亏损内伤外感等症》卷上)

23. 内伤发热 (高鼓峰医案)

吕用晦病热症，造榻与语，察其神气，内伤症也。询其致病之由，曰：偶夜半从卧室出庭外，与人语，移时就枕，次日便不爽快，渐次发热，饮食俱废，不更衣者数日矣，服药无效。曰：杂工皆以为风露所伤，故重用辛散，不进饮食，便曰停食，妄用消导，孰知邪之所凑，其气必虚。若投以补中益气汤，则汗至便通，热自退矣。用晦欣然，辄命取药立煎饮之。旁观者皆以热甚，又兼饱闷，遽投补药，必致祸。慰之曰：无庸惊扰，即便矣。顷之下燥矢数十块，觉胸膈通泰。旁观者始贺。是晚熟寐，至五鼓热退进粥，连服前方而愈。(《续名医类案·内伤》卷十)

24.内伤发热（虞抟医案）

一人三十余，九月间因劳倦发热。医作外感治，用小柴胡、黄连解毒、白虎等汤，反加痰气上壅、狂言不识人、目赤上视、身热如火，众医技穷。八日后，虞诊六脉数疾七八至，右三部豁大无力，左略弦而芤。虞曰：此病先因中气不足，又内伤寒凉之物，致内虚发热；因与苦寒药太多，为阴盛格阳之证。幸元气稍充，未死耳。以补中益气加熟附二钱，干姜一钱，又加大枣、生姜煎服。众医笑曰：此促其死也。黄昏时服一剂，痰气遂平而熟寐。伊父曰：自病不寐，今安卧鼻声如平时。至夜半方醒，始识人，而诸病皆减。又如前再与一剂，至天明得微汗，气和而愈。（《名医类案·内伤》卷二）

25.劳倦发热神昏（马元仪医案）

王亦林患劳倦，发热神昏倦怠，已半月，皆作外感治，不愈。诊得两脉浮虚，右脉倍甚。此饮食失节，劳役过度。脾虚则胃气亦虚，气不上行于阳，反下陷于阴，而发热也。

夫内伤脾胃之症，与外感风寒者不同，东垣言之详矣。外感风寒，乃伤其形，为有余之证；内伤脾胃，乃伤其气，为不足之证。有余当泻，汗之吐之下之克之是也；不足当补，温之和之调之补之是也。经云：劳者温之，损者温之。又上气不足者，推之扬之。脾不足者，以甘补之。当以辛甘温之剂，补其中而升其阳则愈矣。乃用补中益气汤，服后得微汗。然非发汗也，乃阴阳气和而汗自出也。一剂热退，再剂神清，不数剂而康复倍常矣。（《续名医类案·内伤》卷十）

26. 劳倦感寒发热（聂尚恒医案）

辛亥季夏，余授福庠。僚友有梁姓者，年已七十，因学道岁考，在傍收卷劳倦出汗多，回衙洗浴感寒。医用防风、苏叶、羌活等药，已发其汗，又用黄芩、柴胡、赤芍等药清解之。服清解药一剂，便觉精神昏倦沉重。予闻其病重，往视之，见其又煎清解药一剂将服。予诊其脉，虚弱欲绝。惊谓之曰：外感已净，内虚已极，若再服凉药不可救矣。急令勿服前药，因以补中益气汤与之。服一剂而精神顿起，服二剂而稍安。

此友系汀州人，其俗每夜必洗浴。此时天热甚，又于晚间洗浴，感寒身又发热，又请予治。曰：昨因内虚而用补得安，今又感寒，补之不可，发之不可，将奈之何？为之沉思者，久之因设一法，将加减参苏饮、补中益气汤各制一剂，各用瓦罐煎熟，先用参苏饮热服发其汗，略停一时，俟其身热退，即用补中益气汤温服补之，遂复得安。再用补，数剂而全安。（《奇效医述》卷一）

27. 劳倦中暑发热（刘宗序医案）

一妇，六月间劳倦中暑，其兄仰同知，喜看方书，为用六和汤、香薷饮之类，反加虚火上升，面赤身热。后邀刘诊视，六脉疾数，三部豁大而无力。刘曰：此病先因中气不足，内伤瓜果生物，致内虚发热，非六和、香薷所能治。况夏月伏阴在内，重寒相合，此为阴盛格阳之证。急用补中益气汤，加附子三钱，干姜一钱，同煎，置冰中浸冷服之。

其夜得熟睡。至天明，微汗而愈。仰谢曰：伏阴之说，既闻命矣。但不省以药冰之何也？刘曰：此即《内经》热因寒用，寒

因热用之义。仰叹服。(《名医类案·内伤》卷二)

28. 定时寒热(来天培医案)

马振昌室,年约五旬,夏间忽患寒热头痛,每未申时起,至寅卯时退,头晕胸胃嘈杂。或作暑风治益甚,不能饮食,无汗气急懒言。诊之六脉沉细,两关微弦。此劳倦伤脾,中气不足,外感寒邪,内伤生冷,清阳不升,气虚不能达也。与补中益气汤加炮姜、半夏。

一剂汗出热减,嘈杂渐已,继以归脾汤加半夏、桂枝、白蔻仁,寒热除,饮食进,调理而愈也。(《续名医类案·寒热》卷六)

29. 腿肿发热(赵养葵医案)

一人宦游京师,病腿肿发热,不能履地。众以为腿痈,延赵视之,扶掖而出。赵曰:非痈也。以补中益气汤加羌活、防风各一钱,一服如失,次日乘马来谢。(《续名医类案·湿》卷四)

30. 妊娠不得大小便(吴桥医案)

赵氏妇故孱弱,有身七月,病不得大小溲,医者递以四苓利之,卒不利。久则小腹前后胀急痛楚,燥乱昏愦,殆将不胜。桥诊之,则以补中益气汤加黄连为剂,一服小溲稍行。明日为汤液五斗,呼絜壶者口授之,扶病者坐临盘,递引汤沃病者腹。沃已,口授产姁举手捧其胎,大小溲即行,病愈矣。(《续名医类案·转胞》卷二十四)

31.妊娠疟痢（赵养葵医案）

有一孕妇疟痢齐发，医治两月余，疟止而痢愈甚，又加腹痛，欲食少进，延余视之。余曰：虚寒也。以补中益气加姜、桂，一服痢止大半，再一服而反加疟病大作。主人惊恐。余曰：此吉兆也。向者疟之止，乃阴盛之极，阳不敢与之争，今服补阳之剂，阳气有权，敢与阴战，再能助阳之力，阴自退听。方中加附子五分，疟痢齐愈。大服补剂，越三月产一子，产后甚健。（《医贯·痢疾论》卷六）

32.妊娠痢疾，小便不通（程从周医案）

张天章乃政，佘子肩文学之闺爱也，年三十余，孕六月矣。得痢疾，红白相兼，昼夜百余度，腹痛后重，乡间医者未谙有故无损之说，乃竟不敢通利。延挨两月，遂觉疲惫，以舟载来就医，更医数人，并无寸效。初医因妊，不敢用苦寒破滞之品，以致久而不愈。后医不思痢久中虚，而又过用寒凉，故中气益虚，而腰腹坠痛，小便不通，惟涓滴而已。正便时，稍闻响动，或人影足迹之声，或门帘风动，即不能解，无人惊动方可解出。渐致神不守舍，烦躁不安，夜不能寐。一医以为火热未退，复用芩、连、山栀、猪苓、泽泻之类，竟欲发狂，而小便反闭。

急延予视之，六脉洪数，右大于左。予曰：此中气大虚，过用苦寒降下之品，以致腰腹坠痛，清气下陷而然。而小便不利，且畏人惊动，皆气虚不能运化，稍闻人声即中道而阻，皆虚之极也。乃用补中益气汤，加山药、扁豆、白芍、木香之类，一剂而安卧，两剂小便通而红白减，十剂而痊愈。或难之曰：经云：痢脉洪大者死。今脉洪大而病痊者，何也？予曰：君闻胎前脉宜洪

大否？其胎脉也。又岂可与寻常患痢之人一概而论哉？问者唯唯。（《程茂先医案》卷二）

33. 妊娠癃闭（席梁丞医案）

惠某，女，30余岁，武威南山山区农民。

患者1954年6月已怀孕七月，胎动正常，但突然小便不利，日趋点滴不通，腹部陡大，胀满不舒。抬进县医院，施行导尿，导毕腹胀大减。回家后，仍时欲小便而点滴不通。越二日，胀满更剧，急诊就医。观其腹大如鼓，舌苔正常，脉沉滑。脉沉为气虚下陷，胎元不举，胞胎压迫尿道，故小便不出，水蓄膀胱则少腹胀满。治宜益气健脾，升举胎元。处方：补中益气汤加减。

炙黄芪八钱，当归三钱，白术三钱，陈皮一钱半，冬葵子三钱，升麻一钱，党参五钱，柴胡一钱半，炙甘草一钱，生姜一钱半，鲜车前草三两。水煎服，一剂。

二诊：上方服一剂后，即能自行小便。二剂服完，一夜小便二三次，腹已不胀。原方再服二剂，观察三天，胎动存在，小便如常，嘱其回家休息。（《老中医医案医话选》）

34. 妊娠跌仆致癃闭（李冠仙医案）

华秋岩内怀孕六七月，偶因下阶，一跌坐地，腹中坠胀，小溲不通半日。予知胎气震惊压膀胱，亦用大剂补中益气，姜、枣引，一服而通。（《李冠仙医案》）

35. 产后头痛发热（江笔南医案）

从婶年四十，冬月产后，以伤寒发热自汗，两太阳痛，上连于脑，彻痛甚，日夕呻吟，不得安寝。以补中益气汤加蔓荆子、

川芎、当归、细辛少许，一服痛减，再服乃安。（《名医类案·首风》卷六）

36. 产后癃闭（李冠仙医案）

吾乡钱光斗之弟妇张氏，产育用力太过，正气大伤，三日小溲不通。予用补中益气汤全方，姜、枣引，加冬葵子三钱，一服而通。（《李冠仙医案》）

37. 产后大便闭结（程茂先医案）

吴君楚乃政，年四十外，产后大便闭结半月，百计莫能通。或养血，或清热，或外治用蜜枣，或通利用硝黄，而闭结益甚，胀急殊苦。余脉之，用补中益气汤，重加麻仁，一剂而通。

或曰：用此汤即更衣，斯何术也？予曰：连日因其闭结，无非寒凉降下之品。况中年产妇，元气已虚，降下之药非惟便不能通，而气益下坠，肛门不胀，胡可得邪？余用此汤提其清气，清气既升，大便随解，正所谓清阳既升上窍，而浊阴自出下窍矣。（《程茂先医案》卷四）

38. 阴挺（李国球医案）

罗琴琴，女，37岁。

因分娩用力过度，致患阴挺，曾医治年余无效。诊其脉细弱，即以加味补中益气汤治之。

处方：黄芪五钱，人参三钱，五味子七分，炒白术二钱，当归二钱，升麻一钱，破故纸二钱，柴胡一钱五分，生姜一钱，红枣四枚，广陈皮一钱五分。

一剂而阴挺收，再剂而痊愈。（《福建中医医案医话选编（第

一辑）》）

39. 小儿吐泻囟陷（薛己医案）

吴江史万湖子七岁，患吐泻，囟目顿陷，天柱骨倒，兼面赤色。余适在彼，先用补中益气汤加附子一剂，其泻止，而诸症愈。又用钱氏地黄丸料煎服顿安。（《保婴撮要·五软》卷三）

40. 婴儿暑泻囟陷（张菊人医案）

婴儿周以耕诞生数月时，感受暑滞，脾阳不振，水泄多日，囟门下陷，乳饮日少，脆弱万分。投以小剂补中益气汤，去升麻以煨防风，次日泄止而囟门亦起。（《菊人医话》）

41. 小儿口疮（薛己医案）

一小儿口内生疮，用寒凉之剂更发，热饮汤不绝。此中气虚寒，隔阳于外，非实热也。用补中益气汤加炮姜，一剂而愈。（《保婴撮要·热毒口疮》卷十一）

42. 阴证背疽（王堉医案）

商人某，不知姓名，亦西人，在质库为经纪。秋后疽发于背，延医治之未效也。一日其弟专车到门叩头迎余。问何病，则曰：背疽。余以医疡甚污秽，辞以不能外科，宜请专门名家治之。其弟曰：已请疡医数辈，俱曰阴症不能治，念兄弟零丁，千里投商于京，兼获利无多，倘有不测，骸骨亦难归里，请君一视以决之，必不可为，亦不怨也。余以情词哀切，至。则肺俞处，溃烂口如茶碗大，不红不肿不痛，肉色带青，流出黏黄水，非脓非血。而病人昏昏欲睡，精神全无。余曰：疡医谓是阴证，良不谬。然转阴为阳，尚有方术，何竟无知之者？其弟急请之。余曰：此病余实不能动手，况此时外治亦无益，须建中提气，觉肿痛则有望矣。乃开补中益气汤，里用参、芪，并加桂、附、干姜命服之。

越二日，其弟又来曰：家兄疽已红肿，精神顿生，饮食小进，请施外治。余辞曰：外治则吾不能，宜仍请前外科家治之，彼能动手，必无虑矣。乃延前疡医敷药去腐，凡二日一洗涤，半月后疮合而愈。(《醉花窗医案》)

43. 喉痹（龚廷贤医案）

一儒者，三场毕，忽咽喉肿闭，不省人事，喘促痰涌，汗出如水，肢体痿软，脉浮大而数。此饮食劳役，无根虚火上炎。用补中益气加肉桂，一剂顿苏。(《万病回春·咽喉》卷五)

附子理中丸

别名： 附子白术丸、理中丸、大姜煎丸。

药物组成： 附子三两（炮，去皮脐），人参三两（去芦），干姜三两（炮），甘草三两（炙），白术三两。

功效： 温脾散寒，止泻止痛。

主治： 脾胃虚寒，食少满闷，腹痛吐利，脉微肢厥，霍乱转筋，或感寒头痛，及一切沉寒痼冷。

制备方法： 上为细末，炼蜜为丸，每两作 10 丸。

用法用量： 每服 1 丸，以水一盏化破，煎至七分，空心、食前稍热服。

用药禁忌：忌食生冷食物，孕妇忌服。

备注：附子白术丸（《鸡峰普济方》卷十二）、理中丸（《儒门事亲》卷十二）、大姜煎丸（《普济方》卷三九五）。

处方来源：《太平惠民和剂局方》卷五。

1. 四肢厥冷（陈自明医案）

开庆己未年七月间，裕斋马观文夫人曹氏，病气弱倦怠，四肢厥冷，恶寒自汗，不进饮食。一医作伏暑治之，投暑药；一医作虚寒治之，投热药，无效。召仆诊之，六脉虽弱而两关差甚。裕斋问曰：此何证也？仆答曰：以脉说之，六脉虽弱而两关独甚，此中焦寒也。中焦者，脾也。脾胃既寒，非特但有是症，必有腹痛、吐泻之症。今四肢厥冷，四肢属脾，是脾胃虚冷，无可疑也。答曰：未见有腹痛、吐泻之症，合用何药治之？仆答曰：宜用附子理中汤。未服药间，旋即腹痛而泻，莫不神之。即治此药，一投而瘥。（《妇人大全良方·妇人中风》卷三）

2. 泄泻欲脱（温载之医案）

余姻戚金仲常，年五十余，其体素弱，于夏日陡患泄泻之症，日数十行。医用治泻时方，即藿香正气散之类，全不应效，气微欲脱，奄奄待毙，延余诊视。审其六脉全无，四肢冰冷，两目重闭，人事不知，僵卧于床，惟胸前微温而已。儿女环泣，求余挽救。八旬老母痛不欲生，余曰：此阴霾用事，阳微欲脱之候。病危如斯，勉尽人力，然非重剂不可。即用附子理中汤。

潞党二两，焦术二两，附片一两五钱，干姜二两，炙甘草一两。浓煎频灌。只要药能下咽，交过今夜子时，尚有几希之望。

次日晨早，复延余往。见其肢暖目开，欲语气微。家人辈述及昨夜将药煎浓，连灌数次，幸能下咽，腹中辘辘有声。到天明时，其目始开。审其脉，略现细微。今照原方再服一剂。

次日见其身能转侧，合家共庆复生。随用温中固气，调理月余而瘳。

此病之生非余意料所及，若非重剂，断难挽回。昔人云，病重药轻如以莛击钟，病轻药重如以杵挑灯，诚然。（《温病浅说温氏医案·泄泻》）

3.蘑菇中毒，吐泻腹胀（张景岳医案）

吴参军，因食蘑菇至大吐大泻，医谓速宜解毒，以黄连、黑豆、桔梗、甘草、枳实之属连进，而病益甚，胸腹大胀，气喘，水饮不入。延张诊，投以人参、白术、甘草、干姜、附子、茯苓之类。彼疑曰：腹胀气急，口干如此，安敢服此耶？阅日愈剧，再求治，与药如前。且疑且畏，含泪吞之，一剂而呕少止，二剂而胀少衰。随大加熟地，以兼救其泻亡之阴，前后凡二十余剂，复元如故。

盖蘑菇之为物，必产于深坑枯井，或沉寒极阴之处，其得阴气最盛，故肥白且嫩也。今中其阴寒之毒，而复加黄连之寒，其解毒云何？兹用姜、附以解其寒毒，人参、熟地以培其所伤之元气，此疾之所以愈也。（《续名医类案·呕吐》卷六）

4.胸脘疼痛，呕吐清水（赖良蒲医案）

华某，男，40岁，萍乡人。

症状：1929年秋杪，心胸疼痛，呕吐清水，喜饮热汤，二便通畅，舌苔淡白，脉象虚弱。

诊断：中焦虚冷，胃失降和。

疗法：主以温中和胃法，予附子理中汤加味主之。

党参三钱，白术四钱，法半夏三钱，砂仁二钱，吴茱萸二钱，炮姜一钱，炙甘草一钱，附片六钱。水煎服。

一剂不吐，三剂痛止，六剂痊愈。（《蒲园医案》）

5.腹痛（程从周医案）

吴见可，年四十之外，深秋时，夜食螃蟹数枚，又吃不热细酒数杯，且有内事。丙夜闻城中回禄，惊起而视，未穿中衣，因而腹渐作疼不止。天未明时，其老仆云系转筋，火煎黍黍汤一碗，冷定与饮，饮下痛益甚，手足俱冷，平旦邀予过诊。六脉极微如珠丝，口唇青紫。余曰：此真阴证也。但事急矣，不遑候药，先以生姜捣汁半瓯，用滚白汤冲之灌下。少迟再诊，脉渐有神，随用附子理中汤一剂，痛亦旋止，再剂而瘳。（《程茂先医案》卷二）

6.腹痛下利，呕吐清水（袁焯医案）

张姓妇……陡患腹痛上冲于心，呕吐清水，下利红白，痛甚则手足俱冷，汗出神疲。按其脉沉迟而小，望其色则面白唇淡。盖阳虚中寒之病，殆由乘凉饮冷所致。问之，果连日卧竹床乘凉，且稍食西瓜等物也。与附子理中汤加吴茱萸、桂枝、白芍、砂仁，一服痛稍缓，两剂痛始平，手足温。遂以原方去附子，减轻姜、萸，自是利止食进，复以归芍六君子汤调治数日而痊。（《丛桂草堂医案》卷一）

7.中寒寒热身痛，吐泻不得（吴球医案）

一人，暑月远行，渴饮泉水，至晚以单席阴地上睡。项间寒热，吐泻不得，身痛如刀刮。医曰：此中暑也。进黄连香薷饮及六和汤，随服随厥。吴诊其脉细紧而伏，曰：此中寒也。众皆笑曰：六月中寒，有是事乎？吴曰：人肥白，素畏热，好服黄连及益元散等凉剂，况途中饮水既多，又单席卧地，寒邪深入。当以附子理中汤大服乃济。用之果效。（《古今医案按·中寒》卷一）

8.伤寒发热，腹痛呕泻（萧京医案）

癸未冬，庠友张羞公长郎年十四，病外感风邪，内伤寒冷，头痛发热，口渴呕吐，大便清利，胸腹疼胀，燥闷不眠，脉浮数无力。幸只两日，未经他医妄治。投以参附理中汤，一剂前症减半，脉缓稍健。再剂，彼疑热渴未解，拣姜附不用，前症复作。余再投以前汤，诸症如失。

张因问：奈何发热烦渴反用燥剂？余曰：脉虽浮数，按即无力，假热之症也。便滑腹疼、呕吐拒食，此乃积寒内闭。假热外烁，亦危症也。倘非坚投前剂而使误用表药，何以完复？真阳必无幸矣。渠始信服，至今犹惓惓称感。（《轩岐救正论·夹阴伤寒》卷四）

9.伤寒兼房劳，腹痛下利（萧京医案）

比邻林楚畹秋间为母延余，彼亦以脉求诊。余曰：子至隆冬，当得重病，但须谨护，无足虑也。彼形体魁梧，素健无病，意疑余言为迂。及冬从征山寇，行间驱驰，历经四旬，积受寒湿，甫归犯色，次日即病头目疼痛，发热如燎，口燥唇焦，呕逆烦闷，脉浮微无力，尺细若脱。余惊曰：奈何阳病而得阴脉？此必犯房劳，当小腹微疼而后下利，询之果然。急以大剂桂附理中汤与服，脉症顿减。

次早遍体发斑，彼疑以为附毒。余曰：子积受寒湿，凝伏经络，昨得热剂，血脉流通，中气既固，邪气不容，暴发于外，此乃寒斑，非热斑也。然终疑不释，另投消斑平剂。胃寒，药拒不纳。仍以前汤与服，斑始消，脾气亦健。(《轩岐救正论·房劳伤寒》卷四)

10. 痢疾（李中梓医案）

孙潇湘夫人，下痢四十日，口干发热，饮食不进，腹中胀闷，完谷不化。尚有谓邪热不杀谷者，计用香、连、枳壳、豆蔻、厚朴等三十余剂，绝粒五日，命在须臾。诊之，脉大而数，按之豁然。询得腹痛而喜手按，小便清利。此火衰不能生土，内真寒而外假热也。煎服附子理中汤，冰水与服。一剂而痛止，六剂而热退食进。兼服八味丸，二十余日豁然起矣。(《续名医类案·痢》卷八)

11. 痢疾危证（陆肖愚医案）

吴南邱，八月间醉饱后御内，明日患痢，昼夜百余次，赤白相间，其状如烂肉，腹中温温作痛，四肢厥冷。脉之缓大无力，两尺脉尤弱。谓此症即宜补塞。先书人参、肉果二味，其子大骇，谓无积不成痢，当有隔一二日间，即用补塞者。不得已姑与调气养荣汤服之，病无进退。更医遂投以芩、连、槟榔、木香等药，腹痛如劚，足厥如冰，冷汗气促，食入即从大便而出，色尚未变。再亟诊，身体不能转侧，大便如流。犹幸脉与神气未变，因用大料人参附子理中汤加肉桂、肉果，服之一剂痛减，数剂足温，泄泻少止，后用人参至二斤，始起，须发尽落。(《续名医类案·痢》卷八)

12. 寒痢下纯血（赖良蒲医案）

袁某，女，26岁，萍乡人。

症状：四肢厥冷，痢下纯血，虚滑无度，腹痛喜按，无里急后重之感。六脉沉迟无力，舌苔薄白，唇青面黑。

诊断：禀赋素弱，外感风寒，内伤生冷，戕其脾胃，伤及阴络，是为三阴寒痢。

疗法：议用驱阴救阳，温中救逆，调元固脱之法，以附子理中合桃花汤主之。

附子三钱，黑炮姜一钱，白术三钱，党参三钱，赤石脂五钱，粳米二钱，炙甘草一钱，广木香一钱。水煎服。

一剂病减，连服三剂痊愈。（《蒲园医案》）

13. 霍乱（李铎医案）

陈华斌之妻，年五十，脉沉迟，头目昏痛，上吐下泄，腹痛肢冷。医用藿香正气散，是不明体质虚实，混行施治。服后头益眩晕，不能起坐。余用附子理中汤加丁、蔻、吴茱萸，一剂诸病如失。（《医案偶存·霍乱》卷六）

14. 霍乱转筋（王经邦医案）

病者：苍石匠，年四十余岁，住温岭县。

病名：霍乱转筋。

原因：六月间由于先食酒肉，后食瓜果，后半夜袒卧，猝中阴寒而发。

证候：大泻大吐，两膝拘挛，汗出如注，手足冰冷，精神困倦，言謇语低。

诊断：脉象沉细无神。由前医误用藿香正气散以治内伤霍乱，吐止而渴生，致症愈剧，将成阴阳两脱。

疗法：急用生脉散以复脉，附子理中汤以回阳，枸杞以救阴，木瓜以舒筋。

处方：海南参三钱，破麦冬三钱，五味子一钱，炮姜炭二钱，宣木瓜二钱，淡附片一钱，焦冬术二钱，枸杞子二钱，炙甘草八分。

效果：一剂腹泻止，汗敛筋舒，继用清养善后而愈。

廉按：汗多虽曰亡阳，未必不亡其阴；下多虽曰亡阴，未必不亡其阳。此案急救阴阳以固其脱，方用生脉散合附子理中汤加枸杞子、木瓜，较之孙真人用附子理中汤加麦冬、茯苓，尤为周到。（《全国名医验案类编·时疫霍乱病案》卷十）

15. 霍乱胃脘痛（余听鸿医案）

常熟大步道巷余姓，年五十余，素嗜洋烟，时正酷暑，忽呕泻交作。邀余诊之，进以胃苓汤加藿香、半夏。明日呕泻均止，脉静身凉，毫无所苦，惟神倦好寐，脘中坚硬，按之作痛拒按。病家以为病愈，余曰：病入阴脏，微见干哕。即进大剂附子理中汤加生姜之法。

党参五钱，白术二钱，干姜一钱，附子八分，炙草五分。姜汁冲服。

一剂，觉脘中稍舒，再服一剂，而哕亦止，脘中已舒。吾友问曰：脘中拒按，何以反进参、术？实所未解。余曰：吸烟之人，素体本弱，又经大吐大泻，断无食滞内停。其脘中坚硬者，乃中虚浊阴蟠踞，虚痞于上也。霍乱之后，太阴必虚，法用理中，吐者加生姜，腹满加附子，腹痛加人参，故轻用术而加附子、人

参、生姜，俾阳气充足，浊阴自散，哕可止而痞满自除。断无大吐大泻之后，而有实结胸者。(《余听鸿医案·呕泻虚痞》)

16. 寒疟（王堉医案）

茶商某，忘其名，在都中，夏得疟病，医药数进，而午后必寒战经时许，沉绵者数月，渐至体肤削减，饮食少进，出入随人扶掖。又年过五旬，获利不丰，家无子嗣，言必长叹，已不作生活计矣。

适秋间，余到其铺，有契友田时甫扶之来求余治。见其面若败灰，气息仅属，诊其脉，则六部皆沉细迟微，右关更不三至。乃曰：此固疟疾，然疟系外感，初发时，解之清之，无不愈者。君病时所服，必草果，常山等劫药，中气本属虚寒，再克伐之，必无痊日。此时满腹虚寒，中气大馁，仍作疟治，是速其毙也。时甫曰：尚可治否？乃云：六脉虽虚，毫无坏象，何至不治。因进以附子理中汤，越日而寒战去；再进以补中益气汤加白芍、白蔻、肉桂数种，五日而饮食进，半月后如常矣。(《醉花窗医案》)

17. 疟疾大汗神昏（喻嘉言医案）

袁继明，素有房劳内伤，偶因小感，自煎姜葱汤表汗，因而发热三日，变成疟疾。喻诊其脉，豁大空虚，且寒不成寒，热不成热，气急神扬，知为元阳衰脱之候。因谓其父曰：令郎光景，窃虑来日疟至，大汗不止，难于救药。今晚宜用人参二两，煎浓汤，预服防危。渠父不以为意。

次日五鼓时，病者便觉精神恍惚，觅得参至，疟已先发矣。喻甚彷徨，恐以人参补住疟邪，虽救急，无益也。只得姑俟疟势稍退，方与服之。服时已汗出沾濡，顷之，果然大汗不止，昏不知人，口流白沫，灌药难入，直至日暮，白沫转从大孔遗出。喻喜曰：白沫下行，可无恐矣。但内虚肠滑，独参不能胜任。急以附子理中汤，连进四小剂，人事方苏，能言，但对面谈事不清。门外有探病客至，渠忽先知，家人惊以为祟。喻曰：此正神魂之离舍耳，吾以独参及附子理中驷马之力追之，尚在半返未返之界，以故能知宅外之事。再与前药，二剂而安。(《古今医案按·疟》卷三)

18.疟发辄大便，便必昏晕欲绝（冯兆张医案）

谢登之，年七十余，偶途中遇雨、疾趋而归，继发疟疾，甚危。每发辄大便，便必昏晕欲绝。医以疏散，势愈剧。冯曰：冒雨受寒，疏散宜矣，独不思经曰：惊而夺精，汗出于心，持重远行，汗出于肾，疾走恐惧，汗出于肝，摇体劳苦，汗出于脾，皆伤脏也。凡入者为实，出者为虚，大便出而昏晕，元气欲脱矣。尚可以既散之微寒为重，而垂绝之元气为轻耶？急以附子理中汤，加五味投之而愈。(《续名医类案·疟》卷七)

19.痰嗽（张致和医案）

沈方伯良臣，患痰嗽，昼夜不能安寝。屡易医，或曰风，曰火，曰热，曰气，曰湿，汤药杂投，形羸食减，几至危殆。其子求治，张诊脉，沉而濡。湿痰生寒，复用寒凉，脾家所苦。宜用理中汤加附子。其夜遂得贴枕。徐进调理之剂，果安。

或曰：痰症用附子，何也？殊不知痰多者，戴元礼常用附子疗治之，出《证治要诀》。(《名医类案·咳嗽》卷三)

20. 泄泻（许珊林医案）

舟子刘某，年十四，风餐露宿，日以为常。夏秋之交，食少乏力，肌黄腹胀。其母以为虚也，与食桂圆。数日人益困惫，胃口愈闭，腹痛泄泻，然犹勉力操舟，迨至泄泻无度，魄门不禁，肢冷脉伏，目直神昏，始延余诊。至则其母对余而泣，以为无生理也。余谛审之，舌苔白滑，口不渴饮，人不躁动，确系太阴寒湿，即慰之曰：病虽危险，尚属可救。书附子理中汤与之，用生附子三钱。持方至药铺撮药，而司柜者谓附子多则不过一钱，从未见生附子可用三钱，嘱其再来问余。余曰：我曾用六七钱而应手取效者，三钱尚是中剂，何云多也？嫌多不服，我亦不能相强，且必浓煎方效。其母以病势危笃，姑进一剂，以冀万一。于是申刻服药，至酉戌时腹中作响，渐能开言识人。至亥子时腹大泻一次，腹觉畅甚，起居自如，知饥索食，进锅巴汤半盂。

次日问以病状，嘱其原方再服一剂，竟不泻，亦不服药，三日后即能负物以行。群以为奇，不知古法转危为安者甚多，何奇之有？然是症幸在乡僻穷民，故能速愈，若在富贵之家，延医多人，各执己见，反多阻隔，不能愈疾。（《清代名医医话精华·许珊林医话精华》）

21. 心悸恍惚（马元仪医案）

章氏妇因失恃于归，劳心悒郁，形志倍伤，遂心悸恍惚，身体如在舟车云雾中。或与降气理痰之剂不应。诊之两脉虚微，尺脉倍弱。曰：忧劳过度则脾损，脾虚必盗母气以自救，故心虚而悸。心藏神，为十二宫之主，虚则无所听命，而恍惚不安也。宜大培土气，则脾自复，不仰给于心，而心亦安，神亦守矣。与人

参附子理中汤，一剂而安，四剂神气大复，脉和而愈。(《续名医类案·惊悸》卷二十一)

22.中风昏愦（柴屿青医案）

考功吴景星太翁，卒中昏愦，满面油光，两关弦紧。投以附子理中汤，次日心中明白，面上浮光即敛，调理数月而康。(《续名医类案·中风》卷二)

23.腹中痞块（喻嘉言医案）

袁聚东，年二十岁，生痞块，卧床数月，无医不投。日进化坚消痞之药，渐至枯瘁肉脱，面黧发卷，殆无生理……余诊时，先视其块，自少腹至脐旁，分为三岐，皆坚硬如石，以手扪之，痛不可忍，其脉止两尺洪盛，余微细。谓曰：是病由见块医块，不究其源而误治也。初起时块必不坚，以峻猛药攻之，至真气内乱，转护邪气为害……观两尺脉洪盛，明明是少阴肾经之气，传于膀胱，膀胱之气，本可传于前后二便而出，误以破血之药，兼破其气，其气遂不能转运，而结为石块，以手摩触则愈痛。情状大露。若是血块得手，则何痛之有？此病本一剂可瘳。但数月误治，从上至下，无病之地，亦先受伤，姑用补中药一剂，以通中下之气，然后用大剂药，内收肾气，外散膀胱之气，以解其相胹相结。约计三剂，可痊愈也。于是先以理中汤，少加附子五分，服一剂，块已减少十分之三，再用桂附药一大剂，腹中气响甚喧，顷之三块一时顿没，戚友共骇为神。再服一剂，果然痊愈。(《寓意草》)

24. 癥瘕（郑钦安医案）

一男子腹大如鼓，按之中实，坚如石块，大小累累。服破气行血之药，已经数月。余知为阴积于中，无阳以化之也。即以附子理中汤加桂、蔻、砂、半、丁香，一二剂而腹实顿消。（《郑钦安医书阐释》）

25. 恶阻（李师旸医案）

季某，女，25岁。1954年11月3日初诊。

自诉往年每遇怀孕，未及3个月，即出现厌食呕吐，吐至10余日，即便小产，如是者已2～3次，医者投黄芩、白术、六君子汤等安胎之剂终难获效，遂求治于先师。察其六脉，沉迟而细，苔白，神倦懒言。此为命门火衰，釜底无薪之候，应温补下焦之阳，以暖中宫之气，理中汤加附子主之。

熟附子、焦白术各6g，潞党参9g，干姜、炙甘草各3g。

1剂呕止，3剂能食。继以香砂六君子汤调理，数剂痊愈。后足月顺产一女。怀孕期间一切正常。（《危症难病倚附子》）

26. 产后泄泻（陆养愚医案）

臧舜田内人，脾胃素常不实，产后因怒，大便泄泻。或以胃苓汤加归、芍投之，势日甚，且汗出气喘，脉气散大。或谓此非产后泄泻所宜，宜勿药。陆曰：脉虽大，而按之不甚空，尚有一二分生意。用人参理中汤，加诃子、肉果。已煎矣，忽传人事已不省。再诊之，浮按虚数，沉按如丝，手足厥逆。或谓今夜决不能延，乃辞去。陆令前药急以加附子一钱。

一剂汗止泻减，再剂病减七分，去附子加归、芍数剂起。

（《续名医类案·产后泄泻》卷二十五）

27. 阴囊肿痛（许珊林医案）

宁城应家胡同何世全，与施采成为邻。采成，余契友也，辛巳冬余邀友就同前酒楼小饮，而施亦在座。其子登楼云：何某刻患急病，即请诊视。余偕入其室，但闻其声长吁。问其致病之由，自言午尚无恙，至未刻少腹稍有胀急，申即暴发，阴囊肿大，如升如斗，坚硬如石，痛苦欲绝。上吐下泻，脉细而弦。阴茎入腹，囊底一孔如脐。为立理中汤，加生附子三钱，半夏二钱，吴茱萸七分，嘱其静心安养，不可急躁。

服药后至戌刻吐泻止而疝仍如故，痛反更甚。余谓此寒邪盛与热药相拒下焦深痼之邪，药力尚轻，不能胜病，须再服可瘳。病者有难色。余恐其疑，复邀同学王君元仲共商，王至已初更余矣，诊毕论与余合。乃立椒附白通汤合五苓散，仍用生附子三钱，至二更服下。余就宿于施友家，盖恐病情有变，杂药乱投，反致危殆。谓其子曰：若尔父病稍有变动，即来告我。

至三更后，其子来告云：父病已好大半。余大喜，持灯速往。病者曰：我因久坐尻酸，移动觉如气泄，胀痛顿失。视之，阴囊已小大半，而皮起皱纹，阴茎伸出其半。次日肿硬全消，平复如故，但觉精神困乏，后因境迫，不服药而愈。（《清代名医医话精华·许珊林医话精华》）

28. 小儿腹膨胀，痛块攻冲（孙采邻医案）

潘莘庄三女，年十四岁，天癸未通，素喜饮冷食酸，以致大腹膨胀，痛块攻冲，状如笔管，起于右而行于左。病经数月，迩来甚至食入即痛，体瘦食减，医治罔效。于戊辰六月二十三日乃延余诊，方案附下：食入即痛，气滞不舒也；痛而复胀，脾阳不运也。此右关之所以沉而且迟者，不为无自。宜以附子理中汤加味治之。

西党参三钱，於白术二钱（土炒），熟附子八分，干姜七分（炒），炙甘草八分，延胡索一钱半（醋炙）。加旧铁器两许，煅红药汤内淬服。

服一剂，痛胀减半，再剂痊愈。据述自起病至今口无痰吐，服此药后常吐冷痰，自觉脘腹松爽，足征脾阳之不运，由于寒痰之中停，温中诚为对证之剂。而其中痛块攻冲，又不无暗受肝木之侵欺，以故佐醋炙之元胡，入肝而疏血中之气滞；以煅红之铁假金气而平木，则土不受木侮而脾土愈得其令矣，即《内经》亢制之义。故一剂知，二剂已也。仍以前方，内姜、附各减去二分。再二剂，不第冷痰全无，且素有之块如笔管者亦自不觉其有矣。（《竹亭医案》卷一）

29. 口疮（孙一奎医案）

汪东之手谈过劳，口中生疮，凡进大苦大寒之剂，十余日疮益甚，延及于喉，药食难进。脉之六部俱豁大无力。有专科欲敷口疳药，令以荆芥汤洗而引之，搅出稠涎二三碗倾于地，偶二鸡争啄之，立毙，其毒如此，亦症之奇者。乃嘱其用药，只可吹入喉中，必俟喉全好，然后敷舌，舌好再敷口唇，毋得概敷，令毒无出路，反攻入喉，则误事矣。谓其父曰：此虚阳口疮也，非附子理中汤不可救。曰：疮乃热症，况上身已热，又天时酷暑，大热之剂，其敢进乎？曰：此阴盛格阳之症，误服寒凉激之，试探尔两足必冷，按之果然。遂与人参、白术各三钱，大附子、炮姜、炙甘草各一钱，水煎冷服。

服后即酣睡达旦，次早能食粥半盏，足膝渐暖，药仍如旧。适散步午归，见举家号恸曰：本热病，误服热药，今舌肿大，塞满口中，不能言语，不可为矣。骇其骤变，再脉之，则六脉敛而有神，面色亦和，独舌胀大，心知为寒凉敷药所致也。乃诘之，曰：今日可用（过）敷药否？曰：已二次矣。令急取官桂研末五钱，以生姜自然汁调涂舌上。涂讫则涕泪流出，口内涎垂，舌顿消去。即令取粥与食，使压之，庶虚火不再升。

盖舌满胀者，乃敷药寒凉，闭其毒气，毒无从出故耳。以桂调姜汁涂之，辛散之义也。（《续名医类案·口》卷十七）

30. 口疮（吴芝山医案）

一男子，年近三十，病后遍发疔毒，医以败毒散久服，其毒遂收，惟有疮痏而已。忽一日食羊肉，遂呕，过一夜，满口发疮，状如脓窠，寒热时作，羸瘦憔悴。诸医皆曰：早间毒败不尽故耳。仍行败毒凉剂，渴热转生。越数旬，饮食减少，因请吴治。曰：脉浮无力，此乃虚阳，若用凉剂，不久危矣。遂用附子理中汤服之，少顷，躁烦口开，举家归咎于附子。曰：此无妨，彼人虚甚，况热药热服故燥耳。仍进一服，其症遂安；连进二次，次早口疮俱收，寒热已定，病遂愈。此盖虚阳染患，不可不察也。（《名医类案·疮痏》卷九）

31. 婴儿中毒性消化不良症（董廷瑶医案）

朱姓男婴，5月龄，患中毒性消化不良症，腹泻数日，每天十余次，腹满而胀，小溲尚通，形神委靡，肌肤自汗，舌淡红而光干。阴阳两虚，其势危殆。董师以理中汤加怀山、石莲子、诃子、乌梅，一剂后其泻稍减，但形神未振，舌淡少津而光。阴阳

159

两虚未复，乃以附子理中（附子选用黄厚附片 9g）加茯苓、乌梅、石斛、谷芽。

一剂即见形神振复，泄利有粪，腹满但软，舌尚淡润。阳气仍弱，遂投附桂理中，三剂而安。（《幼科撷要》）

32. 冠心病（门纯德医案）

刘某，男，50 岁。每受凉、劳累后则恶寒，心悸胸闷，气短，神疲嗜卧，面色㿠白，脉迟弱且常有结象。医院诊断为冠心病、冠状动脉供血不足。常以小红参 6g，干姜 6g，白术 10g，炙甘草 6g，阿胶 10g（烊化），附子 6g 治之，屡用屡效。（《名方广用》）

鸡 鸣 散

药物组成：槟榔七枚，陈皮一两，木瓜一两，吴茱萸二钱，桔梗半两，生姜半两（和皮），紫苏茎叶三钱。

功效：行气降浊，宣化寒湿。

主治：脚气。

制备方法：上为粗末，分作八服。

用法用量：隔宿用水三大碗，慢火煎，留一碗半，去滓；用水两碗，煎滓取一小碗，两次以煎相和，安顿床头，次日五更分两至三服，只是冷服，冬月略温亦得，服了用饼饵压下。如服不尽，留次日渐渐吃亦可。服此药至天明，大便当下一碗许黑粪水，即是肾家感寒湿毒气下来也。至早饭前后，痛住肿消，但只是放迟迟吃物，候药力过。

备注：《景岳全书》陈皮作橘红。

处方来源:《类编朱氏集验医方》卷一。

1. 脚气（李铎医案）

邹，六十，右脚……浮肿，筋脉痛不可忍，憎寒发热。此寒湿流注于下。阅前医进二妙散、拈痛等方无效，爰议鸡鸣散主之。

槟榔、橘红、木瓜、苏叶、吴茱萸、桔梗、防己、生姜。水二大碗，煎至一碗，取渣再煎一碗，两汁相和，安置床头。次日五更，分三四次冷服。服之天明，果下黑粪水，痛减，肿消大半。照方再进一剂，令迟吃饭，使药力下行，竟痛住肿消，效如影响。（《医案偶存·脚气》卷七）

2. 湿脚气（叶鉴清医案）

病者：汪姓，年二十余岁，徽州人，住新马路，当业。

病名：湿脚气。

原因：受寒湿致病。

证候：两足浮肿，麻木酸胀，举步不便，大便溏，溲短赤，腹满脘痞，色㿠唇淡，味淡胃困。

诊断：脉沉细涩，舌苔白腻。由寒湿滞着下焦，气血不得宣通，致成脚气，病势险恶，防骤然上冲变端。

疗法：治宜温通，鸡鸣散加牛膝、车前、通草……二剂。赤豆汤代茶。

处方：花槟榔钱半，紫苏叶一钱，酒炒木瓜钱半，生姜钱半，酒炒怀膝三钱，淡吴茱萸一钱，橘红钱半，苦桔梗七分，梗通草一钱，车前草四钱。鸡鸣时微温服。

次诊：小溲较畅，大便亦通，湿邪既得下达，诸恙似见退舍。

惟足肿入暮较甚，色㿠无华，舌苔白腻，口淡不渴，举步维艰，麻木酸软，有时气逆微咳，有时胸脘满闷，脉来细涩，胃纳不香。南方地卑土湿，又值霉令助虐，若能回府调理，取效必捷。治再温通，慎防上冲变端。

次方：川桂枝一钱，淡吴茱萸一钱，紫苏叶一钱，酒炒木瓜钱半，酒炒怀膝三钱，木防己四钱，花槟榔钱半，广橘红钱半，鲜生姜四钱，车前草四钱，梗通草一钱，通天草三钱。

效果：此方服一帖后，即回徽州。十月上旬始至申，来寓就诊，开一调理方。据云到徽，病已愈大半，即将前方服八剂，肿势全退，胃纳如常，惟两足稍觉软弱，中秋后痊愈。可知此病与水土大有关系也。(《全国名医验案类编·湿淫病案》卷四)

纯阳真人养脏汤

别名：真人养肠汤、养脏汤、真人养脏散、养脏散。

药物组成：人参六钱，当归六钱（去芦），白术六钱（焙），肉豆蔻半两（面裹，煨），肉桂八钱（去粗皮），甘草八钱（炙），白芍药一两六钱（不见火），木香一两四钱，诃子一两二钱（去核），罂粟壳三两六钱（去蒂盖，蜜炙）。

加减：如脏腑滑泄夜起，久不愈者，可加炮附子三至四片，煎服。

主治：大人、小儿肠胃虚弱。冷热不调，脏腑受寒，暴泻，下痢赤白，或便脓血，有如鱼脑，里急后重，脐腹疠痛，日夜无度，胸膈痞闷，胁肋胀满，全不思食，及脱肛坠下，酒毒便血，诸药不效者。

制备方法：上为粗末。

用法用量：每服二大钱，水一盏半，煎至八分，去滓，食前温服。

用药禁忌：忌酒、面、生冷、鱼腥、油腻。

备注：真人养肠汤（《仁斋直指方论》卷十三）、养脏汤（《仁斋小儿方论》卷四）。本方改为散剂，每服三钱，名"养脏散"、"真人养脏散"（见《全国中药成药处方集》吉林方）。

处方来源：《太平惠民和剂局方》卷六（绍兴续添方）。

痢疾脱肛（吴瑭医案）

宗室晋公泻痢月余，绝谷数日，自虑难痊。余曰：脉沉细微，此虚寒久痢，过服苦寒攻击，致元气脾肾俱损，脂膏剥削受伤，故腹痛后重不已，愈痛则愈欲下泄，愈泻则愈痛而脱肛也。亟进真人养脏汤温补固涩，服之甚效，以原方加升麻、熟附，痢减肛收；更用异功散加温补升提之品乃安。（《临证医案笔记·痢疾》卷二）

泻 青 丸

别名：凉肝丸、泻肝丸、泻青汤、泻肝散。

药物组成：当归（去芦头，切，焙秤）、龙脑（焙，秤）、川芎、山栀子仁、川大黄（湿纸裹煨）、羌活、防风（去芦头，切，焙，秤）各等份。

功效：清肝泻火。

主治：肝经郁火，目赤肿痛，烦躁易怒，不能安卧，尿赤便秘，脉洪实，以及小儿急惊，热盛抽搐等。

制备方法：上为末。炼蜜为丸，如鸡头大。

用法用量：每服半丸至一丸，煎竹叶汤同沙糖温水送下。

用药禁忌：必壮实之人，方可施用。

备注：凉肝丸（《世医得效方》卷十一）、泻肝丸（《普济方》卷三六二）。本方改为汤剂，名"泻青汤"（见《痘疹一贯》）。改为散剂，名"泻肝散"（见《赤水玄珠》）。

处方来源：《小儿药证直诀》卷下。

1. 小儿惊风（万密斋医案）

罗田令朱女，未周岁，病惊风。万用泻青丸，是丸治惊风之秘方也，服之而搐转甚。盖喉间有痰，药末颇粗，为顽痰裹住，黏滞不行之故，乃煎作汤，用薄棉纸滤去滓，一服而愈。（《续名医类案·惊风》卷二十九）

2. 小儿急惊风（万密斋医案）

旧县张月山长子，病急惊风，十七日不醒，待请予到，舌色黑矣。予尝见父念《玉函经》：伤寒舌黑洗不红，药洗分明见吉凶。全问曰：用何药洗之？父曰：薄荷汤。乃依法急取薄荷汤洗之，舌变红色。予曰：可治也。用泻青丸二钱，煎汤服之，一饮而尽，口燥渴已止也。其夜搐止热退而安。（《幼科发挥》卷二）

泻 黄 散

别名：泻脾散、泻黄汤、泻黄丸。

药物组成：藿香叶七钱，山栀子仁一钱，石膏五钱，甘草三两，防风四两（去芦，切，焙）。

功效：泻脾胃伏火。

主治：脾胃伏火，口疮口臭，烦渴易饥，口燥唇干，舌红脉数，以及脾热弄舌等。

制备方法：上锉，同蜜酒微炒香，为细末。

用法用量：每服一到二钱，水一盏，煎至五分，清汁温服，不拘时候。

备注：泻脾散（原书同卷）、泻黄汤（《痘疹会通》卷四》。本方改为丸剂，名"泻黄丸"（见《集验良方》）。

处方来源：《小儿药证直诀》卷下。

1. 胎疸 1（薛己医案）

一小儿生下目黄，三日面赤黄；一小儿旬日内目黄而渐至遍身。此二者，胎禀胃热，各用泻黄散，一服皆愈。（《保婴撮要·目症》卷四）

2. 胎疸 2（薛己医案）

一小儿旬日，面目青黄，此胃热胎黄也。用泻黄散，以乳调服少许，即愈，后复身黄吐舌，仍用前散而安。（《保婴撮要·目症》卷四）

参 苏 饮

别名：参苏汤、人参前胡散、十味参苏饮、冲和汤、参苏丸、参苏理肺丸。

药物组成：前胡三分，人参三分，紫苏叶三分，茯苓三分，桔梗半两，木香半两，半夏半两（汤），陈皮半两，枳壳半两（炒），甘草半两（炙）。

加减：哕者，加干葛；腹痛，加芍药。

功效：益气解表，理气化痰。

主治：虚人外感风寒，内有痰湿，发热恶寒，头痛鼻塞，咳嗽痰多，胸膈满闷，苔白脉浮。

制备方法：上为锉散。

用法用量：每服四钱，水一盏半，加生姜七片，大枣一个，煎至七分，去滓，空腹服。

备注：参苏汤（《普济方》卷四十三）、人参前胡散（《奇效良方》卷六十四）、十味参苏饮（《保婴金镜录》）、冲和汤（《济阳纲目》卷十一）。本方改为丸剂，名"参苏丸"、"参苏理肺丸"（见《江苏省中药成药标准暂行规定汇编》）。《太平惠民和剂局方》（淳祐新添方）有干葛；《易简方》有干葛，无木香。

处方来源：《三因极一病证方论》卷十三。

感冒（蒋燮医案）

康熙四十六年正月十三日，太医院大方脉大夫臣蒋燮谨奏，康熙四十五年十一月初二日，奉旨随和硕纯禧公主回科尔沁，公主一路平安，于十二月初四日到了，前已奏过。于十二月十六日公主微有伤风，胃气不和，进过参苏饮一服，次日请脉平和。公主说好了，不服药了，至今饮食调理。谨此奏闻。（《清宫医案研究》）

参 附 汤

别名：转厥安产汤。

药物组成：人参半两，附子一两（炮，去皮脐）。

功效：大补元气。回阳、益气、固脱。

主治：主元气大亏，阳气暴脱，汗出黏冷，四肢不温，呼吸微弱，或上气喘急，或大便自利，或脐腹疼痛，面色苍白，脉微欲绝。

制备方法：上㕮咀。

用法用量：分作三服，水两盏，生姜十片，煎至八分，去滓，食前温服。

备注：转厥安产汤（《叶氏女科诊治秘方》卷三）。

处方来源：《医方类聚》卷一五引《济生续方》。

1. 中风脱证（冯兆张医案）

张铨部，先年以焦劳，遂得怔忡、耳鸣诸症。医以痰治，涌出痰涎斗许，复用滚痰丸，痰势虽清，精神内夺。初秋卒倒僵仆，痰涌齁鼾，目窜口开，手足强直，自汗如雨，危甚。脉之，六部皆豁大无伦，其候欲脱，刻不容缓矣。乃用人参三两，白术二两，附子五钱，浓煎灌之。日三剂，按时而进。

服后，脉势渐敛，身热渐和，溃汗渐收。次日，仍用前方，日二服，夜一服。至三日，诸症渐减，僵仆不省如故。此工夫未到，故标症稍平，而元神未复也。仍照前服，服后必灌浓米汁半钟，以保胃气，助药力。或有劝入风药者，曰：保之不暇，敢散之乎？有劝加痰药者，曰：保之实难，敢消之乎？有劝入清火者，曰：尤误矣。元阳欲脱，挽之犹恐不及，敢清之乎？余之重用白术、附子者，既壮人参培元之力，而消痰去风息火之义已在其中。若稍涉标治，则虚证蜂起，势益难矣。违众勿用。三日所用人参计三十五两，附子六两，白术二十四两。至晚间，忽能言语，稍省人事，进粥半碗而睡，其㖞斜、目窜诸症仍在。昼间阳分，用大补心脾气血之药，如枣仁、当归、白术、白芍、茯神、远志、人参、桂圆、五味之类。下午阴分，用八味汤冲人参浓汁。

服之六七日后，诸症渐平，每日人参尚用四五两。后昼间，以生脉饮送八味丸，加牛膝、杜仲、鹿茸、五味子四五钱。日中，加减归脾与八味汤，照前煎服。日渐轻强，饮食倍进，一月而起。大凡治危笃证候，全在根本调理得力，自然邪无容地。先哲云，识得标，只取本，治千人，无一损也。（《续名医类案·中风》卷二）

2. 中风脱证（权依经医案）

魏某，男，14岁，通渭县城关魏家庄人，学生。1950年4月8日初诊。

患者突然昏倒，不省人事，颜面发青，痰涎上壅，四肢不温，遗尿，脉微欲绝。辨证为中风脱证。方用本方加干姜、炙草治之：

党参30g，附片15g，干姜9g，炙草9g。开水煎分二次服，一剂。

二诊：患者服上药一剂后，病情由危转安，神志清醒，面转红润，四肢转温，病人自感全身发热，脉已出。故改用小续命

汤，一剂而愈。(《古方新用》)

3.中风脱证（费绳甫医案）

山东刘荫棠患类中，神迷不语，肢冷汗多，势极危险。余诊其脉沉弱，阳气有散失之象，非比风痰阻窍，可用息风化痰之品，必须温补通阳，方可补救。

别直参三钱，制附子二钱，炙甘草一钱。

一剂汗止肢温，再剂神清能言。照前方去附子，加枸杞子三钱，当归二钱，陈皮一钱，制半夏一钱五分，苁蓉三钱，白芍一钱五分，白术一钱，红枣五枚。连服十剂遂愈。(《费绳甫医话医案》)

4.呕吐腹痛（薛己医案）

大司马王浚川呕吐宿滞，脐腹痛甚，手足俱冷，脉微细，用附子理中汤一服益甚，脉浮大按之而细，用参附汤一剂顿愈。(《内科摘要·脾胃亏损吞酸嗳腐等症》卷上)

5.伤暑脉虚微（马元仪医案）

陆太史，时值秋暑，偶发热头痛。诊得脉大而虚。谓中气大虚，非补不克。彼云：伤暑小恙，况饮食不甚减，起居不甚衰，何虚之有？但清暑调中，去邪即已，何用补为？乃勉与清暑益气而别。

明晨复诊，脉之大者变为虚微，发热如故。曰：今日不惟用补，更当用温，宜急服之，迟则生变矣。遂用理中汤。服下少顷，出汗如涌泉。

午后复诊，两脉虚微特甚，汗如贯珠。乃连进人参四两，附

子两许。日夜约用人参十两，附子四两，汗止精藏，渐调而愈。（《续名医类案·暑》卷四）

6.寒热躁烦，自汗不止，两脉虚微（马元仪医案）

王维春年三十，携妓纵恣月余，内虚之下，不耐烦暑，当夜露坐，明日遂寒热躁烦，自汗不止，面赤如妆，两脉虚微。此阴虚阳暴绝也，非夏月伤暑，脉虚而身热自汗之比。若行表散，气浮不返矣。用人参一两，附子二钱，回阳返本。

服后，汗止神清，躁烦俱息。明日诊之，两脉转为洪数，但重按少力，此脉症无可虑矣。但阴虚之极，恐阳气无偶，终亦散亡，治法不可救阳而贼阴，但当养阴以恋阳，得其平而已。用生首乌、人参、甘草、橘红、黄芩、知母等，四剂寒热平而愈。（《续名医类案·虚损》卷十一）

7.伤寒戴阳逆（龚廷贤医案）

太守刘云亭，患伤寒发热，面红唇赤，面壁蜷身而卧。诸医以小柴胡汤、解毒汤之类，数剂弗效。诊之，六脉浮大无力，此命门无火也。以人参、附子、沉香服之立愈，三服全安。（《续名医类案·伤寒》卷一）

8.伤寒过汗坏证（卢复医案）

万历乙巳三月，梁八秀才，以作文时受寒，服发散药十余帖，热甚汗多，蒸蒸如云雾，高一二尺，湿透衣被，日易十数番，至十四日，遂昏不识人，舌短眼瞀，脉浮大无伦。予诊之，先以温粉扑其周身，使汗孔收敛，次用人参五钱，生附三钱，煎服，便能识人，唯言语谵妄，又七日始苏。（《芷园臆草存案》）

9. 血痢（马元仪医案）

一人年逾古稀，下痢脓血，调治半年不愈。脉之，左见弦涩，右关尺微濡，按之则几微欲绝。此脾肾俱虚之候也。脾主转输，肾主二阴，二脏不治，将何恃为健运蛰藏之本耶？病久年高，所喜发言清越，神气明爽，虽危可治。用人参三两，熟附三钱。

服后三四时许，觉周身肌肉胀不可忍。疑药之过，急召诊，则右关尺俱透，按之有根。曰：脉透者，气充于内也；肌胀者，气达于表也。前方少减附子，连进五剂，痢减半，粪微溏。再服，症减七八，但小便少，微渴。与五苓散减桂加参，小便如泉。再以补中益气，调理两月而安。（《续名医类案·痢》卷八）

10. 疟疾（马元仪医案）

宋初臣，年四十，患疟，寒则战栗，热则躁烦。脉之，两关尺空大，按之豁然。所服不过汗下温和之剂。曰：此症得之内虚所感，其受伤在少阴肾之一经也，与风暑痰热发疟者，有天渊之别。法宜大振阳气，以敌虚邪。时一医极力排阻，言之不入。因思此症一误，不堪再误，乃谓所亲曰：病势甚危，今晚可密煎人参一两，附子三钱，即与服，庶可逆挽。如言服之，便得大睡，寒热顿止，再剂而安。（《续名医类案·疟》卷七）

11. 产后泄泻发喘（佚名者医案）

缪仲淳曰：己丑，予妇产后五日，食冷物，怒伤脾作泻，乃微嗽。又三日，泄不止，手足冷，发喘，床亦动摇，神飞扬不守。一医投以人参五钱，附子五钱，疗之如故，渐加参至三两，

附子三钱，一剂霍然起。(《续名医类案·喘》卷二十五)

12. 小儿惊风危证 (冯兆张医案)

黄氏儿，甫五月，忽发抽掣瘛引，角弓反张，一夜五次，发则二便并出，额汗如雨，势甚危笃。冯视之，亡阳之势俱备矣。询其由，因常生重舌，屡服五福化毒丹，服后必泻数次即愈。盖阳虚肆进苦寒，脾阳卜元亏极，肝木无养，挟火上乘，脾土益伤，虚风乃发。以人参、白术各一钱，熟附四分煎服，服后安然静睡。下午复发，随服随安，数帖而愈。(《续名医类案·慢惊》卷二十九)

参苓白术散

别名： 白术调元散、参术饮、白术散、参苓白术丸、参苓白术膏。

药物组成： 莲子肉一斤(去皮)，薏苡仁一斤，缩砂仁一斤，桔梗一斤(炒令深黄色)，白扁豆一斤半(姜汁浸，去皮，微炒)，白茯苓二斤，人参二斤(去芦)，甘草二斤(炒)，白术二斤，山药二斤。

功效： 健脾益气，和胃渗湿。

主治： 脾胃虚弱，食少便溏，或吐或泻，胸脘闷胀，四肢乏力，形体消瘦，面色萎黄，舌苔白、质淡红，脉细缓或虚缓。

制备方法： 上为细末。

用法用量： 每服二钱，枣汤调下。

备注： 白术调元散(《痘疹全集》卷十三)、参术饮(《张氏医通》卷十六）、白术散（《全国中药成药处方集》）。本方改为丸剂，名"参苓白术丸"（见《医林绳墨大全》）;改为膏剂，名"参苓白术膏"（见《杂病源流犀烛》）。

处方来源:《太平惠民和剂局方》卷三（绍兴续添方）。

小儿肠内发酵性消化不良症（木村博昭医案）

大正 12 年，某公爵之长子，当时 9 岁，患顽固性下利症，委余治疗之。体质虚弱，腹部软弱，日下利数次不止。有食欲，无热。虽选小儿科专家之方，但未能取效。检便观之，淡黄色下利便中多为泡沫，亦有少许黏液酸臭味，有球菌与杆菌，诊断为肠内发酵性消化不良症。当时介绍木村博昭先生往诊，将煎药送来。食粥很香。服药后 1 日检便，不消化物与细菌已消除干净。2 日后下利亦止，大便色正常。

又同家 5 岁三子，患同样下利，检便结果亦相同，服木村先生药 2 日而愈。经余进一步了解木村先生方药，为参苓白术散。余认为在先人经验基础上，应加上一项"用于肠内发酵性消化不良症，其效如神"。（《临床应用汉方处方解说》）

茵陈四逆汤

别名：加味姜附汤、茵陈附子干姜甘草汤、茵陈姜附汤。

药物组成：甘草二两，茵陈二两，干姜一两半，附子一个（破八片）。

主治：阴黄。病人脉沉细迟，肢体逆冷，腰以上自汗出。阴黄。皮肤凉又烦热，欲卧水中，喘呕，脉沉细迟无力；皮肤冷，心下硬，按之痛，身体重，背恶寒，目不欲开，懒言语，自汗，小便利，大便了而不了，脉紧细而发黄。

制备方法：上为末。

用法用量：水四升，煮取二升，去滓放温，作四服。

备注：加味姜附汤（《寿世保元》卷三）、茵陈附子丁姜甘草汤（《医门法律》卷六）、茵陈姜附汤（《类证治裁》卷四）。

处方来源：《伤寒微旨论》卷下。

伤寒误下发黄（韩祗和医案）

元丰五年，壬戌五月中，淦阳赵埙秀才病伤寒，亦是医者投下药太早及投解利凉药过剂，至六七日转发黄病，至第七日来召。及到，诊之两手寸脉不见，关尺脉沉迟细微，腹满，小便涩，四肢遍身冷，面如桃花，一身尽黄。先投茵陈茯苓汤半剂，小便得利，次服茵陈四逆汤，脉出四肢热，目中黄先退，次日大汗。

当年似此证者十余人，不能一一写录。愚向日所思，阴黄病处方六首，初虑不能用，今既治数人皆得中病，不可不传焉。（《伤寒微旨论·阴黄证篇》卷下）

茵陈附子干姜汤

别名：附子茵陈汤、茵陈附子汤。

药物组成：附子三钱（炮，去皮脐），干姜二钱（炮），茵陈一钱二分，白术四分，草豆蔻一钱（面裹煨），白茯苓三分（去皮），枳实半钱（麸炒），半夏半钱（汤泡7次），泽泻半钱，陈皮三分（去白）。

主治：因凉药过剂，变为阴证。身目俱黄，肢体沉重，背恶寒，皮肤冷，心下痞硬，按之则痛。眼涩不欲开，目睛不了了。懒言语，自汗小便利，大便了而不了。脉紧细，按之空虚，寒湿相合之阴症发黄。

制备方法：上㕮咀。

用法用量：为一服，水一盏半，加生姜五片，煎至一盏，去滓凉服，不拘时候。

备注：附子茵陈汤（《证治宝鉴》卷十二）、茵陈附子汤（《杏苑》卷五）。

处方来源：《卫生宝鉴》卷二十三。

阴黄（罗天益医案）

至元丙寅六月，时雨霖霪，人多病瘟疫。真定韩君祥，因劳役过度，渴饮凉茶，及食冷物，遂病头痛，肢节亦疼，身体沉重，胸满不食。自以为外感伤，用通圣散二服，药后添身体困甚，命医治之。医以百解散发其汗；越四日，以小柴胡汤二服，加烦渴；又六日，以三一承气汤下之，燥渴尤甚；又投白虎加人参、柴胡饮子之类，病愈增。又易医用黄连解毒汤、朱砂膏、至宝丹之类，至十七日后，病势转增传变，身目俱黄，肢体沉重，背恶寒，皮肤冷，心下痞硬，按之而痛，眼涩不欲开，目睛不了了，懒言语，自汗，小便利，大便了而不了，命予治之。诊其脉紧细，按之虚空，两寸脉短不及本位。此证得之因时热而多饮冷，加以寒凉药过度，助水乘心，反来侮土，先囚其母，后薄其母。经云：薄所不胜乘所胜也。时值霖雨，乃寒湿相合，此为阴证发黄明也。予以茵陈附子干姜汤主之。

《内经》云：寒淫于内，治以甘热，佐以苦辛；湿淫所胜，平以苦热，以淡渗之，以苦燥之。附子、干姜辛甘大热，散其中寒，故以为主；半夏、草豆蔻辛热，白术、陈皮苦甘温，健脾燥湿，故以为臣；生姜辛温以散之，泽泻甘平以渗之，枳实苦微寒，泄其痞满，茵陈苦微寒，其气轻浮，佐以姜附，能去肤腠间寒湿而退其黄，故为佐使也。

煎服一两，前症减半，再服悉去。又与理中汤服之，数日气得平复。

或者难曰：发黄皆以为热，今暑隆盛之时，又以热药治之，何也？予曰：理所当然，不得不然。成无己云：阴证有二：一者始外伤寒邪，阴经受之，或因食冷物伤太阴经也；二者始得阳证，以寒治之，寒凉过度，变阳为阴也。今君祥因天令暑热，冷物伤脾，过服寒凉，阴气大胜，阳气欲绝，加以阴雨，寒湿相合，发而为黄也，仲景所谓当于寒湿中求之。李思顺云：解之而寒凉过剂，泻之而逐寇伤君，正以此也。（《卫生宝鉴·阴黄治验》卷二十三）

枳实导滞丸

别名：枳术导滞丸、导气枳实丸、导滞丸。

药物组成：大黄一两，枳实五钱（麸炒、去瓤），神曲五钱（炒），茯苓三钱（去皮），黄芩三钱（去腐），黄连三钱（拣净），白术三钱，泽泻二钱。

功效：祛湿清热，消积导滞。

主治：伤湿热之物，不得施化，而作痞满，闷乱不安；脾胃湿热引起的胸满腹痛，消化不良，积滞泻泄，或下痢脓血，里急后重。

制备方法：上为细末，汤浸蒸饼为丸，如梧桐子大。

用法用量：每服 50 ～ 70 丸，食远温开水送下。

备注：枳术导滞丸（《脾胃论》）、导气枳实丸（《医学入门》卷八）。本方加木香、槟榔，名"木香导滞丸"（见《医学正传》卷二）。本方方名，《金匮翼》引作"导滞丸"。

处方来源：《内外伤辨惑论》卷下。

1.腹痛有块（虞抟医案）

一妇年五十余，小腹有块，作痛二月余。一医作死血治，与四物加桃仁等药不效，又以五灵脂、延胡索、乳香、没药、三棱、莪术等丸服，又不效。其六脉沉伏，两尺脉绝无。予曰：乃结粪在下焦作痛耳，非死血也。用金城稻藁烧灰，淋浓汁一盏服之，过一时许，与枳实导滞丸一百粒催之，下黑粪如梅核者碗许，痛遂止。后以生血润肠之药十数帖，调理平安。（《名医类案·腹痛》卷六）

2.腹胀满，大便难（张飞畴医案）

谢元海，夏月常饮火酒，致善食易饥，半月后腹渐胀满，大便艰涩，食亦日减。医用刻削、清火俱不效。左脉细数，右脉涩滞。此始为火助胃强而善食，继为火灼胃液而艰运，艰运则食滞而胀满，胀满则食减。今宜断食辛热，乘元气未离，祛其滞而回其液，日久则费调理也。用枳实导滞汤去黄连、白术，加葛根，一服，大便通利而滞行，又用健脾理气，三日后，以小剂生脉加葳蕤、煨葛根，半月而愈。（《续名医类案·饮食伤》卷九）

3.脘腹痛（张三锡医案）

一人中脘至小腹痛不可忍，已十三日，香燥历试，且不得卧，卧则痛顶胸上，每痛急则脉不见。询之，因入房后过食肉食而致，遂以为阴症，而投姜、附。因思其饮食自倍，中气损矣。况在房室之后，宜宿物不能运化，又加燥剂太多，消耗津液，致成燥矢郁滞不通，所以不得卧而痛也。古云：胃不和则卧不安。遂以枳实导滞丸三钱，去黑矢碗许，小腹痛减矣。又与黄连、枳实、瓜蒌、麦芽、厚朴、山楂、莱菔子，二服痛复移于小肠。乃更与润肠丸二服，更衣痛除。第软倦不支，投补中益气汤，调理半月而愈。（《续名医类案·心胃痛》卷十八）

4.脱发（张文选医案）

刘某，男，27岁。2005年6月11日初诊。

近几个月脱发严重，平时容易上火，颜面头部火疖此起彼伏，经常感冒，心烦急躁，大便黏滞不爽，小便黄。脉弦滑略数，舌红赤，苔黄白相兼而厚腻。曾服六味地黄丸、金匮肾气丸、归脾丸等治疗，脱发越治越重。从脉舌辨为枳实导滞丸证。

处方：酒大黄10g，黄芩10g，黄连6g，枳实12g，苍术10g，神曲10g，厚朴10g，茯苓15g，泽泻15g，生栀子10g。6剂。

2005年6月18日二诊：服药后痛快地泻大便2次，泻出臭秽粪便甚多。从此大便通畅，心烦急躁除，颜面头部疖子消失，脱发减轻。继续用上方加羌活6g。7剂。脱发再减。患者遂自行取二诊方7剂，脱发告愈。（《温病方证与杂病辨治》中篇）

胃 风 汤

别名：胃风煎、人参胃风汤。

药物组成：白术、芎䓖、人参（去芦）、白芍药、当归（去苗）、肉桂（去粗皮）、茯苓（去皮）各等份。

功效：补血活血，益胃气。

主治：风冷乘虚入客肠胃，水谷不化，泄泻注下，腹胁虚满，肠鸣疗痛，及肠胃湿毒，下如豆汁，或下瘀血，日夜无度。小儿风水，小便涩，饮食不进。形肿如腹，四肢皆满，状若水晶。

制备方法：上为粗末。

用法用量：每服二钱，以水一大盏，加粟米100余粒，同煎至七分，去滓，空心稍热服。

备注：胃风煎（《医级宝鉴》卷八）。本方方名，《张氏医通》引作"人参胃风汤"。

处方来源：《太平惠民和剂局方》卷六。

小儿风水（张子和医案）

郾之营兵，秋家小儿，病风水，诸医用银粉、粉霜之药，小溲反涩，饮食不进，头肿如腹，四肢皆满，状若水晶。家人以为勉强，求治于戴人。戴人曰：此证不与壮年同。壮年病水者，或因留饮及房室，此小儿七岁，乃风水症也，宜出汗。乃置燠室，以屏障遍遮之，不令见火。若内火见外火，必昏愦也。使大服胃风汤而浴之，浴讫，以布单重覆之，凡三五重，其汗如水，肿乃减五分。隔一二日，乃依前法治之，汗出，肿减七分，乃二汗而

全减，尚未能食。以槟榔丸调之，儿已喜笑如常日矣。（《儒门事亲·小儿风水》卷六）

胃苓汤

别名： 经验对金饮子、胃苓散、术苓汤、平胃五苓散、对金饮子。

药物组成： 苍术八钱（泔浸），陈皮五钱，厚朴五钱（姜制），甘草三钱（蜜炙），泽泻二钱五分，猪苓一钱半，赤茯苓一钱半（去皮），白术一钱半，肉桂一钱。

加减： 口渴者，去肉桂。

功效： 安胃利水止泻；祛湿和胃。

主治： 脾湿过盛，浮肿泄泻，呕吐黄疸，小便不利。小便癃闭，大便飧泄，濡泻。夏秋之间，脾胃伤冷，水谷不分，泄泻不止。沉冷证小便不利，及胃虚不和，早晨心腹痛。阴囊肿，状如水晶，时痛时痒出水，小腹按之作声，小便频数，脉迟缓。脾胃受湿，呕吐泄泻。黄疸。阴水。中暑夹食不消，吐泻腹痛。饮食停积，浮肿泄泻。

制备方法： 上为粗末。

用法用量： 每服一两，以水两钟，加生姜三片，大枣二枚，炒盐一捻，煎八分，食前温服。

备注： 经验对金饮子（《加减灵秘十八方》）、胃苓散（《普济方》卷三二一引《妇人大全良方》）、术苓汤（《女科万金方》）、平胃五苓散（《脉因症治》卷上）、对金饮子（《医学纲目》卷二十三）。

处方来源:《增补内经拾遗方论》卷三引《太平惠民和剂局方》。

1. 寒湿痢（汪廷元医案）

提台具堂马大人,秋深来扬阅兵,舟泊东关。知前白公之病为予奏效,夜以简命白大世兄代招诊视。予至已三鼓矣。大人雄伟壮硕,自述前暑热时,嗜食生冷,腹中微胀,然食饮如旧。日来腹痛,下利日夜十余次,滞涩不快,口干而不喜饮。切其脉,惟右关尺濡缓,余皆冲和有神。知大人先受暑热,而瓜果、辛酪肉面杂进,致伤脾阳,此寒湿欲作痢也……胃苓汤加炮姜、缩砂壳即已。(《广陵医案摘录》)

2. 泄泻（林佩琴医案）

予馆新洲,江水泛潮,地最卑湿,长夏晨泄,每阴雨前尤验,痰多不渴,或吐白沫,清夏左肋气响,必阵泻稀水,此湿多成五泄也,胃苓汤加神曲、半夏、干姜,一则劫阳明之停饮以燥湿,一则开太阳之表气以导痰,故一啜辄止,良由长夏湿淫,水谷停湿,脾阳少运故也,嗣后去桂,加砂仁、小茴、二术生用,或苍术、姜、曲煎服,亦止。(《类证治裁·泄泻论治》卷四)

3. 风水,腰以下及面目俱肿（李时珍医案）

一士妻,自腰以下跗肿,面目俱肿,喘急欲死,不能伏枕,大便溏泄,小便短少,脉沉而大。沉主水,大主虚,乃病后冒风所致,是名风水。用《千金》神秘汤加麻黄,一服喘定十之五,再以胃苓汤吞深师蒿术丸,二日小便长,肿消十之七,调理数日全安。(《古今医案按·肿胀》卷五)

香苏散

别名：神授香苏散。

药物组成：香附子四两（炒香，去毛），紫苏叶四两，甘草一两（炙），陈皮二两（不去白）。

主治：外感风寒，内有气滞，形寒发热，头痛无汗，胸膈满闷，嗳气恶食，以及妊娠霍乱、子悬、鱼蟹积等。四时瘟疫、伤寒。四时感冒，头痛发热，或兼内伤，胸膈满闷，嗳气恶食。妊娠霍乱。鱼蟹积。子悬。

制备方法：上为粗末。

用法用量：每服三钱，水一盏，煎七分，去滓热服，不拘时候，日三次；若作细末，只服二钱，入盐点服。

备注：神授香苏散（《万氏家传保命歌括》卷六）。

处方来源：《太平惠民和剂局方》卷二（绍兴续添方）。

1. 气夹食厥（龚廷贤医案）

刘司寇患卒倒，不省人事，口眼相引，手足战掉。一医作风治，一医以痰火治，俱罔效。诊之六脉沉数，气口紧。此非风非痰，乃气夹食也。其家人始悟曰：适正食之际，被恼怒所触，遂致如此。用行气香苏散，加木香、青皮、山楂即愈。（《续名医类案·厥》卷二）

2. 预防感冒（山田光胤医案）

60岁妇女，患胃下垂，经常腹胀……春初去温泉疗养……

为了预防给香苏散 3 日量，并嘱若有感冒用此药。其后报告，在山中感受风寒时，每服备用之感冒药，身体立感温暖，精神振作。类似这样患胃病者，感冒时用香苏散效佳。（《临床应用汉方处方解说》）

3. 荨麻疹（矢道数明医案）

27 岁妇女，1 个月前全身出荨麻疹，用各种注射剂不愈。身体一般，无特殊可记载。4 个月前生产，月经尚未来潮。腹诊，全腹软，而脐旁略有抵抗。推断为由于血热之故，与桂枝茯苓丸少加大黄，毫无好转。手足及腹部等处红肿明显，痒甚如痛。于是，考虑发散方，改用葛根汤后，有呕逆感，病情再度恶化。当时脉并不十分沉，试服香苏散加山栀后，精神非常良好，服药 1 周几乎未出，再 1 周治愈。

另外，由鱼引起这种荨麻疹时，香苏散效果亦佳。其后，凡荨麻疹不用其他处方，以香苏散加樱皮、山栀子获得良效之病例很多。（《临床运用汉方处方解说》）

香 薷 散

别名：香薷汤、香薷饮。

药物组成：白扁豆半斤（微炒），厚朴半斤（去粗皮，姜汁炙熟），香薷一斤（去土）。

功效：祛暑解表，化湿和中。

主治：夏月乘凉饮冷，外感于寒，内伤于湿，致恶寒发热，无汗头痛，头重身倦，胸闷泛恶，或腹痛吐泻，舌苔白腻，脉浮者。

制备方法：上为粗末。

用法用量：每服三钱，水一盏，入酒一分，煎七分，去滓，水中沉冷，连吃两服，不拘时候。立有神效。

备注：香薷汤（《圣济总录》卷三十八）。本方方名，《仁斋直指附遗方论》引作"香薷饮"。

处方来源：《太平惠民和剂局方》卷二。

霍乱（许叔微医案）

夏，钟离德全，一夕病上吐下泻，身冷，汗出如洗，心烦躁。予以香薷饮与服之。翌日遂定，进理中等调之痊。（《伤寒九十论》）

复元活血汤

别名：伤原活血汤、再生活血止痛散、复元汤、复元通气汤、复元通气散、当归复元汤。

药物组成：柴胡半两，瓜蒌根三钱，当归三钱，红花二钱，甘草二钱，穿山甲二钱（炮），大黄一两（酒浸），桃仁五十个（酒浸，去皮尖，研如泥）。

功效：祛瘀生新。活血祛瘀，疏肝通络。

主治：跌仆损伤，瘀血内停胁下，疼痛不可忍，或伴发热便秘、并治虚劳积瘀，咳嗽痰多者。痞闷及便毒初起疼痛。瘀血留结，发热便闭，脉数实涩大者。虚劳积瘀，咳嗽痰多，夜不能卧。

制备方法：上除桃仁外，锉如麻豆大。

用法用量：每服一两，以水一盏半，加酒半盏，同煮至七分，去滓，食前温服。以利为度，得利痛减，不尽服。

备注：伤原活血汤（《奇效良方》卷五十六）、再生活血止痛散（《跌损妙方》）、复元汤（《寿世保元》卷九）、复元通气汤（《证治宝鉴》卷九）、复元通气散（《证治宝鉴》卷十一）、当归复元汤（《医略六书》卷二十）。

处方来源：《医学发明》卷三。

跌仆两胁作胀（孙一奎医案）

一男子跌仆，皮肤不破，两胁作胀，发热口干，自汗，类风症。令先饮童便一瓯，烦渴顿止。随进复元活血汤，倍用柴胡、青皮，一剂胀痛悉愈，再剂而安。

发明经云：夫从高坠下，恶血流于内，不分十二经络，圣人俱作风中肝经，留于胁下，以中风疗之。血者，皆肝之所主，恶血必归于肝，不问何经之伤，必留于胁下，盖肝主血故也。甚痛则必有自汗，但人汗出，皆为风症。诸痛皆属于肝木，况败血凝滞，从其所属入于肝也。从高坠下，逆其所行之血气，非肝而何？以破血行经药治之。（《续名医类案·脾伤腹痛》卷三十六）

顺气和中汤

别名：升气和中汤、调中益气汤。

药物组成：黄芪一钱半，人参一钱，甘草七分（炙），白术五分，陈皮五分，当归五分，白芍五分，升麻三分，柴胡三分，细辛二分，蔓荆子二分，川芎二分。

主治：气血双虚头痛。

用法用量：上咬咀，作一服。以水两盏，煎至一盏，去渣，食后温服。一服减半，再服全愈。

备注：升气和中汤（《古今医统大全》卷五十三）、调中益气汤（《仁术便览》卷一）。

处方来源：《卫生宝鉴》卷九。

头痛（罗天益医案）

杨参谋名德，字仲实，年六十一岁。壬子年二月间，患头痛不可忍，昼夜不得眠，郎中曹通甫邀予视之。其人云：近在燕京，初患头昏闷微痛，医作伤寒解之，汗出后，痛转加。复汗解，病转加而头愈痛，遂归。每过郡邑，召医用药一同。到今痛甚不得安卧，恶风寒而不喜饮食。诊其六脉弦细而微，气短而促，语言而懒。《内经》云：春气者病在头。年高气弱，清气不能上升头面，故昏闷。此病本无表邪，因发汗过多，清阳之气愈亏损，不能上荣，亦不得外固，所以头苦痛而恶风寒，气短弱而不喜食。正宜用顺气和中汤。此药升阳而补气，头痛自愈。一服减半，再服痊愈。（《卫生宝鉴·诸风门》卷九）

保和丸

药物组成：山楂六两，神曲二两，半夏三两，茯苓三两，陈皮一两，连翘一两，莱菔子一两。

功效：消食导滞和胃。

主治：食积停滞，胸膈痞满，腹胀腹痛，嗳腐吞酸，厌食呕恶，或腹中有食积癖块，或大便泄痢。

制备方法：上为末，炊饼为丸，如梧桐子大。

用法用量：每服 70 ～ 80 丸，食远白汤送下。

备注：《医学正传》引丹溪方有麦蘗面。《证治准绳·类方》引丹溪方有麦芽、黄连。

处方来源：《丹溪心法》卷三。

食积不食（王堉医案）

间壁郝源林之继室，虽再醮而抚子孙如己出，内外无间言，里党咸重之。秋初忽得不食症，精神馁败，胸膈满闷。且年过五旬，素多辛苦，以子廷楷来求余治。视之，则气乏面枯。问头疼发热否？曰：否。诊之，右关独大，余俱平平。知为食积。告曰：病极易治，药须三服，必痊愈。病者摆手曰：余素不能吃药，吃药则吐。余笑曰：既不服药，此病又非针可除，难道医者只眼一看而病去也？请易以丸何如？病者有难色。其子曰：请一试之，万一丸药亦吐，则听之矣。病者应允。乃令服保和丸，不一两当愈。其子为入城买保和丸，劝服之才三四钱许，则膈间作声，晚则洞下数次，越日而起，精神作，且思食也。后遇其子于途，称神者再再。（《醉花窗医案》）

独 圣 散

药物组成：瓜蒂一两。

加减：风痫病者，加全蝎半钱（微妙）；如有虫者，加狗油五～七点，雄黄末一钱，甚者加芫花末半钱，立吐其虫出；如湿肿满者，加赤小豆末一钱。

主治：诸风隔痰，诸痫痰涎，津液涌溢，杂病。

制备方法：上锉，如麻豆大，炒令黄色，为细末。

用法用量：每服三钱，茶一钱，酸齑汁一盏调下。先令病人隔夜不食，服药不吐，再用热韭水投之。

用药禁忌：此不可常用，大要辨其虚实。吐罢可服降火利气安神定志之剂。

处方来源：《素问病机气宜保命集》卷中。

胁病（张子和医案）

一人病危笃，张往视之。其人曰：我别无病，三年前当隆暑时出村野，有以煮酒馈予者，适村落无汤器，冷饮数升，便觉左胁下闷，渐作痛，结硬如石，至今不散，针灸磨药，殊无寸效。戴人诊之，两手俱沉实而有力。先以独圣散吐之，一涌二三升，气味如酒，其痛即止。后服和脾安胃之剂而愈。（《名医类案·胁痛》卷六）

独 参 汤

别名：人参汤。

药物组成：大人参二两（去芦）。

功效：劳证止血后，用此药补之。

主治：大汗大下之后，及吐血、血崩、血晕诸症。

用法用量：上咬咀。以水两盏，加大枣五枚，煎至一盏，细呷之。服后熟睡一觉，后服诸药除根。

用药禁忌：咳嗽去之。

备注：人参汤（《十药神书》周杨俊注）。

处方来源：《医方类聚》卷一五〇引《劳证十药神书》。

1. 发热神昏谵语，脉洪大无力（易思兰医案）

一士人，素耽诗文，夜分忘寝，劳神过度，忽身热烦渴，自汗恶寒，四肢微冷，饮食少减。初以为外感，先发散，后和解，不应。又用补中益气汤加参二钱，逾月诸症仍前。一日午后，忽发热耳聋，不知人事，恍惚谵语。或谓少阳证也，宜小柴胡和之。易诊之，六脉皆洪大而无力。曰：非少阳证，乃劳神过度，虚火证也。不信，遂以小柴胡去半夏加花粉、知母。易谓服此必热愈甚，当有如狂证作。已而，胸如火炙刀刺，发狂欲走，饮冷水一盏始定。复求治，以人乳并人参汤与之。

当日进四服，浓睡四五时，病减半。次日又进四服，六脉归经，沉细有力，终夜安寝，诸症悉退。

或曰：是症人谓伤寒，公作虚火，何也？曰：伤寒自表达里，六日传遍经络，复传至二十一日外，虽有余症，亦从杂病论。今病已二月，岂可以伤寒论乎？况少阳之脉，弦长有力，今浮洪满指而无力，岂少阳脉乎？盖平日劳神过分，心血久亏，脾肝亦损，阳气独盛。气即火也，经云：壮火食气。火与元气不两立，于是水涸火胜之病作矣，伤寒云乎哉？

夫小柴胡，乃治少阳实证，今阴虚病而以此泻之，则元气愈亏，阴火愈炽，故知其当发狂也。又补中益气汤，补阳者也，阴虚而补阳，阳愈盛而阴愈虚，所以不效。今用人乳者，以真血补真水，又以人参导引，散于诸经，以济其火，与他药不同，故见

效尤速也。(《续名医类案·火》卷五)

2. 厥证(魏之琇医案)

鲍绿饮妹病厥,昏不知人,目闭鼻煽,年寿环口皆青,手足时时抽掣,自夜分至巳牌,汤水不入。脉之,大小无伦次。谓此肺金大虚,肝火上逆,火极似风之候,惟独参汤可愈,他药不必受也。参已煎,或阻之,遂不敢与。一医用菖蒲、远志以开心气,茯神、枣仁以安神,麦冬、贝母以清痰,辰砂、铁锈水以镇坠。奈药从左灌入,即从右流出,绝不下咽。群视束手。时已过晡,则面额间渐变黑色,令急灌参汤犹可活。乃以茶匙注之,至六七匙,喉间汩然有声,已下咽矣。察其牙关渐开,再以米饮一盏,和参汤灌下,遂目闭身动,面额青黑之气豁然消去。徐饮薄粥一瓯,起坐而愈。后尝复厥,但不甚,惟与地黄、沙参、麦冬、杞子即瘥。(《清代名医医话精华·魏玉璜医话精华》)

3. 厥脱证(赵以德医案)

陈学士敬初,因醮事跪拜间就仆倒,汗注如雨。诊之脉大而空虚。年当五十,新娶少妇,今又拜跪致劳,故阳气暴散。急煎独参汤,连饮半日而汗止,神气稍定,手足俱疲,暗而无声。遂于独参汤中加竹沥,开上涌之痰。次早悲哭一日不止,因以言慰之,遂笑,复笑五七日无已时。

此哭笑为阴火动,其精神魂魄之脏,相并故耳。正《内经》所谓五精相并者,心火并于肺则喜,肺火并于肝则悲是也。稍加连、柏之属泻其火,八日笑止手动,一月能走矣。(《续名医类案·中风》卷二)

4.中风脱证（朱丹溪医案）

浦江郑君，年近六旬，奉养膏粱。仲夏久患滞下，又犯房劳，一夕如厕，忽然昏仆，撒手遗尿，目上视，汗大出，喉如拽锯，呼吸甚微，其脉大而无伦次部位，可畏之其。此阴虚而阳暴绝也。急令煎人参膏，且与灸气海穴。艾壮如小指，至十八壮，右手能动，又三壮，唇微动。参膏成，与一盏；至半夜后，尽三盏，眼能动；尽二斤，方能言而索粥；尽五斤而利止；十数斤全安。（《古今医案按·中风》卷一）

5.便血欲脱（程从周医案）

张正父，余社友也，年四十余矣，素耽雄饮，落落寡合，虽自负不羁，而时多抑郁，故胃中常有气疼之症。今年四月间，忽病乍寒乍热，随复热发于午后，而五鼓方退。或清热，或滋阴，俱罔效。乃一日更衣，顷刻六七行，约半桶许，皆系污血或如猪肝之类，累累而下，扶曳就榻，而喘息将绝矣。速延予诊视，六脉微如蛛丝，目闭昏沉，举家涕泗。予曰：无虑，脉病相应，可速煎独参汤灌之。相继而饮，至天明方知人事。再用调理药，半月而痊。

盖此症脉虽极微，与病相应，故可无虞。用独参汤者，乃血脱益气之法也。其时脉或洪大，或再剂以寒凉，则无可生之机矣。（《程茂先医案》卷四）

6.伤寒发热神昏危证（龚廷贤医案）

一老姬，年七旬，患伤寒初起，头疼身痛，发热憎寒。诸医以药发散，数剂弗效。淹延旬日，渐而饮食不下，昏沉不省，口不能言，眼不能开，咽喉有微气，似欲绝之意。诸医潜退，一家彷徨。召余察之，元气耗绝，即以人参五钱煎汤，徐徐灌之。须臾稍省，欲饮水，又煎渣服之，顿愈。又逾十年而卒。夫人参回元气于无何有之乡，果有起死回生之效，信哉不诬。(《万病回春·伤寒》卷二)

7. 伤寒咳嗽，喉中声如鼾（张子和医案）

一男子五十余，病伤寒咳嗽，喉中声如鼾。与独参汤，一服而轻，再服而鼾声除，至三四服，咳嗽亦渐退，凡服参三斤而愈。(《名医类案·咳嗽》卷二)

8. 噤口痢（吴又可医案）

张德甫年二十，患噤口痢，昼夜无度，肢体仅有皮骨，痢虽减，毫不进谷食。以人参二钱煎汤，入口不一时，身忽浮肿如吹气球。自后饮食渐进，浮肿渐消，肿间已生肌肉矣。(《续名医类案·痢》卷八)

9. 羸尪大虚证（程从周医案）

吴鹭客令政，二十三岁，素孱弱，曾育两胎。今年七月初旬，偶尔欠安，于十四夜骤闻其姑公治孺人之变，被惊夜起，复受风寒。次早吃素点心并栗数枚，又兼伤感涕泣，因而停滞不消，渐复发热头痛，胸膈不宽之甚，胃脘有块坟起，按之作疼，大便不通。此明是内伤而兼外感也。药用疏解消导，胀益坚，热益甚，昼夜呻吟，一二日之间，便觉羸尪。诊脉之时，撑持不住，如欲倒仆之状，脉渐洪大搏指。予思此症初起，脉病相应，今药既不验，胡可轻率再投？必须观其面色，才可议方。

鹭客即延入卧榻间，见其面带纯青，环口黧黑，且鼻端俱冷。予曰：此大虚症也，速觅参来，迟则恐生他变。鹭客犹豫不决，谓是风寒，何可补益？予再三谕之曰：然虽用参，不佞仍坐此以待。于是，鹭客坚留不佞在宅，方肯放心服饵。予乃命先煎独参汤饮下半瓯。少顷自云略安，又进半瓯，更觉神旺，而胸中便稍宽泰。随用参、芪、苓、术补中之症（药），明日热退身凉，面转黄白。但饮清滚水或莲子汤便不过膈，惟独参汤服之豁然无碍。《本草》云：人参回元气于无何有之乡，于此益可见矣。每日用参二钱或三钱，调理半月，服参数两，方得痊愈。但此症明因食后感寒，以故胸膈不宽，按之作疼，且身又发热，如此之症，孰敢轻议补中？若非尽望闻问切之情，徒以脉诊，几乎有误……若患人脉病不相应，既不得见其形，医止据脉供药，其可得乎？如此言之，乌能尽其术也，此医家之公患，世不能革。医者不免尽理质问，病家见所问繁缛，反疑医业不精，往往得药不肯服饵。似此之类甚多。扁鹊见齐侯之色尚不肯信，况其不得见者乎？呜呼！可谓难也已矣。（《程茂先医案》卷四）

10. 劳倦内伤发狂（汪石山医案）

一妇瘦长色苍，年三十余，忽病狂言，披发裸形，不知羞恶。众皆为心风，或欲饮以粪清，或吐以痰药。汪诊其脉，浮缓而濡。曰：此必忍饥，或劳倦伤胃而然耳。经云：二阳之病发心脾。二阳者，胃与大肠也。忍饥过劳，胃伤而火动矣，延及心脾，则心所之神，脾所藏之意，皆为之扰乱，失其所依归矣，安得不狂？内伤发狂，阳明虚竭，法当补之。遂用独参汤加竹沥，饮之而愈。（《名医类案·癫狂心疾》卷八）

11. 发狂虚证（王道来医案）

妇科郑青山，因治病不顺，沉思彻夜，兼受他医讽言，心甚怀愤。天明病者霍然，愤喜交集，病家设酌酬之，而讽者已遁，愤无从泄，忽然大叫发狂。同道治之罔效。一日，目科王道来往候，索已服未服等方视之，一并毁弃。曰：此神不守舍之虚症，岂豁痰、理气、清火药所克效哉？遂令觅上好人参二两，一味煎汤，服之顿安，三啜而病如失。更与归脾汤调理而愈。（《续名医类案·狂》卷二十一）

12. 小儿慢惊，目不动移（孙一奎医案）

侄孙女，周岁发慢惊，眼开手拳，目不动移，脚趾微动，自囟门后，遍身如火，喉中痰声，口中痰沫，腹胀下气，大便亦先行。以牛黄丸、苏合丸进之不效。后与药皆从痰沫流出。通关散吹鼻无嚏，自申至戌不醒。面色素青白，气禀甚弱。因婢女抱之失跌，受惊发热。此惊气乘虚而入，法在不治。姑以人参三钱，姜汁拌炒，煎汤频频用匙挑入口中。

初三四匙皆不受，又与五六匙，得一二匙下咽，便觉痰声少缓。因频频与之，喉中气转，目能动。再以六君子汤加天麻、石菖蒲、僵蚕、泽泻、薄荷煎服，乃略啼吮乳。次日咳嗽，语声不出，小水短少，以辰砂益元散一钱，灯心汤调下，热退声出。改以四君子汤加陈皮、五味、麦冬、桑白皮、桔梗、杏仁、薄荷，一帖痊愈。（《续名医类案·慢惊》卷二十九）

13. 小儿喘脱（张景岳医案）

余之仲儿，生于乙卯五月。于本年初秋，忽尔感寒发热，脉微紧，然素知其脏气属阴，不敢清解，遂与芎、苏、羌、芷、细辛、生姜之属，冀散其寒。一剂下咽，不惟热不退，而反大泻作，连二日泻不止而喘，继之愈泻愈喘。斯时也，将谓其寒气盛耶，何以用温药而反泻？将谓其火刑金耶，岂以清泻连日而尚堪寒凉？将谓其表邪之未除耶，则何以不利于疏散？束手无策，疑惧已甚。且见其表里俱剧，大喘垂危，又岂浅易之剂所能挽回？沉思良久，渐有所得。乃用人参二钱，生姜五片，煎汁半盏，然未敢骤进，恐再加喘，必致不救。因用茶匙挑与二三匙，即怀之而旋走室中，徐察其呼吸进退。然喘虽未减，而亦不见其增甚。乃又与三四匙，少顷则觉其鼻息似乎少舒，遂放胆与以半小钟，更觉有应。自午及酉，完此一剂。适一医至，急呼曰：误矣，误矣！焉有大喘如此而尚可用参者？速宜以抱龙丸解之。余诺之而不听，乃复以人参二钱五分，如前煎汤，自酉至子尽其剂。

剂完而气息遂平，驹驹大睡，泻亦止而热亦退矣。此所以知其然者，观其因泻反喘，岂非中虚？设有实邪，自当喘随泻减，是可辨也。向使误听彼医，易以清利，中气一脱，即当置之死地，必仍咎余之误用参也。孰是孰非，何从辨哉！余因纪此，以见温中散寒之功，其妙有如此者。（《景岳全书·小儿则》卷四十）

14. 小儿惊啼发搐（汪石山医案）

一儿初生，未满一月，乳媪抱之怀间，往观春戏，时风寒甚切，及回，即啼不乳，时发惊搐。始用苏合香，继用惊搐药，不效。汪曰：小儿初生，血气未足，风寒易袭，此必风邪乘虚而入也。风喜伤脾，脾主四肢，脾受风扰，故四肢发搐，日夜啼叫不乳，经曰"风淫末疾"是也。其治在脾，脾土不虚，则风邪无容留矣。因煎独参汤，初灌二三匙，啼声稍缓，再灌三五匙，惊搐稍定，再灌半盏，则呧乳，渐有生意。（《名医类案·惊搐》卷十二）

养荣汤

别名：人参养荣汤、人参养荣丸。

药物组成：黄芪一两，当归一两，桂心一两，甘草一两（炙），橘皮一两，白术一两，人参一两，白芍三两，熟地黄三分，五味子三分，茯苓三分，远志半两（去心，炒）。

加减：便精遗泄，加龙骨一两；咳嗽，加阿胶。

功效：养荣。三阴并补，气血交养。

主治：心脾气虚，营血不足，倦怠无力，食少气短，惊悸健忘，夜寐不安，虚热自汗，咽干唇燥，消瘦，咳嗽痰白，皮肤干枯；或疮疡溃后气血不足，寒热不退，体倦瘦弱，食少气逆，疮口久不收敛。

制备方法：上锉散。

用法用量：每服四大钱，水一盏半，加生姜三片，大枣两个，煎至七分，去滓，空腹服。

备注：人参养荣汤（《太平惠民和剂局方》卷五淳祐新添方）。

本方改为丸剂，名"人参养荣丸"（见《中国医学大辞典》）。

处方来源：《三因极一病证方论》卷十三。

1. 热病发狂（杨乘六医案）

杨乘六族弟患热症，六七日不解，口渴便秘，发狂逾墙上屋，赤身驰骤，谵妄骂詈，不避亲疏，覆盖尽去，不欲近衣，如是者五日矣。时杨以岁试自茗上归，尚未抵岸。病人曰：救人星至矣。问是谁？曰：云峰大兄回来也。顷之，杨果至家，人咸以为奇。视之良久，见其面若无神，两目瞪视，其言动甚壮劲有力。意以胃中热甚，上乘于心，心为热冒，故神昏而狂妄耳。不然，何口渴便秘，白虎、凉膈等症悉具耶？及诊其脉，豁大无伦，重按则空，验其舌黄上加黑，而滋润不燥。乃知其症由阴盛于内，通阳于外，虽壮劲有力，乃外假热而内真寒也。其阳气大亏，神不守舍，元神飞越，故先遇人于未至之前。遂以养荣汤加附子，倍枣仁、五味、白芍，浓煎与之。

一剂狂妄悉除，神疲力倦，熟睡周时方寤，渴止食进而便通矣。继用补中益气加白芍、五味而痊。（《续名医类案·热病》卷四）

2. 痰厥（杨乘六医案）

翁姓病痫症，每日至子时，必僵仆，手足劲硬，两目直视，不能出声，其状若死，必至午后方苏，苏则言动依然，饮食如故，别无他病。如是者三年，略无虚日，遍治不痊。杨视其气色晦滞，口眼呆瞪，面若失神，上下眼胞黑晕，舌红如无皮。脉则右关虚大而滑，右寸若有散意。曰：此非痫症也，乃痰厥也，必因惊而得。盖心为君主，惊则心胞气散，君火受伤，致脾土不生，中州亏损，不能摄水，因而生痰。夫痰随气升降者也。天地之气升于子，而降于午，人身亦然。当子时一阳生，其气上升，痰亦与之俱升，逢虚则入，迷于包络之中，故不省人事，僵仆若死也。至午时一阴生，其气下降，痰亦随之同降，包络得清虚，而天君泰然，百体从令矣。

询之，数年前果受惊几死。今因惊致损，因损致痰，然镇惊消痰，皆无益也，惟有补其火，养其包络，俾其气不散，则痰不能侵扰而为害。且君火渐旺，则能生土以摄水，其痰不消而自消矣。养荣汤去远志、枣仁、五味、白芍。

一剂，是晚即不发。五日连服十剂，皆贴然安卧。至晚留方而别。（《续名医类案·痫》卷二十一）

3. 温病谵语不安（杨乘六医案）

戴氏子，年二十四，病感症寒热。或用发散，谵语发狂；又以苦寒下之，危症蜂起；又有用二冬、二地、石斛、黄芩者，五六剂益狂悖不安。诊之面白无神，舌滑无苔，脉细紧无力。知其脏寒真阳欲脱，以养荣汤用人参五钱，加附子三钱。又知其为旁议所阻也，嘱其午后至申，察病人足冷至膝，则亥子之交，不可言矣。已而果然。乃自戌至亥始尽剂，子时后由腰至足渐温，五鼓进粥半瓯而熟睡矣，又十余剂诸症悉愈。（《续名医类案·温病》卷三）

4. 温病神昏，手足振掉，撮空自汗（杨乘六医案）

潘某，自京回南，劳顿感寒发热，时作微寒。发散数剂，热渐炽。改用清火养阴，数剂热转甚。比到家，舌苔已由白而黄，由黄而焦干燥裂，黑如炭色，神思昏沉，手足振掉，撮空自汗，危症蝟集矣。医见其热势，谓寒之不寒，是无水也，与六味饮不应。见其舌色，谓攻伐太过，胃阴干枯也，投左归饮又不应。脉之左寸关大而缓，舌浮胖，谓症乃阳虚火衰，非阴虚火旺也。盖阴虚火旺者，其舌必坚敛苍老，今虽焦黑干燥，而见胖嫩，且服六味、左归，而症反加，其为阳虚无疑矣。以养荣汤用人参五钱，加附子三钱。

一剂熟睡竟夜，次早舌上苔尽脱，变为红润而嫩矣。原方减人参二钱，附子一钱五分，四剂，回阳作汗而愈。(《续名医类案·温病》卷三)

5. 温病伴臁疮旧恙（杨乘六医案）

吴某病感症，先微寒，继壮热，头眩恶心，吐沫不绝，胀闷懒言，气难布息，四肢麻木酸痛，腰痛如折，寝食俱废，大便秘结。医与消暑解表消食，益热益胀，不时昏绝。脉左手沉细，右手缓大，皆无力，面㿠白，舌苔嫩且白滑。知其多欲阳虚致感也。与养荣汤加附子。或疑热甚兼胀，而投温补何也？曰：但服此，诸症自退。若再用芩、连、枳、朴，则真误事矣。

一剂即卧，醒则大叫冷甚，比及半时，汗出如雨。再剂胸宽食进，便通热退。又以两腿外臁疮肿烂臭，浓水淋漓，痛痒俱甚，一切膏丹洗贴不愈，已六七年。问治当何法？曰：病有内外，源无彼此。此因阳气素亏，不能下达，毒气时坠，不肯上升故也。第以前方作丸久服，则阳分充足，气血温和，而毒气自出，疮口自收矣。如言两月而愈。(《续名医类案·温病》卷三)

6.时疫壮热，谵语撮空（杨乘六医案）

张学海业医，以疲于临症，染时疫，微寒壮热，头痛昏沉。服发散药数剂，目直耳聋，病热增剧，口渴便秘。改用泻火清胃解毒等剂，热尤炽，油汗如珠，谵语撮空，恶候悉具。杨诊之，其脉洪大躁疾而空，其舌干燥焦黄而胖。时满座皆医也，佥拟白虎、承气。杨以养荣汤，用参、附各三钱与之，曰：服此后当得睡，睡醒则诸脉俱静，诸病俱退，而舌变嫩红滑润矣。第无挠旁议。

翌日复诊，果如所言。盖病有真假凭诸脉，脉有真假凭诸舌。如系实证，则脉必洪大躁疾，而重按愈有力；如系实火，则舌必干燥焦黄，而敛束且坚卓。岂有重按全无，满舌俱胖，尚得谓之实证也哉？仍用原方减去参、附一半，守服数剂而愈。（《续名医类案·疫》卷五）

7.腹胀痛，饮食不进（杨乘六医案）

汪司农，年近六旬，春仲病腹胀，兼作痛，饮食不进。群医不应，且增甚。诊之，六脉洪大滑甚，重按益加有力，如年壮气实人，面色则㿠白而带萎黄，舌色则青黄而兼胖滑。简阅前方，则皆香附、乌药、厚朴、木香、山楂、神曲、半夏、陈皮、藿香、元胡、枳壳、桔梗、莱菔子、大腹皮等，一派消导宽快之属。曰：若但据脉症，则诸方殊得当也。第面色白上加黄，且㿠而萎，舌色黄里见青，且胖而滑，则症之胀痛，与脉之洪盛，皆非实候矣。此由心境不舒，思虑郁怒，亏损肝脾，致两经虚而脏寒生满，且作痛耳。乃拟养荣汤倍人参加附子与之。彼以切中

病情，立煎饮之。一剂减，再剂瘥。(《续名医类案·肿胀》卷十三)

活 络 丹

别名： 小活络丹、追风活络丹、小活络丸。

药物组成： 川乌六两（炮，去皮脐），草乌六两（炮，去皮脐），地龙六两（去土），天南星六两（炮），乳香二两二钱（研），没药二两二钱（研）。

主治： 丈夫元脏气虚，妇人脾血久冷，诸般风邪湿毒之气，留滞经络，流注脚手，筋脉挛拳，或发赤肿，行步艰辛，腰腿沉重，脚心吊痛，及上冲腹胁膨胀，胸膈痞闷，不思饮食，冲心闷乱，及一切痛风走注，浑身疼痛。跌打损伤，瘀血停滞之疼痛。

制备方法： 上为细末，入研药和匀，酒面糊为丸，如梧桐子大。

用法用量： 每服20丸，空心、日午冷酒送下；荆芥汤送下亦可。

备注： 小活络丹 [《全国中药成药处方集》（上海方）]、追风活络丹 [《全国中药成药处方集》（哈尔滨方）]、小活络丸 (《中医大辞典·方剂分册》)。

处方来源： 《太平惠民和剂局方》卷一（吴直阁增诸家名方）。

1. 腿痛（朱丹溪医案）

一妇人，患腿痛不能伸屈，遇风寒痛益甚，诸药不应，甚苦。先以活络丹一丸顿退，又服而瘳。次年复痛，仍服一丸，顿退大半，更以独活寄生汤，四剂而愈。（《续名医类案·脚气》卷十九）

2. 腿痛兼疝气（朱丹溪医案）

上舍俞鲁用素有疝不能愈，因患腿痛，亦用（活络丹）一丸，不惟腿患有效，而疝亦得愈矣。夫病深伏在内，非此药莫能通达。但近代始有此药引风入骨，如油入面之说，故后人多不肯服。大抵有是病，宜用是药，岂可泥此乎？（《续名医类案·脚气》卷十九）

3. 脚气兼附骨疽作痛（朱丹溪医案）

一男子素有脚气，又患附骨疽作痛，服活络丹一丸，二症并瘥。（《续名医类案·脚气》卷十九）

4. 内伤发热，遍体疼痛，人事不省（秦昌遇医案）

一人因过劳，患头痛身热，满身疼痛，恶食，状似伤寒。至十二日后诊，右手寸关浮大，重按少力，左脉微弱。此症虽外感而得，实系平日饥饱失时，劳役过度，元气内伤而致外邪易于凑之耳，不可误用汗下等剂。且见痰气上升，人事不省。先以活络丹一丸利其关窍，至晓痰降安睡，明日身凉，遍体疼痛亦减。以六君子汤加白芍、藿香、煨姜。（《秦景明先生医案·虚损劳瘵》）

神芎丸

别名：加减三黄丸、神芎导水丸、导水丸。

药物组成：大黄二两，黄芩二两，牵牛四两，滑石四两，黄连半两，薄荷半两，川芎半两。

功效：常服保养，除痰饮，消酒食，清头目，利咽膈，宣通结滞，强神健体，耐伤省病，推陈致新。清利三焦，宣通郁结。

主治：痰火内郁，风热上侵，烦躁多渴，心神不宁，口舌生疮，咽喉干痛，胸脘痞闷，肢体麻痹，皮肤瘙痒，大便干结，小便赤涩，小儿积热惊风；梦遗。

制备方法：上为细末，滴水为丸，如小豆大。

用法用量：始用10～15丸，每服加10丸，温水送下，冷水下亦得，1日3次；或炼蜜为丸愈佳，以利为度。若热甚须急下者，便服40～50丸，未利再服，以意消息。3～5岁小儿，丸如麻子大。此药至善，常服20～30丸，不利脏腑，但有益无损。

用药禁忌：脏腑滑泄，重寒脉迟，妇人经病，产后血下不止者，及孕妇不宜服；非气脉实热甚者，不可轻服，常服宜少不宜多。

备注：加减三黄丸（《绀珠集》卷下）、神芎导水丸（《医学纲目》卷四引《绀珠集》）、导水丸（《万氏家传保命歌括》卷四）。

处方来源：《黄帝素问宣明论方》卷四。

1. 伤肉食腹胀（项彦章医案）

茶商李，富人也，啖马肉过多，腹胀。医以大黄、巴豆治之，增剧。项诊之，寸口脉促而两尺将绝。项曰：胸有新邪故脉促，宜引之上达，今反夺之，误矣。急饮以涌剂，且置李中坐，使人环旋，顷吐宿肉，仍进神芎丸，大下之，病去。（《名医类案·肿胀》卷四）

2.面疽（佚名者医案）

邱汝诚面生疽，即买药铺肆所合神芎散丸予之，曰：以此疗之。其人怒不肯服，归而告人。人曰：未必非良法也。服之即瘥。盖其人嗜酒，此丸实去酒病云。（《续名医类案·痈疽》卷三十一）

神祐丸

药物组成：甘遂半两（以面包，不令透水，煮百余沸，取出，用冷水浸过，去面，焙干），大戟半两（醋浸煮，焙干用），芫花半两（醋浸煮），黑牵牛一两，大黄一两。

主治：瘅疠疟疾，昏瞀懊恼；胃脘当心而痛；足闪䏶痛，肿起热痛如火者；肿胀。

制备方法：上为细末，滴水为丸，如小豆大。

用法用量：每服50～70丸，临卧温水送下。

处方来源：《儒门事亲》卷十二。

1.胃脘痛（张子和医案）

一将军病心痛不可忍。张：此非心痛也，乃脘心痛也。《内

204

经》曰：岁木太过，风气流行，病胃脘当心而痛，乃与神祐丸一百余粒，病不或问曰：此胃脘有寒也，宜温补。将军数知张明了，复求药。乃复与神祐丸二百余粒，作一服，大下六七行，立愈矣。（《续名医类案·心胃痛》卷十八）

2.胃脘痛（龚廷贤医案）

一教谕年五十一，因酒食过饱，胃脘作痛，每食后，其气自两肩下及胸次至胃口，痛不可忍，令人将手重按痛处，移时忽响动一声，痛遂止。如是八年，肌瘦如柴。诊之，六脉微数，气口稍大有力。以神祐丸一服下之，其痛如失，后以参苓白术散调理复元。（《续名医类案·心胃痛》卷十八）

3.跌仆损伤（张子和医案）

张仲温，因登露台，高四尺许，下台伤䐃，一足外踝肿起，热痛如火。一医欲以针刺肿出血，张急止之曰：䐃已痛矣，更加针，二痛俱作，何以忍也？乃与神祐丸八九十丸，下二十余行，禁食热物，夜半肿处发痒，痛止行步如常。张曰：吾之此法，十治十愈，不诳后人。（《续名医类案·跌仆》卷二十一）

神圣香茸散

别名：神圣香薷饮、黄连香薷饮、黄连香薷汤、香薷饮、四味香薷饮、四物香薷饮。

药物组成：香薷穗一两半（经霜者），新厚朴二两（取心），川黄连二两，白扁豆一两（焙）。

功效：散暑和脾。

主治：霍乱吐泻、转筋腹痛。伏暑引饮，口燥咽干，脏腑冷热不调，饮食不节，或食腥荤生冷过度，或起居不节，露卧湿地，当风取凉、风冷之气归于三焦，传于脾胃，脾胃得冷，不能消化水谷，致正邪相干，肠胃虚弱、吐利，心腹疼痛，霍乱气逆，发热头痛体疼，虚烦；或转筋拘急疼痛，四肢逆冷，脉欲绝；或烦闷昏塞而欲死者。

制备方法：先用姜汁四两，一处杵黄连、厚朴二味，令细，炒成黑色，入香薷、白扁豆二味，都为末。

用法用量：每服五钱，水一盏，酒一盏，共煎至一盏，入瓷瓶内，蜡纸封，沉入井底，候极冷，一并服二服。

备注：神圣香薷饮（《圣济总录》卷四十）、黄连香薷饮（《伤寒标本》卷下）、黄连香薷汤（《卫生宝鉴·附遗》）、香薷饮（《万病回春》卷二）、四味香薷饮（《医方集解》）、四物香薷饮（《成方便读》卷三）。

处方来源：《苏沈良方》卷四引《张仲景五脏论》。

暑泄（易思兰医案）

石城福王歉之妃，癸酉六月受孕，偶患泄泻。府中医用淡渗药止之，自后每月泄三五日。有作脾泄者，用参苓白术散之类，二三服亦止，然每月必泄五七次，至次年三月生产后连泄半月，日夜八九次，诸药不效。易诊之，两寸尺俱平和，惟两关洪大有力。易曰：此暑病也。以黄连香薷饮治之，一剂减半，再剂痊愈。惟肝脉未退，又用通元二八丹，调理半月后平复。

王曰：妃患泄近一载，医未有言暑者，公独言暑，何见也？易曰：见之于脉。两关浮而洪大有力，故知为暑泄也。王曰：《脉经》云：风脉浮，暑脉虚，今洪大有力，非虚也，何以断暑？易曰：暑伤气，初感即发，其邪在肺，皮肤卫气受病，故脉虚。自去年六月至今，将十月矣，其邪自表入里，蕴蓄日久，而暑热日深，故其脉洪大而有力。王曰：暑病固矣，公断非产后之病，又何也？易曰：产脉见于尺寸，尺寸既平，于产何干？况病患于未产前，非产病明矣。王曰：诸医用药止效一时，而不能除根，何也？易曰：诸医有分利者，有补养者，各执己见，未得其源也。其源在暑，若用暑药，岂有不除根者哉？（《续名医类案·泄泻》卷二十四）

神效黄芪汤

别名：黄芪汤、神功黄芪汤。

药物组成：蔓荆子一钱，陈皮五钱（去白），人参八钱，炙甘草一两，白芍一两，黄芪二两。

加减：如小便淋涩，加泽泻五分；如有大热证，加酒洗黄柏三分；如麻木不仁，虽有热不用黄柏，只加黄芪一两；如眼缩急，去白芍；如麻木甚者，加白芍一两。

功效主治：浑身麻木不仁，或头面手足肘背或腿脚麻木不仁；及两目紧急缩小，羞明畏日，隐涩难开，或视物无力，睛痛昏花，手不得近，或目少精光，或目中热如火。

制备方法：上咬咀。

用法用量：每服五钱，水二盏，煎至一盏，去滓，临卧稍热服。

用药禁忌：眼缩急者，忌酒、醋、面、大料物、葱、韭、蒜辛物。

备注：黄芪汤（《医学入门》卷八）。本方方名，《中国医学大辞典》引作"神功黄芪汤"。

处方来源：《兰室秘藏》卷上。

遍身麻木（王肯堂医案）

大理卿韩珠泉，遍身麻木，不能举动，以神效黄芪汤加减授之。用黄芪一两二钱，参、芍各六钱。他称是一服减半。彼欲速效，遂并二服为一服服之，旬日其病如失。谕以元气未复，宜静养完固，而后可出。渠不能从，盛夏遽出，见朝谒客，劳顿累日。忽马上欲坠，仆从者扶归。邀诊视，辞不治，数日没。呜呼！行百里者，半于九十，可不戒哉。（《续名医类案·麻木》卷三）

神仙解毒万病丸

别名：神仙追毒丸、圣后丹、玉枢丹、解毒丹、万病丸、紫金锭、神仙解毒丸、圣援丹、神仙解毒万病丹、太乙丹、紫金丹、神仙太乙丹、万病解毒丹、神仙太乙紫金丹、万病回春丹、追毒丸、万病解毒丸、卫生宝、解毒万病丹、太乙玉枢丹、太乙紫金锭、神仙万病解毒丸。

药物组成：文蛤三两（淡红黄色者，捶碎，洗净），红芽大戟一两半（净洗），山慈菇二两（洗），续随子一两（去壳秤，研细，纸裹压出油，再研如白霜），麝香三分（研）。

功效： 解诸毒，疗诸疮，利关窍。

主治： 一切药毒，恶草、菇子、菌蕈、金石毒，吃自死马肉、河豚发毒，痈疽发背未破，鱼脐疮，诸般恶疮肿毒，汤火所伤，百虫、犬、鼠、蛇伤；时行疫气，山岚瘴疟；急喉闭，缠喉风；脾病黄肿，赤眼疮疖，冲冒寒暑，热毒上攻；或自缢死，落水及打折伤死，但心头微暖未隔宿者；急中及癫邪，喝叫乱走，鬼胎鬼气；诸般疟疾；小儿急慢惊风；五疳五痢；新久头痛，风气疼痛等。

制备方法： 上将前三味焙干，为细末，入麝香、续随子研令匀，以糯米粥为丸，每料分作四十丸（于端午、七夕、重阳日合，如欲急用，辰日亦得）。

用法用量： 痈疽、发背未破之时，用冰水磨涂痛处，并磨服，良久觉痒，立消；阴阳二毒，伤寒心闷，狂言乱语，胸膈壅滞，邪毒未发，及瘟疫，山岚瘴气，缠喉风，入薄荷 1 小叶，以冷水同研下；急中及癫邪，喝叫乱走，鬼胎鬼气，并用暖无灰酒送下；自缢、落水死，头暖者，及惊死、兔迷死，未隔宿者，冷水磨灌下；蛇、犬、蜈蚣伤，冷水磨涂伤处；诸般疟疾，不问新久，临发时煎桃柳汤磨下；小儿急慢惊风，五疳五痢，与薄荷小叶用蜜水同磨下；牙关紧急，磨涂一丸，分作三服，如丸小，分作两服，量大小与之；牙痛，酒磨涂及含药少许吞下；汤火伤，以东流水磨涂伤处；打扑伤，炒松节无灰酒下。年深日近头疼，太阳疼，用酒入薄荷叶磨涂于两太阳穴上。诸般痫疾，口眼歪斜，眼目掣眨，夜多唾涎，言语謇涩，卒中风，口噤牙关紧急，筋脉紧急，骨节风邪，手脚痛疼，行步艰辛，四肢风麻作痛，并用酒磨下。

用药禁忌：孕妇不可服。

备注：神仙追毒丸、圣后丹、玉枢丹、解毒丹、万病丸、紫金锭（《外科精要》卷中）、神仙解毒丸（《医方类聚》卷一九六引《王氏集验方》）、圣援丹（《普济方》卷二八三）、神仙解毒万病丹（《奇效良方》卷六十九）、太乙丹、紫金丹、神仙太乙丹（《外科经验方》）、万病解毒丹（《医学入门》卷七）、神仙太乙紫金丹、万病回春丹（《古今医鉴》卷十六）、追毒丸（《证治准绳·疡医》卷一）、万病解毒丸（《寿世保元》卷十）、卫生宝（《摄生种子秘剖》卷三）、解毒万病丹（《兰台轨范》卷一）、太乙玉枢丹（《霍乱论》卷下）、太乙紫金锭（《理瀹骈文》）、神仙万病解毒丸。

处方来源：《是斋百一选方》卷十七。

1. 厥证（江应宿医案）

弟妇，年二十五，寡居，因事忤意忿怒，腹胀如鼓，呕哕，大叫而厥，少顷复苏，昼夜扶立，不能坐卧。医莫能疗，将就木。宿适从外归，闻喊声，问其状，知痰涎闭塞，火气冲逆而发厥耳。急煎姜汤，磨紫金锭，一匕而愈。后旬日，遇事忤意，激怒复举。制平胃加姜炒黄连、半夏、香附米，为丸，服半料，不复举矣。（《名医类案·厥》卷三）

2. 干霍乱（费绳甫医案）

己卯夏，治孟河丘达春干霍乱症，腹痛难忍，欲吐不吐，欲

泻不泻，四肢麻冷，用太乙玉枢丹八分，得吐泻交作而安。此症最险，皆借芳香逐秽之力，以奏肤功。(《费绳甫医话医案》)

3. 小儿惊风（万密斋医案）

闻氏子六岁，病惊风，延万至，则闷死，治凶具矣。视其形色未变，与神仙太乙丹半粒，挖口灌之，立苏。(《续名医类案·惊风》卷二十九)

4. 痔疮（陈自明医案）

一男子患痔，未成脓，苦痛，大便难，与神仙太乙丹一锭，去后二次，痛即止，不日而消。(《续名医类案·痔》卷三十三)

5. 便毒（陈自明医案）

一男子患便毒，坚硬，与神仙太乙丹一粒，即服之，去后二次，痛止，不日而消。(《续名医类案·疬癣》卷三十三)

桂苓甘露散

别名：桂苓白术散、桂苓甘露饮。

药物组成：茯苓一两（去皮），甘草二两（炙），白术半两，泽泻一两，桂半两（去皮），石膏二两，寒水石二两，滑石四两，猪苓半两（一方不用猪苓）。

主治：伤寒中暑，湿热内甚，头痛，口干烦渴，小便赤涩，大便急痛，霍乱吐下，腹满痛闷，及小儿吐泻、惊风；伤暑吐血；

痢疾。

制备方法：上为末。

用法用量：每服三钱，温汤调下，新水亦得，生姜汤尤良。小儿每服一钱。

备注：桂苓白术散（原书同卷）、桂苓甘露饮（《伤寒直格》卷下）。

处方来源：《黄帝素问宣明论方》卷六。

1. 身热胁痛，汗多喘急（陆养愚医案）

凌藻泉比部公，暑月荣归，亲友称贺，自朝至暮，殆无暇晷。夜间头痛如破，内热如火，通宵不寐，汗出如流，小水短赤，舌上黄苔，右胁胀痛，半夜令人来城迎予……薄暮予至，见其身热喘急，而语言似不能出，气乏不足以息。诊其脉浮数，按之不甚有力。予曰：此热伤元气之候也，乃以河间桂苓甘露饮加人参一钱服之，片时汗止热减喘定，便能言语……予曰：此药原名甘露饮……是晚又进一服，昏倦思睡，四鼓方醒，明早其脉浮按已平，沉按弦而有力。予曰：浮热已除，内热未尽。藻翁曰：今日症愈十之八九，但胁腹尚微痛耳，不知可食粥否？予先以当归龙荟丸一钱五分，空腹送下，而后令其食粥，至下午便通色黑，痛即减矣。复以参麦散调理一二日而起。（《陆氏三世医验·烦劳热极胁痛》）

2. 中暑霍乱吐利（罗天益医案）

提学侍其公，年七十九岁，至元丙寅六月初四日中暑毒，霍乱吐利，昏冒终日，不省人事，时夜方半，请予治之。诊其脉洪大而有力，一息七八至，头热如火，足寒如冰，半身不遂，牙关紧急。予思《内经·五乱篇》中云：清气在阴，浊气在阳，营气顺脉，冒气逆行，乱于胸中，是谓大悗云云。乱于肠胃，则为霍乱，于是霍乱之名，自此而生。盖因年高气弱，不任暑气，阳不维阴则泻，阴不维阳则吐，阴阳不相维，则既吐且泻矣。前贤见寒多以理中丸，热多以五苓散为定法治之。今暑气极盛，阳明得时，况因动而得之，中暑明矣。非甘辛大寒之剂，则不能泻暑热，坠浮焰之火而安神明也。遂以甘露散甘辛大寒，泻热补气，加白茯苓以分阴阳，约重一两，冰水调灌，渐渐省事而诸症悉去。后慎言语，节饮食，三日以参术调中汤之剂增减服之，理正气。逾十日后，方平复。（《卫生宝鉴·泄痢门》卷十六）

3.泄泻（王孟英医案）

舍弟仲韶，于乙卯新秋陡患洞泻，数行即浑身汗出如洗，恹恹一息。黄夜速余往视，脉亦沉细，身凉不热，宛似虚寒之证，惟苔色黄腻，小溲全无，乃湿热病也。与桂苓甘露饮，一剂而瘳。（《归砚录》卷三）

柴胡饮子

别名： 柴胡饮、人参柴胡饮子。

药物组成： 柴胡半两，人参半两，黄芩半两，甘草半两，大黄半两，当归半两，芍药半两。

主治： 伤寒发汗未解，气血已虚，寒热往来，口干烦渴，大便秘结，脉洪实弦数。一切肌骨蒸积热作，蓄热寒战，或下后热未愈，汗后劳复或骨蒸肺痿喘嗽，妇人余疾，产后经病。

制备方法：上为末。

用法用量：每服三钱，水一盏，加生姜三片，煎至七分，温服，日三次。

备注：柴胡饮（《校注妇人良方》卷五）、人参柴胡饮子（《证治准绳·类方》卷一）。

处方来源：《黄帝素问宣明论方》卷四。

小儿潮热烦渴（薛己医案）

一小儿潮热烦渴，大便干实，气促咳嗽，右腮色赤。此肺与大肠有热，用柴胡饮子一服，诸症顿退。（《保婴撮要·咳嗽》卷六）

逍 遥 散

别名：逍遥汤、逍遥丸。

药物组成：甘草半两（微炙赤），当归一两（去苗，锉，微炒），茯苓一两（去皮，白者），芍药一两（白），白术一两，柴胡一两（去苗）。

功效：疏肝解郁，养血健脾，调荣益卫，止嗽消痰，降火滋阴。

主治：肝郁血虚，两胁疼痛，头痛目眩，口燥咽干，神疲食少，往来寒热；妇人月水不调。血虚劳倦，五心烦热，肢体疼痛，头目昏重，心忪颊赤，发热盗汗，减食嗜卧；血热相搏，月水不调，脐腹胀痛，寒热如疟；及室女血弱阴虚，荣卫不和，痰嗽潮热，肌体羸瘦，渐成骨蒸。产后亡阴血虚，心烦自汗，精神昏冒。口舌生疮。或因劳疫所伤，或食煎炒，血得热而流于脬中，小便带血。乳母肝脾有热，致小儿痘疮欲靥不靥，欲落不落。女子月经来少色淡，或闭不行。怒火而致翻花疮。血虚小便不禁。肝胆二经郁火，或胃脘当心而痛，或肩背绊痛，或时眼赤痛，连及太阳；六经伤寒阳证；或妇人郁怒伤肝，致血妄行，赤白淫，砂淋、崩浊。心肝郁而致肝痛，左胁痛，手不可按，左胁见紫色而舌青。肝家血虚火旺，口苦，倦怠烦渴，抑郁不乐，小腹重坠。伤寒火郁于中，干咳连声而痰不来，或全无痰。肝郁血虚所致的神疲食少，乳房作胀，舌淡红，脉弦而虚者。

制备方法：上为粗末。

用法用量：每服二钱，水一大盏，加烧生姜一块（切破）、薄荷少许，同煎至七分，去滓热服，不拘时候。

备注：逍遥汤（《圣济总录》卷一六三）。将本方改为丸剂，名"逍遥丸"（见《中华人民共和国药典》）。

处方来源：《太平惠民和剂局方》卷九。

1. 伤寒停食（杨乘六医案）

简某病感症，发热饱闷，神思昏沉，不更衣者八日矣。诸医投发表攻中不效，且益甚。脉之，滑而有力，面壅热通红，气粗，舌苔黄厚而燥，按其胸微痛。此感症兼食，俗名停食伤寒是也。乃用逍遥散加熟地二两。或曰：如许发热，又兼饱胀，何堪复用补药？曰：此乃发表攻里之剂，用之以代麻、桂、硝、黄者也，第服此，则汗至而便通，热自退，胀自除矣。

一剂淋漓汗下，二剂下黑矢十余枚，诸症悉愈。或问其旨，曰：此症初起，本一逍遥合小柴胡，发汗开肌，助脾消食则愈矣。乃风燥混表，肠胃干枯，宿物燥结，愈不能出。仍用逍遥散，重加熟地养阴，使阴水外溢，则汗自至，阴气下润，则便自通也。继用六君、归、芍而愈。(《续名医类案·温病》卷三)

2. 发热呕吐（柴屿青医案）

山阴林素臣，偶患时气，为医所误，身热，呕吐绿水，转侧不宁。柴以为肝郁所致，用逍遥散加吴茱萸、川黄连各五分。

一服吐止身凉，二服痊愈。又服调理药，数剂而安。(《续名医类案·郁证》卷十)

益 元 散

别名：太白散、天水散、六一散、神白散、双解散。

药物组成：桂府腻白滑石六两，甘草一两（炙）。

加减：加黄丹，名红玉散；加青黛，名碧玉散；加薄荷叶一分（末），名鸡苏散。

功效：利小便，宣积气，通九窍六腑，生津液，去留结，消蓄水，止渴宽中，补益五脏，大养脾肾之气，安魂定魄，明耳目，壮筋骨，通经脉，和血气，消水谷，保元，下乳催生；久服强志轻身，驻颜延寿。

主治：身热，吐利泄泻，肠澼，下痢赤白，癃闭淋痛，石淋，肠胃中积聚寒热，心躁，腹胀痛闷；内伤阴痿，五劳七伤，一切虚损，痫痓，惊悸，健忘，烦满短气，脏伤咳嗽，饮食不下，肌肉疼痛；并口疮牙齿疳蚀，百药酒食邪毒，中外诸邪所伤，中暑、伤寒、疫疠、饥饱劳损，忧愁思虑，恚怒惊恐传染；并汗后遗热劳复诸疾；产后血衰，阴虚热甚，一切热证，兼吹奶乳痈。

制备方法：上为细末。

用法用量：每服三钱，加蜜少许，温水调下，不用蜜亦得，日3次；欲饮冷者，新汲水调下；解利伤寒，发汗，煎葱白、豆豉汤调下；难产，紫苏汤调下。

用药禁忌：孕妇不宜服。

备注：太白散（《伤寒直格》卷下）、天水散（《伤寒标本》卷下）、六一散（《伤寒标本》卷下）、神白散（《儒门事亲》卷十三）、双解散（《摄生众妙方》卷四）。本方加青黛，又名"若玉散"（见《证治准绳·类方》）。

处方来源：《黄帝素问宣明论方》卷十。

1. 中暑发热谵语（陈子佩医案）

一人八月间，发热谵语，不食又不大便。诸医皆以为伤寒，始而表，继而下，俱不应。延至五十余日，投以人参，热稍减，参少则又复热。于是益疑其虚也，峻补之，然不食不便如故。诊之，六脉平和，绝无死状。谓伤寒无五十日不便不食而不死之理。闻病者夏月治丧，往来奔走，必是中暑无疑。误以伤寒治之，又投以人参补剂，暑得补而愈不解，故至此耳。当以六一散以凉水调服，病者欲之，里多不妨。服已即睡，睡醒即便，便后思食，数日而愈。（《续名医类案·暑》卷四）

2. 霍乱（佚名者医案）

遂平李仲安，携一仆一佃客至偃城，夜宿邵辅之书斋中，是夜仆逃，仲安觉其逸也，骑马与佃客往临颍急追之。时当七月，天大热，炎风如箭，埃尘漫天，至辰时而还。曾不及三时，往返百二十里，既不获其人，复宿于邵氏斋。忽夜间闻呻吟之声，但言救我，不知其谁也。火寻之，乃仲安之佃客也。上吐下泻，目上视而不下，胸胁痛不可动摇，口欠而脱臼，四肢厥冷。此正风、湿、暍三者俱合之症也。

其婿曾闻其言，乃取六一散以新汲水锉生姜调之，顿服半升，其人复吐。乃再调半升，令徐服之，良久方息。至明，又饮数服，遂能起，调养三日平复。（《续名医类案·霍乱》卷六）

3. 泄泻（张三锡医案）

一人泄泻，口干舌燥，脉洪数。与六一散，一服知，二服已。（《续名医类案·泄泻》卷七）

4. 水泻（聂尚恒医案）

予婿年三十六岁，先时患痢，服药数剂而愈。因食鲜鱼太早复发，服药数剂又愈。旬日后忽患水泻，数日不止，因而泄甚频数，才食薄粥米饮，即从大便泄出，遍身骨节痛甚，有如刀剜。其时予偶出二十里外，速发人来报。事急先请一医看病，见其泻甚，饮食直从大便出，以为虚滑，用胃苓汤加炒干姜服之。才服一煎下咽而予至矣。予诊其脉数，询其骨节极痛，知其泻因湿热，而非虚滑也。既而病者自言胸膈骤紧，则知用胃苓干姜者误也。予因用芩、连炒黑各二钱五分，栀子炒黑一钱，甘草三分，车前子五分，木通、赤茯苓各八分，作一剂服之。仅胸膈不紧，而泻与痛减不过一二分。次日予制茵陈车前益元散四钱与之，令用滚水调服，至一半而泻与痛减半，服完而泻与痛减七，再服六钱而泻痛悉除矣。（《奇效医述》卷二）

5. 妊娠心痛（孙一奎医案）

一匠妇，怀妊五月而患心痛。究其所由起，谓由失足坠楼也。始教饮韭菜汁一盏，痛止。其夫又从邻医取药煎服，服后心复痛，吐鲜血盈盆，胸间忡忡上抵，疼不可言。孙诊之，六脉洪大，汗出如雨，喘息不休。其妇楼居低小，令亟移居楼下。随与益元散五钱，用紫苏汤调服，即熟睡至晓，汗敛喘定，痛亦止。再与固胎饮一帖全安。

邻医私询曰：吐血脉忌洪大，加以喘汗，危益甚矣。且妊妇禁汗，禁下，禁利小便。先生之药悉犯之，而反获效，何战？孙曰：医贵审证。此妇之汗，以楼居低小，当酷暑而热逼故也。汗多血去而胎失养，故忡忡上抵，喘息不续。移楼下以避暑气，益元散为解暑圣药，而紫苏又安胎下气之妙品，气下则血归原而病瘳矣，此对证之药，法出王海藏《医垒元戎》四血饮是也。特诸君检阅不遍，即检阅亦不知为胎产之治，余不过融会前人之法，用而不谬耳。（《古今医案按·女科》卷九）

6. 难产（孙一奎医案）

孙东宿曰：侄元素内人，季夏难产，叩其状，曰：产已及户，不能下，用力则胸膈间有物上冲，痛不可忍。予思少顷，曰：此必双胎，胞已分而一上一下也。及户者在下欲产，在上者以用力而上冲，惟上冲胸膈，故痛也。势亦险矣。奈产科诸书，俱未论及何法以处。因详思其治法，必安上而下始用力产也。即取益元散一两，以紫苏汤送下。取紫苏安胎下气，滑石滑以利窍，亦催生之良品也。饮药入腹而胸膈痛止，不逾时，产二女，母亦无恙。（《古今医案按·女科》卷九）

7. 小儿受暑水泻（聂尚恒医案）

予婢妇生一女孩，才满十个月，其姐尝抱往日中，受暑气，水泻数日不止。其母不知，错说因是感寒，用苏（疏）散药不效，用分利药又不效，其泄频数而急滑似虚。予细察详问，知其病因于受暑气也，用益元散数匙服之，少止。然其泻已久，神气困倦已极，眼皮垂，而哭声不出，父母及旁人皆以为必死，不必服药矣。予曰，但得泻止即可望苏。用茵陈车前益元散四钱，白滚水每次调四分，频频服之，服一半而泻止六七分，服完而泻止，小便渐利，渐能饮乳，越百日而全安。（《奇效医述》卷二）

8. 小儿伤暑，烦躁不寐（朱世扬医案）

二岁，夏月伤暑，烦躁不得眠。用六一散，入牛黄少许，用竹叶、灯心草煎汤送下，日两服而愈。（《诚求集·不寐》）

益气聪明汤

药物组成：黄芪半两，甘草半两，芍药一钱，黄柏一钱（酒制，锉，炒黄），人参半两，升麻三钱，葛根三钱，蔓荆子一钱半。

加减：如烦闷或有热，渐加黄柏，春、夏加之，盛暑夏月倍之，如脾胃虚去之。

功效：令目广大，久服无内外障、耳鸣耳聋之患。又令精神过倍，元气自益，身轻体健，耳目聪明。

主治：饮食不节，劳役形体，脾胃不足，得内障，耳鸣或多年目暗，视物不能。

用法用量：上㕮咀。每服三钱，水两盏，煎至一盏，去滓温服，临卧近五更再煎服之。得睡更妙。

用药禁忌：忌烟火酸物。

处方来源：《东垣试效方》卷五。

头痛（谢映庐医案）

曾魁星，六月由家赴湾，舟中被风寒所客，恶寒头痛，连进发表，头痛愈甚。又与归、附、芎、芷之属，痛愈不耐，呻吟床褥。同事中见表之加重，补又加重，且有呻吟不已之状，莫敢措手。余诊之，脉来浮缓，二便、胸腹如常。问其所苦，仅云头痛，问其畏寒，亦惟点额，又问饮食若何，则曰腹中难过，得食稍可，又不能多食，所以呻吟也。余曰：此中气大虚，清阳不升，浊阴不降，以致头疼不息。过辛过温，非中虚所宜。本宜补中益气，则清阳可升，浊阴自降，而头患自除，中虚自实。但因前药辛温过亢，肾水被劫，故舌苔满黄，小水短赤，故用益气聪明汤，果一剂而愈。可见医贵精思，不可拘泥也。（《谢映庐医案·头痛门》卷一）

凉 膈 散

别名：连翘饮子、连翘消毒散。

药物组成：川大黄二十两，朴硝二十两，甘草二十两（爁），山栀子仁十两，薄荷叶十两（去梗），黄芩十两，连翘二斤半。

功效：养阴退阳，清热泻火，止渴除烦。泻火通便，清上泄下。

主治：上中二焦热邪炽盛，头昏目赤，烦躁口渴，胸膈烦热，口舌生疮，咽喉肿痛，睡卧不宁，谵语狂妄，便秘溲赤，以及小儿惊风、重舌、木舌、牙痛、翳障、疫喉属热火盛者。

制备方法：上为粗末。

用法用量：每服二钱，小儿半钱，水一盏，加淡竹叶七片、蜜少许，煎至七分，去滓，食后温服。得利下住服。

用药禁忌：孕妇勿服。

备注：连翘饮子（《黄帝素问宣明论方》卷六）、连翘消毒散（《外科心法》卷七）。

处方来源：《太平惠民和剂局方》卷六。

1. 高热神迷，舌强难言（林上卿医案）

杨某，男，42岁，渔民。1977年6月8日诊。

舌强难言伴高热五日，察其壮热（T 39～40℃）神迷，面色红赤，口流稠涎，大腹膨胀，便秘溺赤，舌质红绛，脉象洪大。追溯烟酒成性，嗜辛好辣，以致实热内蕴，痰火扰心，拟转石膏清心泻火，化痰开窍。连翘、蜂蜜各 30g，大黄（后下）、黄芩、薄荷、竹叶、远志各 15g，栀子、甘草、芒硝、菖蒲各 10g。水煎，分三次温服。

药后二便通畅，发热稍退，舌强减轻。步上方二剂，大便四次，热退神清，舌动灵活。继以调理心脾而安。（《桐山济生录》）

2. 疟疾昏睡呓语，痞胀呕逆（张路玉医案）

顾玉书疟发即昏睡呓语，痞胀呕逆。切其气口，独见短滑，乃有宿滞之象。与凉膈散，易人中黄，加草果仁，一剂而霍然。（《续名医类案·疟》卷七）

3. 霍乱（许珊林医案）

一人腹痛如绞，上吐下泻，面目俱赤，舌苔老黄，舌尖赤而起刺，肢冷脉伏，烦躁如狂，饮不解渴，吐泻之物酸臭不可近。此暑秽之毒，深入于里，仿凉膈散法加石膏、银花，化其在里之暑毒。

一剂而吐泻定，舌苔转为鲜赤，略带紫色，脉出洪大。此为热搏血分，以竹叶石膏汤加细生地、丹皮、银花、山栀，一剂而愈。（《清代名医医话精华·许珊林医案精华》）

4. 伤食吐泻发热（张路玉医案）

幼科汪五符，夏月伤食呕吐，发热颅胀，自利黄水，遍体肌肉扪之如刺。六脉模糊，指下似有如无，足胫不温。自谓阴寒，服五积散一剂，热愈炽，昏卧不省。第三日利不止，时谵语，至夜尤甚。或以为伤暑，与香薷饮，遂头面汗出如蒸，喘促不宁，足冷下逆。或以为大寒，而脉息模糊，按之殊不可得，以为阳脱之候，欲猛进参、附。或以为阴症断无汗出如蒸之理，脉虽虚而症则大热，当用人参白虎。争持未决。张诊之曰：六脉如此，而心下按之大痛，舌上灰刺如芒，乃食填中宫，不能鼓运，其脉往往如此。与凉膈散下之，一剂神思顿清，脉亦顿起。倘投参、附，其能免乎？（《续名医类案·饮食伤》卷九）

5. 石淋腰腹痛（史道生医案）

李某，男，40岁。初诊：1970年4月9日。

主诉：自述以往体健神充，偶有腰痛，旋即消失。1970年4月8日晨起左腰区及左胁下腹部突感阵发剧烈绞痛，腹部平片未见结石阴影，经多次注射止痛针剂，但剧痛有增无减。于4月9日邀余会诊。

诊查：患者面苍白，出冷汗，轻度头痛，寒热，精神疲惫，左腰腹部阵发性剧痛拒按，大便燥，小便短赤涩痛，苔黄而燥，脉滑数，沉取有力。

辨证：湿热蕴结三焦（左输尿管结石待排除）。

治法：清解上焦，荡涤中下焦。

处方：连翘12g，薄荷6g，黄芩10g，芒硝12g，炒栀子12g，酒大黄10g，金钱草60g，竹叶12g，生甘草6g。三剂。

初服上方药一剂后，腰腹剧痛即渐缓解；二剂后腑气已通，大小便荡下而畅；三剂服尽即由尿中排出黄豆大珊瑚状结石一枚，诸恙悉平。（《中国现代名中医医案精华（一）》）

6. 小儿高热动风（林上卿医案）

刘某，男，6岁，1978年4月5日诊。

其母代诉：发热（T 38.6～39℃）、手足厥冷5日。因误治热盛动风。辰下症见：壮热（T 39.2～40℃）无汗，口噤气粗，两手抽搐，心烦躁扰，尿赤而臭，腹胀便秘，舌红苔黄燥，脉弦数。此膈热腑实，引动肝风，投活命金丹为治。连翘、蜂蜜各15g，大黄（后下）、黄芩、栀子、竹叶、青黛各6g，薄荷、芒硝（冲）各5g，板蓝根10g。一剂。

药后大便2次，秽臭、发热、抽搐减轻。步上方，硝、黄量减半，再进三剂。诸恙均瘥，续以调理肝脾数日而安。（《桐山济生录》）

7. 齿痛（薛己医案）

一老人齿痛，午后即发，至晚尤甚，胃脉数而实。以凉膈散加荆芥、防风、石膏，一剂而瘳。（《外科发挥·咽喉》卷六）

8. 脑血栓形成（林上卿医案）

陈某，男，57岁，渔民。1978年8月3日诊。

神昏不语伴右半身不遂六日，西医诊为"脑血栓形成"，病势危重，邀余急诊。兼见面红赤，呼吸气粗，高热（T 39.2～39.5℃）无汗，大便三日未行，小便短赤，舌红绛卷缩，脉洪大。查素有高血压病史，又嗜酒无度。证属膈热腑实，上扰心神，引动肝风。以凉膈散加羚羊角，清心泻腑，平肝息风。连翘30g，大黄（后入）、黄芩、甘草各20g，薄荷、栀子、竹叶各15g，蜂蜜

60g，羚羊角 3g（磨冲服）。一剂。

药后便下甚多，全身微微汗出，发热渐退。步上方 2 剂，二便通利，发热渐平，神志渐清，能进少量稀粥。乃热平风息，改滋养肝肾调治。（《桐山济生录》）

酒蒸黄连丸

别名：酒煮黄连丸、酒连丸、黄龙丸、小黄龙丸、独连丸。

药物组成：黄连四两（以无灰好酒浸面上约一寸，以重汤熬干）。

功效：治膈热，解酒毒。除热气，止烦渴，厚肠胃。

主治：胃肠积热，泻痢，消渴，反胃呕吐。暑毒伏深，及伏暑发渴者。酒痔下血。呕吐恶心，伤酒过多，脏毒下血，大便泄泻。消瘅。伤于酒，每晨起必泻，身热下痢鲜血，烦渴多渴，或伤热物过度。三消。一切热泻。嘈杂吞酸，噎膈反胃，吐酸、干呕、胃痛、挟虫者。酒瘅。砂疥。

制备方法：上为细末，糊为丸，如梧桐子大。

用法用量：每服 30 ～ 50 丸，滚水送下。

备注：酒煮黄连丸（《鸡峰普济方》卷五）、酒连丸（《三因极一病证方论》卷十五）、黄龙丸（《太平惠民和剂局方》卷二吴直阁增诸家名方）、小黄龙丸（《世医得效方》卷二）、独连丸（《普济方》卷一七七引《神效方》）。

处方来源：《类证活人书》卷十八。

历节〔陈自明医案〕

邓安人夏月亦病历节，痛不可忍，诸药不效。良甫诊之，人迎与心脉虚。此因中暑而得之，令先服酒蒸黄连丸。众医莫不笑。用此药一服即愈，自后与人良验。(《续名医类案·痛痹》卷十三)

调中益气汤

药物组成： 黄芪一钱，人参五分（去芦头），甘草五分，苍术五分，柴胡二分，橘皮二分，升麻二分，木香一分或二分。

加减： 如时显热燥，是下元阴火蒸蒸发也，加真生地黄二分、黄柏三分；如大便虚坐不得，或大便了而不了，腹中常逼迫，血虚血涩也，加当归身；如身体沉重，虽小便数多，亦加茯苓二分，苍术一钱，泽泻五分，黄柏三分；如胃气不和，加汤洗半夏五分，生姜三片；有嗽者，去人参，加生姜、生地黄各二分；如痰厥头痛，加半夏二分；如腹中气不得运转，更加橘皮一钱。

主治： 脾胃虚弱，四肢满闷，肢节烦疼，难以屈伸，身体沉重，烦心不安，忽肥忽瘦，四肢懒倦，口失滋味，腹难舒伸，大小便清利而数，或上饮下便，或大便涩滞不行，1～2日一见；夏月飧泄，米谷不化，或便后见血、见白脓，胸满短气，膈咽不通，或痰嗽稠黏，口中沃沫，食入反出，耳鸣耳聋，目中流火，视物昏花，䏶肉红丝，热壅头目，不得安卧，嗜卧无力，不思饮食，脉弦洪缓而沉，按之中之下得，时一涩。

制备方法：上锉，如麻豆大，都作一服。

用法用量：水两大盏，煎至一盏，去滓，带热服，宿食消尽服之。

备注：《兰室秘藏》有黄柏，无木香。

处方来源：《脾胃论》卷中。

1. 气逆喘息（陈三农医案）

一人怒气感寒，小腹有块，气逆上行，喘息不安。众用散气降气药，益甚。曰：此因汗下过多，伤其胃气，胃气虚，为冲脉所逆，并胁下少阳脉二道而反行，病多厥逆。以调中益气汤加炒黄柏、炒青皮，一剂而愈。（《续名医类案·诸气》卷十四）

2. 虚损发热头痛（陈三农医案）

陈三农弟，昏倦发热，头痛恶风。因中气太虚，元气下陷，阳气不充而头痛，形气衰少而内热。用调中益气汤加葛根，一剂而安，更制脾肾丸，服逾月向愈。（《续名医类案·虚损》卷十一）

通 关 丸

别名：滋肾丸、坎离丸、知母黄柏滋肾丸、大补滋肾丸、泄肾丸、通关滋肾丸。

药物组成：黄柏一两（去皮，锉，酒洗，焙），知母一两（锉，酒洗，焙干），肉桂五分。

主治：热在下焦血分，口不渴而小便闭。肾虚蒸热，脚膝无力，阴痿阴汗，冲脉上冲而喘，及下焦邪热。

制备方法：上为细末，熟水为丸，如梧桐子大。

用法用量：每服100丸，空心白汤送下。药后顿两足，令药易下行，如小便利，前阴中如刀刺痛，当有恶物下为验。

备注：滋肾丸（原书同卷）、坎离丸（《明医指掌》卷二）、知母黄柏滋肾丸、大补滋肾丸（《医林绳墨大全》卷六）、泄肾丸（《医部全录》卷二六五）、通关滋肾丸（《全国中药成药处方集》上海方）。本方改为汤剂，名"滋肾通关饮"（见《丁甘仁医案》卷六）。

处方来源：《兰室秘藏》卷下。

1. 癃闭（李东垣医案）

长安王善夫病小便不通，渐成中满，腹坚如石，脚腿裂破出水，双睛凸出，饮食不下，痛苦不可名状。治满、利小便、渗泄之药服遍矣。予诊之曰：此乃奉养太过，膏粱积热，损伤肾水，致膀胱久而干涸，小便不化，火又逆上，而为呕哕。《难经》所谓关则不得小便，格则吐逆者。洁古老人言：热在下焦，但治下焦，其病必愈。遂处以北方寒水所化大苦寒之药，黄柏、知母各一两，酒洗焙碾，入桂一钱为引，熟水丸如芡子大。每服二百丸，沸汤下。少时如刀刺前阴火烧之状，溺如瀑泉涌出，床下成流，顾盼之间，肿胀消散。（《本草纲目·檗木》卷三十五）

2. 癃闭（余听鸿医案）

常熟西乡大市桥宗福湖，小便不通。延医治之，不外五苓、导赤、通草、滑石之类，无效。已十三日未能小便，少腹高硬作痛，汗出气促，少腹按之石硬。余进通关法，加地黄，重用肉桂，一剂而通，溲仍未畅，少腹两旁仍硬，脐下中间三指阔已软。余曰：此阳气未得运化也。进以济生肾气汤大剂，少腹以葱姜水熏洗，三日溲畅如前。

《内经》云：膀胱为州都之官，气化则能出矣。若专于利水，而不挟以温药，则愈利愈塞矣。（《余听鸿医案》）

3. 癃闭（熊寥笙医案）

周某，男，40岁。

主诉：病者患肾炎已二月余，住厂职工医院治疗。三日来忽小便不通，故邀余会诊。

诊查：见小腹胀，大腹肿，小便涩痛，色赤，有时点滴而出，至今四日，未正式解一次小便，恐转为尿毒症。舌红少津，口干，不敢喝水。六脉沉数。

辨证：热结下焦，肾与膀胱俱热，无阴则阳无以化，故小便不通。

治法：宜滋肾泻火，滋肾丸主之。

处方：黄柏12g，炒知母12g，蒙桂末1.5g（冲服）。3剂，每日1剂，水煎，分3次服。外治法：用活田螺一个，肉捣为泥，入麝香末（研细）少许，敷脐上，外包药棉、纱布，以胶布固定，24小时内，小便即通。每日换一次药。

药后小便通利，病脱险境，仍用西药治疗肾炎。（《中国现代名中医医案精华（二）》）

4.齿痛（王孟英医案）

谢君再华之室，偶患齿痛，日以加甚，至第五日，知余游武林，拉往视之。已呻吟欲绝，浑身肉颤，按脉不能准，问病不能答，苔色不能察，惟欲以冷物贴痛处。余谛思良久，令以淡盐汤下滋肾丸三钱，外以坎宫锭涂痛处，吴茱萸末醋调贴涌泉穴。

次日复诊，已谈笑自若，如常作针黹矣。向余致谢曰：昨夜一饮即寐，而病如失，真仙丹也。余曰：昨日大窘，若非素知为肝阳内炽之体，几无措手。今火虽降，脉尚弦数，宜用滋潜善后。以一贯煎方，嘱其熬膏服之，遂不复发。（《归砚录》卷四）

通 幽 汤

别名：导滞通幽汤、导气通幽汤。

药物组成：桃仁泥一分，红花一分，生地黄五分，熟地黄五分，当归身一钱，炙甘草一钱，升麻一钱。

功效：润燥通塞。以辛润之。润枯槁，通壅塞。调和气血，开通胃腑。

主治：胃肠燥热，阴液损伤，通降失司，噎塞，便秘，胀满。脾胃初受热中，幽门不通，上冲，吸门不开，噎塞，气不得上下。燥热内甚，血液俱耗，以致大便闭结。

用法用量：上㕮咀，都作一服。水两大盏，煎至一盏，去滓，食前稍热服之。

备注：本方方名，《东垣试效方》作"导滞通幽汤"；《中国医学大辞典》引作"导气通幽汤"。《兰室秘藏》本方用法：上都作一服，水二大盏，煎至一盏，去滓，调槟榔细末五分，稍热食前服之。《张氏医通》有生甘草，将成用药汁磨槟榔五分调服；《金匮翼》有大黄一钱。

处方来源：《脾胃论》卷下。

痔疮便血（林珮琴医案）

某，便燥出血，痔核肿痛。参东垣润燥通幽二汤，用熟地、生地、桃仁、火麻仁、红花、当归（酒润）、杏仁、甘草、枳壳，蜜丸。此入血分润燥结，服效。（《类证治裁·痔漏》卷七）

桑螵蛸散

药物组成：桑螵蛸一两，远志一两，石菖蒲一两，人参一两，茯神一两，当归一两，龙骨一两，龟甲一两（醋炙）。

主治：小便数，如稠米泔，色亦白，心神恍惚，瘦瘁食减，或男女虚损，阴萎梦遗。

制备方法：上为末。

用法用量：每服二钱，夜卧时以人参汤调下。

处方来源：《本草衍义》卷十七。

1. 小便不禁（张三锡医案）

一人病风狂，服甘遂等利药太过，小便不禁。服桑螵蛸散，未终一料而安。真桑螵蛸同桑皮、远志、菖蒲、龙骨、人参、茯苓、当归、龟板（醋炙），以上各一两。为末，以参汤调下二钱。（《续名医类案·小便不禁》卷二十）

2. 尿频尿浊如稠米泔（寇宗奭医案）

邻家有一男子，小便日数十次，如稠米泔，色亦白，心神恍惚，瘦瘁食减，以女劳得之。令服此桑螵蛸散，未终一剂而愈。（《本草衍义·桑螵蛸》卷十七）

黄 芪 汤

别名：参芪汤、参芪饮、保元丹、保元汤、调元汤。

药物组成：人参一钱，黄芪三钱，甘草一钱，肉桂五分至七分。

功效：补气温阳，滋养益气，扶弱补虚。

主治：元气虚弱，精神倦怠，肌肉柔慢，饮食少进，面青㿠白，睡卧宁静，痘顶不起，浆不足，及有杂证。气血不足，婴儿怯弱，痘毒内陷，面色苍白，气陷久泻，肢体无力，肺脾虚弱，恶寒自汗。

用药禁忌：血热毒壅之火证禁用；禁忌生冷。

备注：参芪汤（《痘疹活幼至宝》卷终）、参芪饮（《简明医瞉》卷六）、保元丹（《全国中药成药处方集》）（沈阳方）。

处方来源：《博爱心鉴》卷上。

1.噤口痢（张路玉医案）

陈进士触热锦旋，抵家即患河鱼腹疾。半月以来，攻克不效，遂噤口，粒米不入，且因都门久食煤火，肩背发胀，不赤不疼，陷伏不起，发呃神昏。诊之，六脉弦细欲绝，面有戴阳之色，所下瘀晦如烂鱼肠脑。症虽危，幸脉无旺气，气无喘促，体无躁扰，可进温补。但得补而痈肿发，便可无虞。遂疏保元汤，每服人参三钱，黄芪二钱，甘草、肉桂各一钱，伏龙肝汤代水煎服。

一啜而稀糜稍进，两啜而后重稍轻，三啜而痈毒坟起。疡医敷治其外，嘱守前方，十余剂而安。（《续名医类案·痢》卷八）

2.小儿发热（万密斋医案）

余氏子病热，诸医汗之、下之、和解之，皆不效。以虚热也，用调元汤加炒干姜，未尽剂而热除。（《续名医类案·发热》卷二十九）

3.小儿发热项软（万密斋医案）

一女嗜卧，发热项软，头倾倒不能举。诸医作风治，而迟疑不决。予至见之，谓诸医曰，此阳虚病也。盖头者诸阳之首，胃者诸阳之会，此女必乳食伤胃，胃气不足，故清阳不升，而项软不能任元也，可服调元汤。一剂而安，人皆叹服。（《幼科发挥》卷三）

4.小儿痘疹凝滞，身冷神昏（程从周医案）

康甫兄第四子两岁时出痘，痘颇顺而毒本轻，医视之，以为毒盛，不无过于解利，以致中虚；至八九日，上浆正行时乃复执于清热，不无过于寒凉，以致凝结。其夜忽然身冷，面如土色，浆滞不行，人事昏沉，呼吸欲绝。高原叔视为必死，将移别室以待尽。夜半，延余视之。予曰：速抱归卧房，可一剂而愈。盖此痘本非不治之症，乃寒凉太过，凝滞而然。予乃用保元汤重加桂、附，一剂而红晕回，数剂而痊愈矣。（《程茂先医案》卷一）

清 胃 散

别名：清胃汤、消胃汤。

药物组成：真生地黄三分，当归身三分，牡丹皮半钱，黄连六分（拣净）（如黄连不好，更加二分，如夏月倍之），升麻一钱。

功效：清胃凉血。

主治：胃经积热，上攻口齿，上下牙痛不可忍，牵引头脑，满面发热，其齿喜冷恶热，或牙龈溃烂，或牙宣出血，或唇口腮颊肿痛，口气臭热，舌咽干燥，舌红苔黄，脉滑大而数者。

制备方法：上为细末，都作一服。

用法用量：以水一盏半，煎至七分，去滓，放冷服之。

备注：清胃汤（《疮疡经验全书》卷一）。消胃汤（《不知医必要》卷二）。

处方来源:《脾胃论》卷下。

1. 滞颐（薛己医案）

一小儿滞颐，面色赤，手指热，用泻黄散，一服而愈。后因乳母饮酒，其子复患前症，用东垣清胃散加干葛、神曲、麦芽，母子并服而愈。（《保婴撮要·滞颐》卷五）

2. 牙痛晕厥，两腮红肿（孙一奎医案）

昆池内人，患牙痛，一晚晕厥三次，次日两腮红肿，痛不可支，且洒淅恶寒，寝食以废。与清胃汤加石膏为君，白芷为臣，连翘为佐，北细辛为使，服之痛如失。外以明矾为末，大五倍子一枚，入矾满之，炭火炙，以矾红炙为末，不时擦牙，痛处立止，此方多效。（《续名医类案·齿》卷十七）

3. 重舌肿痛（柴屿青医案）

满少司农讳兆惠，内阁侍读，同在军机处值宿，患重舌肿痛。问曰：曾服通经散泻火，而病不除，何也？答曰：火有诸经，岂可混治诛伐无过？幸汝年少，未至大害。诊其右关洪实，胃火特甚。时已薄暮，清胃散一服，而次早霍然。（《续名医类案·舌》卷十八）

清 脾 汤

别名:清脾饮子、清脾饮、九味清脾汤。

药物组成：青皮（去白）、厚朴（姜制，炒）、白术、草果仁、柴胡（去芦）、茯苓（去皮）、半夏（汤泡七次）、黄芩、甘草（炙）各等份。

主治：瘅疟脉来弦数，但热不寒，或热多寒少，膈满能食，口苦舌干，心烦渴水，小便黄赤，大便不利。妊娠疟疾。

用法用量：上咬咀，每服四钱，以水一盏半，加生姜五片，煎至七分，去滓温服，不拘时候。

备注：清脾饮子（《保婴撮要》卷七）、清脾饮（《济阴纲目》卷九）、九味清脾汤（《泻疫新论》卷下）

处方来源：《严氏济生方》卷一。

小儿疟疾兼痫（夏禹铸医案）

乌沙夹邑庠程灼公子，九岁时得病，请余往治。群医在座，抱儿出，两挑破筋肉，脓血淋漓，惨不忍见。每日夜抽掣数十余回，壮热不退。余戏问曰：如此一症，诸位填门，治胡不愈，愿闻各用之药。有以竹沥坠痰言者，有以牛黄镇惊丸言者，有以天麻、钩藤定惊言者，有归咎于挑筋用火之为害者。余不禁掩口胡卢，此症君辈不知也。交口请以症示。曰：此阳疟兼阳痫也，如此治法，症有万千，吾不知从何处说起。中一人问曰：先生认法得自何书。余曰：唐许胤宗有曰，医者意也，思精则得之，自我作祖，何书之有。众皆默然。用天保采薇汤各一钱五分，半夏倍之，共三两许。一服抽定，烧热减半，随用清脾饮（比本方多陈皮、大枣），一剂痊愈。（《幼科铁镜·辨痫病》卷三）

清 燥 汤

别名： 茯苓燥湿汤。

药物组成： 黄连一分（去须），酒黄柏一分，柴胡一分，麦冬二分，当归身二分，生地黄二分，炙甘草二分，猪苓二分，建曲二分，人参三分，白茯苓三分，升麻三分，橘皮五分，白术五分，泽泻五分，苍术一钱，黄芪一钱五分，五味子九枚。

主治： 痿厥之病，腰以下痿软，瘫痪不能动，行走不正，两足欹侧。小儿自汗，或因热伤元气，大小便秘涩。

制备方法： 上㕮咀，如麻豆大。

用法用量： 每服半两，以水二盏半，煎至一盏，去滓，稍热，空心服。

备注： 茯苓燥湿汤（《东垣试效方》卷九）。

处方来源：《脾胃论》卷下。

痹证（韩飞霞医案）

一都司，因哭弟成疾，饮食全绝，筋骨百节皮肤无处不痛，而腰为甚。一云肾虚宜补，或云风寒宜散。韩曰：此亦痹证。其脉涩，正东垣所谓非十二经中正疾，乃经络奇邪也。必多忧愁转抑而成。若痰上，殆矣。补则气滞，散则气耗。乃主以清燥汤，连进三瓯，遂因睡至五鼓，无痰，觉少解，脉之，减十之三，遂专用清燥汤加减与之，十剂而愈。（《古今医案按·痹》卷八）

清暑益气汤

别名：清暑益气丸。

药物组成：黄芪一钱（汗少减五分），苍术一钱（泔浸，去皮），升麻一钱，人参五分（去芦），泽泻炒曲五分，橘皮五分，白术五分，麦冬三分（去心），当归身三分，炙甘草三分，青皮二分半（去白），黄柏二分或三分（酒洗，去皮），葛根二分，五味子九枚。

加减：若中满老，去甘草；咳甚者，去人参；如口干、咽干者，加干葛；如烦乱犹不能止，少加黄连以去之；如气浮心乱，则以朱砂安神丸镇固之，得烦减，勿再服；如心下痞，亦少加黄连；长夏湿土客邪火旺，可以权加苍术、白术、泽泻，上下分消其湿热之气也；湿气大胜，主食不消化，故食减，不知谷味，加炒曲以消之。复加五味子、麦冬、人参泻火，益肺气，助秋损也；浊气在阳，乱于胸中，则腹满闭塞，大便不通，夏月宜少加酒洗黄柏大苦寒之味，冬月宜加吴茱萸大辛苦热之药以从权，乃随时用药，以泄浊气之下降也；清气在阴者，乃人之脾胃气衰，不能升发阳气，故用。

功效：清热益气，化湿生津。

主治：平素气阴俱虚，感受暑湿，身热头痛，口渴自汗，四肢困倦，不思饮食，胸闷身重，便溏尿赤，舌淡苔腻，脉虚弱。

制备方法：上咬咀。

用法用量：都作一服，以水两大盏，煎至一盏，去滓，食远温服。剂之多少，临病斟酌。

备注：本方改为丸剂，名"清暑益气丸"（见《饲鹤亭集方》）。

处方来源：《脾胃论》卷中。

1. 中暑（夏禹铸医案）

穿山郡庠方绍文，仅一子，乃予婿。十七岁抱疾。以予只知幼科，延两方脉共治。彼见口说诡话，便作热治，用尽犀角、连翘、芩、膏凉剂，疾益加甚，急闻于予。予往见，直卧如尸，口气冰冷，唇舌皆白。乃中暑之证，误作中热，大可怪也。用清暑益气汤，一服立愈。此大方脉切脉，不如小儿科望色辨窍为妙之一证也。（《幼科铁镜·辨中暑中热》卷五）

2. 中暑昏晕瘛疭（陈斗岩医案）

伦司成，舟中遇，昏晕不知人，自汗瘛疭。民以为中风。陈曰：人迎脉过盛，病因饮后便凉，痰火妄动，非中风也。以清暑益气汤，一剂而愈。（《名医类案·暑》卷二）

越 鞠 丸

别名：芎术丸、越曲丸。

药物组成：苍术、香附、抚芎、神曲、栀子各等份。

功效：解诸郁。

主治：六郁。

制备方法：上为末，水泛为丸，如绿豆大。

备注：芎术丸（原书同卷）、越曲丸（《松崖医径》卷下）。

处方来源：《丹溪心法》卷三。

1. 不寐（佚名者医案）

叶先生朝荣，号见山，少师台山公之父也。中年得奇病，不知所由来。亦无他苦，第不能睡，每睡欲合眼，则背蓬蓬然动，始如斗大，渐渐缩至背心，仅如钱孔，则涌起醒矣。以此三年不成寐，遂骨立。延医诊之，医不能名其病，第见其骨立，则以为损也，用参、苓诸药补之，愈补愈甚，且将就木。父忧之，遍访名医，得十人，莫适与也……家人相对涕泣，计无所出，先生忽见一人，星冠道服，自空下，拊而告曰："君何病，服越鞠丸，愈矣。"遂然去。异之，以询医。医曰："方诚有之，平平无奇耳，安能愈君？君病久恍惚，何言神也。"问方载何书？曰在《丹溪心法》。问何疗？曰疗郁。先生瞿然曰："得之矣。往余再丧妻，四丧子，复丧妹，最后丧母，骨肉之痛，连绵不绝，哭泣悲伤，五衷菀结，今兹之病，由郁生也，神告我矣。"遂合一剂服之，即成寐，再服则通宵安寝，三日而起矣。（《历代笔记医事别录·内科疾病证治门》）

2. 食郁证伴疝气（周南医案）

服部武右卫门，六十一岁。素有疝气，胃有积滞，饮食或腻滞、或作胀，大便酸臭，时时作泄，盖已有年。此食郁症也，而非脾胃虚也。若用止泄药而郁益其矣。脉弦滑。宜用越鞠方，倍神曲以治食郁，加木香、川楝以治疝气。服三剂当效。

彼初服一剂，去大便甚多，即骇而不再服。越数日，腹中觉和，犹疑是泻药而不敢服，复来询其故。明谕前所多去者，乃积垢也，终剂当愈。服之，果然腹中大快，疝亦平。复十剂而饮食增，不复作泄矣。(《千金要方其慎集》卷二）

趁 痛 丸

别名：控涎丹、妙应丸、控痰丹、子龙丸、控涎丸。

药物组成：甘遂、白芥子（微炒）、大戟各等份。

功效：涤痰逐饮。

主治：痰饮停于胸胁，或流窜经络，致胸胁、腰背、手足、头项走窜疼痛，坐卧不安，饮食乏味；痰核瘰疬。

制备方法：上为细末，滴水和作饼子，炙黄色，为细末，醋煮面糊为丸，如绿豆大。

用法用量：每服10丸，冷酒送下，利则止后服。

用药禁忌：孕妇忌服，体弱者慎服。

备注：控涎丹（《三因极一病证方论》卷十三）、妙应丸（《万氏家传保命歌括》卷九）、控痰丹（《仁术便览》卷三）、子龙丸（《外科全生集》卷四）、控涎丸（《中华人民共和国药典》一部）。

按：本方用法，《中华人民共和国药典》：将三味粉碎，过筛，混匀，另取米粉或黄米粉240g调稀糊泛丸。每服1～2g，一日1～2次，用开水或枣汤、米汤送服。

处方来源：《脚气治法总要》卷下。

1. 胃脘痛（张梦侬医案）

1938年春，张某，男，40岁。素喜饮冷酒，经常发胃痛。受寒则痛发，寒甚则痛剧。已经多年，每年必有几次剧痛。今脘中痞硬如石，绞痛欲死，手捶足蹬，床板为折。视面容痛苦，呕吐，便闭，舌苔白厚，脉象弦滑，右甚。诊断为痰饮水气挟食滞搏结于中，中焦阻滞，上下不通。投以控涎丹（煨甘遂、去心大戟、白芥子三味各等份，共炒研细末，蒸枣去核及皮，取枣肉捣和为丸，小豆大，晒干），痰饮从吐泻而出，气通痛止。再与汤剂而安。

善后方：藿香、葛花、法半夏、厚朴、白茯苓、陈皮、枳椇子、神曲、泽泻各10g，炒黄连、吴茱萸各5g，炙甘草6g，生姜3片。（《临证会要》）

2. 右股外侧剧痛（刘树农医案）

有一男性，约50岁，嗜杯中物，一夜突发右股外侧剧痛，彻夜不眠，日间痛稍可，就诊于余。见其面色鲜明，脉弦沉，断其为痰饮袭于经脉之间。嘱服控涎丹1.5g，旋得水泻3次，疼痛顿失。（《内科名家刘树农学术经验集》）

3. 咳喘重证（曹颖甫医案）

有黄松涛者，住城内广福寺左近，开设玉器店，其母年七旬许，素有痰饮宿疾，数年未发，体甚健。某秋，忽咳嗽大作，浊痰稠黏，痛牵胸胁，夜不能卧，卧则咳吐，胀痛更甚，前所未见。病发三日，乃延余诊。其脉弦数，气急促，大便三日未行，力惫声嘶，喘不能续，证已危险。余乃告其家人曰，此属痰饮重证，势将脱，君不急救，再延片刻，无能为矣。于是急取控涎丹一钱五分，以开水冲玄明粉三钱吞送。

不久，咳减，气急稍定。至晚，大便下，作黑色，能安眠。达旦，诸恙尽失。于是始知控涎丹系十枣汤变其体制，用以备急者也。然考此病本皂荚丸证，《金匮》所谓咳逆上气，时时吐浊，但坐不得眠，皂荚丸主之是也。但此证来势暴厉，病体已不支，恐皂荚丸性缓，尚不足以济急耳。（《经方实验录》中卷）

4. 左胁痞闷，按之有声（罗天益医案）

一人但饮食，若别有一咽喉，斜过膈下，径达左胁，而作痞闷，以手按之，则沥沥有声。以控涎丹十粒服之，少时痞处热，作一声，转泻下痰饮二升，再食正下而达胃矣。（《名医类案·咽喉》卷七）

紫 苏 饮

别名：七宝紫苏饮、紫苏和气饮、紫苏散、紫苏汤。

药物组成：大腹皮半两，人参半两（去芦），川芎半两（洗），陈橘皮半两（去白），白芍半两，当归三钱（洗，去芦，薄切），紫苏茎叶一两，甘草一钱（炙）。

功效：催生顺产。

主治：妊娠子悬，浮肿；气结难产；妇人瘦弱而经闭；伤寒头痛发热，遍身疼痛。

制备方法：上各锉细，分作三服。

用法用量：每服用水一盏半，加生姜四片，葱白七寸，煎至七分。去滓，空心服。

备注：七宝紫苏饮（《医方类聚》卷二二四引《管见大全良方》）、紫苏和气饮（《古今医鉴》卷十二）、紫苏散（《证治准绳·伤寒》卷七）、紫苏汤（《胎产要诀》卷上）。本方方名，《简易》引作"紫苏饮子"（见《医方类聚》）。方中白芍，《郑氏家传女科万金方》作赤芍；《胎产秘书》作白术。《女科指掌》有砂仁；《灵验良方汇编》有香附，无人参。

处方来源：《普济本事方》卷十。

子悬（孙一奎医案）

费少坦乃眷，妊已九月，痰多喘嗽，胎气上逆，眼撑不能起，两太阳微疼。此子悬症兼痰火也。以大紫苏饮为主，才服一帖，即不上逆，胸膈顿宽。惟喘咳不止，与七制化痰丸则安。紫苏饮：紫苏、腹皮、川芎、白芍、陈皮、当归、干姜、人参、甘草、葱白。（《续名医类案·子悬》卷二十四）

黑 龙 丹

别名：琥珀黑龙丹、黑龙丸、神应黑龙丸。

药物组成：当归一两，五灵脂一两，川芎一两，高良姜一两，干地黄一两（生者）（上锉细，入一橡头沙盒内，赤石脂泥缝纸筋，盐泥固济，封合，炭火10斤煅通红，去火候冷，开取盒子，看成黑糟，乃取出细研，入后药），百草霜五两（别研），硫黄一钱半，乳香一钱半，花乳石一钱，琥珀一钱。

主治： 妇人产后一切血疾垂死者。淋露不快，儿枕不散，积瘕坚聚，按之攫手，疼痛攻心，困顿垂死者；产后难生，或胎衣不下；产后血晕，不省人事，状如中风；血崩恶露不止，腹中血刺疼痛，血滞浮肿，血入心经，语言颠倒，如见鬼神，身热头痛，或类疟状，胎前、产后一切危急垂死。

制备方法： 上为细末，米醋煮糊为丸，如弹子大。

用法用量： 每服一丸，炭火烧通红，生姜自然汁与无灰酒各一合，小便半盏，研开，顿服。

备注： 琥珀黑龙丹（《太平惠民和剂局方》卷九吴直阁增诸家名方）、黑龙丸（《医学纲目》卷三十五）、神应黑龙丸（《同寿录》卷三）。

处方来源：《三因极一病证方论》卷十八。

1. 产后头痛心痛目痛更作（陈自明医案）

仲氏嫂金华君，在秦产七日而不食，始言头痛。头痛而心痛作，既而目睛痛如割，如是者更作更止，相去才瞬息间。每头痛甚欲取大石压，食久渐定。心痛作则以十指抓壁，血流掌；痛定，目复痛，又以两手自剜取之，如是者十日不已。国医二三辈，郡官中有善医者亦数人，相顾无以为计。且言其药犯芎，可以愈头痛；犯姜黄，可以治心痛。率皆悠悠不根之言，竟不知病本所起。张亦困顿，医益术殚。余度疾势危矣，非神丹（黑龙丹）不可愈。方治药而张召余。夫妇付以诸子，与仲氏别惨，恒不复言。余瞑目戒张曰：弟安心养疾。亟出召伯氏曰：事急矣，进此丹可乎？仲氏尚迟迟以两旬不食，恐不胜任。

黄昏进半粒，疾少间；中夜再服药下，瞑目寝如平昔；平旦一行三升许，如蝗虫子，三疾减半；巳刻又行如前，则顿愈矣。遣荆钗辈视之，奄殆无气。午后体方凉，气方属，乃微言索饮，自此遂平复。大抵产者，以去败恶为先，血滞不快乃至是尔。（《妇人大全良方·产后门》卷十八）

2. 产后受惊（佚名者医案）

卢道原侍郎再帅泾原，时姨母妊娠，至临潼就蓐。后数日，有盗夜入其室，惊怖成疾，众医不能治。乃以怆弟尝遗此药（黑龙丹），服之遂安。（《妇人大全良方·产后门》卷十八）

黑 锡 丹

别名：医门黑锡丹。

药物组成：沉香一两（镑），附子一两（炮，去皮脐），胡芦巴一两（酒浸，炒），阳起石一两（研细，水飞），茴香一两（舶上者，炒），补骨脂一两（酒浸，炒），肉豆蔻一两（面裹，煨），金铃子一两（蒸，去皮核），木香一两，肉桂半两（去皮），黑锡二两（去滓称），硫黄二两（透明者，结沙子）。

功效：克化饮食，养精神，生阳逐阴，消磨冷滞，除湿破痛，安宁五脏，调畅六腑。升降阴阳，补虚益元，坠痰。

主治：脾元久冷，上实下虚，胸中痰饮，或上攻头目彻痛，目睘昏眩；及奔豚气上冲，胸腹连两胁，膨胀刺痛不可忍，气欲绝者；及阴阳气上下不升降，饮食不进，面黄羸瘦，肢体浮肿，五种水气，脚气上冲；及牙龈肿痛，满口生疮，齿欲落者；兼治脾寒心痛，冷汗不止；或卒暴中风，痰潮上膈，言语艰涩，神昏气乱，喉中痰响，状似瘫痪，曾用风药吊吐不出者；或触冒寒邪，霍乱吐泻，手足逆冷，唇口青黑；及男子阳事痿怯，脚膝酸软，行步乏力，脐腹虚鸣，大便久滑；及妇人血海久冷，白带自下，岁久无子，血气攻注头面四肢；兼疗膈胃烦壅，痰饮虚喘，百药不愈者。真元虚惫。

制备方法：上用黑盏，或新铁铫内，如常法结黑锡、硫黄沙子，地上出火毒，研令极细，余药并传杵罗为细末，都一处和匀入研，自朝至暮，以黑光色为度，酒糊为丸，如梧桐子大，阴干，入布袋内，擦令光莹。

用法用量：每服三十～四十粒，空心姜盐汤或枣汤下；妇人艾醋汤下；风涎诸疾用此药一百粒煎姜、枣汤灌之，压下风涎，即时苏醒。

备注：医门黑锡丹（《中药成方配本》）。《普济方》引《海上方》无阳起石，有巴戟天；《普济方》引《如宜方》无木香。

处方来源：《太平惠民和剂局方》卷五（吴直阁增诸家名方）引桑君方。

吐血（喻嘉言医案）

黄湛侯素有失血病，一晨起至书房，陡暴一口，倾血一盆，喉间气涌，神思飘荡，壮热如蒸，颈筋粗劲。诊其脉，尺中甚乱。曰：此昨晚太犯房劳，自不用命也。因出验血，色如太阳之红……再至寝室，谓曰：少阴之脉系舌本。少阴者，肾也。今肾中之血，汹涌而出，舌本已硬。无法可以救急……不得已用丸药一服，坠安元气。若气转丹田，尚可缓图。因煎人参浓汤，下黑锡丹三十粒。喉间汩汩有声，渐下入腹。顷之，舌柔能言，但声不出。余亟用润下之剂，以继前药。遂与阿胶一味，重两许，溶化，分三次热服，溉以热汤，半日服尽。身热渐退，劲筋渐消。进粥，与补肾药，连服五日，声出喉清，人事向安。但每日尚出深红之血盏许。因时令大热，遵《内经》热淫血溢，治以咸寒之旨，于补肾药中，多加秋石，服之遂愈。(《寓意草》)

痛泄要方

别名： 白术防风汤、防风芍药汤、白术芍药散、痛泻要方、痛泻丸。

药物组成： 炒白术三两，炒芍药二两，炒陈皮一两半，防风一两。

加减： 久泻，加升麻六钱。

主治： 肝木乘脾，痛泻不止。

制备方法： 上锉，分八帖。

用法用量： 水煎或丸服。

备注： 白术防风汤（《叶氏女科证治》卷二）、防风芍药汤（《不知医必要》卷三）。本方方名，《古今医统大全》引作"白术芍药散"；《医方考》引作"痛泻要方"；《医林纂要》引作"痛泻丸"。

处方来源： 方出《丹溪心法》卷二，名见《医学正传》卷二引刘草窗方。

痛泻（李铎医案）

李，二八，病后遭家难，悲哀过甚，痛泻交作，不饥不食。此木克土也。用痛泻要方加肉桂、木瓜，一剂痛泄减半，二剂痊愈。（《医案偶存·泄泻》卷六）

普济消毒饮子

别名：普济消毒散。

药物组成：黄芩半两，黄连半两，人参三钱，橘红二钱（去白），玄参二钱，生甘草二钱，连翘一钱，牛蒡子一钱，板蓝根一钱，马勃一钱，白僵蚕七分（炒），升麻七分，柴胡二钱，桔梗二钱。

加减：如大便硬，加酒煨大黄一钱或二钱以利之。肿势甚者宜砭刺之。

功效：清热解毒，祛疬疫之气。

主治：时毒，大头天行，初觉憎寒体重，次传头面肿盛，目不能开，上喘，咽喉不利，舌干口燥。

制备方法：上为细末。

用法用量：半用汤调，时时服之；半蜜为丸，噙化之。或加防风、薄荷、川芎、当归身，咬咀，如麻豆大。每服五钱，水两盏，煎至一盏，去滓，食后稍热，时时服之。

备注：普济消毒散（《温疫论》卷二）。本方方名，《医方集解》引作"普济消毒饮"。

处方来源:《东垣试效方》卷九。

1. 大头瘟（李东垣医案）

泰和二年，先师以进纳监济源税，时四月，民多疫疠，初觉憎寒体重，次传头面肿盛，目不能开，上喘，咽喉不利，舌干口燥，俗云大头天行，亲戚不相访问，如染之，多不救。张县承侄亦得此病，至五六日，医以承气加蓝根下之，稍缓。翌日，其病如故，下之又缓，终莫能愈，渐至危驾。或曰李明之存心于医，可请治之，遂命诊视，具说其由。先师曰：夫身半以上，天之气也，身半以下，地之气也。此邪热客于心肺之间，上攻头目而为肿盛，以承气下之，泻胃中之实热，是诛罚无过，殊不知适其所至为故。遂处方，用黄芩、黄连味苦寒，泻心肺间热以为君；橘红苦平，玄参苦寒，生甘草甘寒，泻火补气以为臣；连翘、鼠黏子、薄荷叶苦辛平，板蓝根味苦寒，马勃、白僵蚕味苦平，散肿消毒、定喘以为佐；新升麻、柴胡苦平，行少阳、阳明二经不得伸；桔梗味辛温为舟楫，不令下行。

共为细末，半用汤调，时时服之；半蜜为丸，噙化之，服尽良愈。因叹曰：往者不可追，来者犹可及。凡他所有病者，皆书方以贴之，全活甚众，时人皆曰，此方天人所制，遂刊于石，以传永久。（《东垣试效方·杂方门》卷九）

2. 大头瘟（程杏轩医案）

荔翁尊堂，年届六旬，初发寒热，疏散不解，越日头颅红肿，渐及面目颐颊，舌焦口渴，发热脉数。予视之曰：此大头时疫证也，东垣普济消毒饮最妙。翁云：家慈向患肠风，体质素弱，苦寒之剂，恐难胜耳。予曰：有病当之不害，若恐药峻，方内不用黄连亦可。市药煎熟，仅饮一杯，旋复吐出，病人自觉喉冷，吸气如冰，以袖掩口始快。众见其拒药喉冷，疑药有误，促予复诊，商欲更方。

细审脉证，复告翁曰：此正丹溪所谓病人自觉冷者，非真冷也，因热郁于内，而外反见寒象耳。其饮药旋吐者，此诸逆冲上，皆属于火也。如盈炉之炭，有热无焰，试以杯水沃之，自必烟焰上腾。前治不谬，无庸迟疑。令将前药饮毕，喉冷渐除，随服复煎，干渴更甚，头肿舌焦如前。荔翁着急，无所适从。予曰：无他，病重药轻耳。再加黄连，多服自效。如言服至匝旬，热退肿消，诸恙尽释。可见寒热真假之间，最易惑人。若非细心审察，能不为所误耶？（《杏轩医案》初集）

温 胆 汤

药物组成：半夏二两（汤洗七次），竹茹二两，枳实二两（麸炒，去瓤），陈皮三两，甘草一两（炙），茯苓一两半。

主治：痰热内扰，心胆气虚，心烦不寐，触事易惊，或夜多异梦，眩悸呕恶，及癫痫等。

制备方法：上锉为散。

用法用量：每服四大钱，水一盏半，加生姜五片，大枣一枚，煎七分，去滓。食前服。

处方来源：《三因极一病证方论》卷九。

1. 惊悸不寐（程原仲医案）

兵部郎中方公（讳道通同邑人）令江夏时患病，遣人之武陵逆予。来人言，公病惊悸心跳，夜眠不安。及至署诊脉，两关洪滑，予曰："痰证也。"公曰："惊悸心跳不得眠者，为心血虚，医亦有云痰者，令加贝母于养血安神汤中，服之罔效。"予曰："不得眠为血虚，在常人则然。公痰证过重，用贝母治之，何异杯水救车薪之火！"遂用半夏五钱，枳实、竹茹各一钱，橘红一钱五分，生甘草七分，姜七大片，服之即安。

再剂，半夏减作三钱，药三投，疾痊愈。公问曰："不眠者忌用半夏，今反以为君。加至五钱。与古人治法得毋背驰乎？"曰："此温胆汤耳，古人用以治有痰惊悸也，公体厚素多痰，且两关脉甚滑。非重剂何以能瘳？故半夏四倍于他药。"（《程原仲医案》卷四）

2. 恐虑不寐（张路玉医案）

一少年恐虑，两月不卧，服安神补心药无算。与以温胆汤倍半夏、柴胡，一剂顿卧两昼夜，竟尔霍然。（《续名医类案·不眠》卷二十一）

3. 虚烦不寐，热气上冲心（佚名者医案）

一老人患虚烦不得睡，大便不通，常有一道热气自脐下冲上心，随即昏乱欲绝，医一月不愈。用大黄通利大便，几致殒殆。罗诊之，六脉沉缓。遂投竹茹温胆汤，自午服一盏，热气至心下而不至心上；晡时一盏，热气至脐下而不至脐上；戌初又一盏，

热气不复上升矣。次日早间，以槟榔疏气之药调之，大腑遂通而愈。(《名医类案·不寐》卷六)

4.暴崩昏冒（孙一奎医案）

潘敬斋媳，经水不调，医投安胎之剂，越七月，经水忽大行，内有血块筋膜如手大者一二桶，昏冒困惫。其脉右关洪滑，左寸洪数，两尺皆洪大。病交夜分，咬牙乱语，手心热，口噤，时手足皆冷，心头胀闷不快，面色青。诸医皆谓难治。孙曰：无恐。此浊痰流滞血海，以误服安胎之剂，益加其滞。血去多，故神魂无依，痰迷心窍，故神昏语乱。其发于夜半者，乃痰热在心包络与胆经，故每至其时而发。为之调气开痰，安神养血，可生也。即以温胆汤加石菖蒲、酒芩、天麻、枣仁、丹参与服，其夜子丑时，咬牙乱语皆减半。次日仍与前药，每帖加竹茹五钱。临睡又与黑虎丹数粒，诸症悉去而愈。(《古今医案按·女科》卷九)

犀角升麻汤

药物组成：上等犀角一两一分，真川升麻一两，防风三两，羌活三两，川芎半两，白附子半两，白芷半两，黄芩半两，甘草一分。

主治：鼻额间痛，或麻痹不仁。阳明经热，风热牙痛，或唇颊肿痛，或手足少阳经风热，连耳作痛。

制备方法：上为粗末。

用法用量：每服四大钱，水一盏半，煎至八分，去滓，食后、临卧通口服，一日三～四次。

处方来源：《普济本事方》卷五。

齿痛（薛己医案）

党吏部齿根肿痛，焮连腮颊，此宵经风热，用犀角升麻汤即愈。（《口齿类要·齿痛》）

槐 角 丸

别名：地榆槐角丸。

药物组成：槐角一斤（去枝梗，炒），地榆半斤，当归半斤（酒浸一宿，焙），防风半斤（去芦），黄芩半斤，枳壳半斤（去瓤，麸炒）。

功效：止痒痛，消肿聚，驱湿毒。清肠疏风，凉血止血。

主治：五种肠风泻血。粪前有血名外痔，粪后有血名内痔，大肠不收名脱肛，谷道四面胬肉如奶，名举痔，头上有乳名瘘；及肠风疮内小虫，里急下脓血。

制备方法：上为末，酒糊为丸，如梧桐子大。

用法用量：每服三十丸，米饮送下，不拘时候，久服。

备注：地榆槐角丸（《全国中药成药处方集》南昌方）。

处方来源：《太平惠民和剂局方》卷八（宝庆新增方）。

肛门作痒（薛己医案）

一小儿肛门作痒，属大肠经风热，用槐角丸而愈。（《保婴撮要·肛门作痒》卷八）

滚痰丸

别名：沉香滚痰丸、礞石滚痰丸。

药物组成：大黄八两，黄芩八两，沉香半两，青礞石一两（硝煅）。

主治：痰证，变生千般怪症。头风目眩，耳鸣，口眼蠕动，眉棱耳轮痛痒；四肢游风，肿硬；噫气吞酸，心下嘈杂，心气疼痛，梦寐奇怪，手麻臂痛，口糜舌烂喉闭，或绕项结核，胸腹间如二气交纽，噎塞烦闷，失志癫狂，心下怔忡，喘咳呕吐等证。

制备方法：上为细末，水丸，如梧桐子大。

备注：沉香滚痰丸（《墨宝斋集验方》卷上）、礞石滚痰丸（《痘疹金镜录》卷上）。

本方原文为：甑里翻身甲挂金，于金头戴草堂深。相逢二八求斤正，硝煅青礞倍若沉。十七两中零半两，水丸桐子意常斟。千般怪证如神效，水泻双身却不任。《伤寒大白》有黄柏。

处方来源：《玉机微义》卷四引《泰定养生主论》。

1. 心腹冷痛，呕吐清涎（王珪医案）

尝有宦家妇人，忽患心腹冷痛，遂呕吐，去尽宿汁不已，而又吐清涎如鸡子清之状，一呕一二升许，少顷再呕，百药不纳，咽唾亦不能顺下，已经三日。但聪明不昧，一一吩咐家事，已备周身之具，将欲就木。得余诊其脉，六部弦细而长。令服滚痰丸三十丸，并不转逆，须臾坐寐移时，索粥食之。

次日再进三十丸，只服《局方》茯苓半夏汤，次日服《小儿方》（指《小儿药证直诀》）白术散。下四五日，饮食如旧。（《泰定养生主论·豁痰汤治法》卷十五）

2. 满腹冷痛，呕吐清涎（王珪医案）

复有巨室仗余友爱招致，及抵其所，午夜天寒可爱，患人素清癯骨立，但苦满腹冷痛，呻吟之声，撼屋振床，呕吐清汁亦如鸡子清。医流数辈，缩手无措，百药不纳。唯服滚痰丸三十丸，即便宁睡，更不呕逆。一家百口，各得暂安。复诊其脉，虽熟寐中亦弦数之甚。

次早余即拂袖飘然，诸公告留不已。余遂与之曰：吾颇谙此证，故敢下药，不无众议纷纷；不下药，则诸公见逼。当此掣肘之时，不去何待？患人睡醒，仍更呻吟，急须前药，余不获已，再用五十丸。辰巳间服，至未申之间，其痛休作数四，但不甚大呕，节续登溷，略有大便，如水浸猪肉，亦似赤白痢疾，小便少许，皆如丹粉相和，胶腻不多，余色皆是药汁。迫暮后大呕二升许，尽如鸡子清，其药丸皆如茶脚褐色，仍有前数，粒粒分晓。以手捻之，并无颜色药汁。众共惊骇。患人痛定熟寐。其内人曰：药既吐出，仍旧有效，何也？余曰：此不可晓，非医义之所载也。虽粗滓吐出，而药味皆随大小便下，故效耳。

次日患者哀恳曲留，余即返掉矣。唯留豁痰汤数帖，令其服

罢。仍服白术散而愈。(《泰定养生主论·豁痰汤治法》卷十五)

3.腹满痛，吐冷涎（王珪医案）

燕人杨其姓者，久患冷气，满腹上攻下注，大痛不堪任。痛阵壅上，即吐冷涎半升而止。每日一作，饮食不进，遂成骨立。以其亲为当路官员之故，累召高郁治之，遍尝温补下元种种贵细之剂，了无一效。不获已，扶惫肩息而来求余诊视。其脉六部弦长劲急，两畔别有细脉，沸然而作，状如烂绵。余曰：不审足下所苦何证，但以脉言之，则有一胸膈臭痰在内。患者鼓手曰：然也。众医皆作冷气，因补治下元日久，并无少效。某自觉胸中痞闷，但不会比方，今闻此说，令我大快，遂令服滚痰丸五十丸。

次早报来，临睡服之，半夜后吐黑绿冷涎败水一铜盆，今早大便略通，已见败痰。更求今晚之药。再付七十丸。

第三日，其亲识来曰：患人即日动履轻安，嬉笑自若，连年痼疾，不三二日顿安，无以为报，夫妇顶香路拜而来，踵门为谢。遂遗人力止之。再服一次丸药。令服《局方》橘皮半夏汤、四君子汤而愈。(《泰定养生主论·豁痰汤治法》卷十五)

4.胃脘痛（张三锡医案）

一妇胃脘痛，凡一月，右关寸俱弦而滑。乃饮食不节所致。投滚痰丸一服，下痰及宿食三碗许。节食数日，调理而愈。(《续名医类案·心胃痛》卷十八)

5.发热咳喘，胸腹胀痛（费绳甫医案）

孟河都司刘文轩之太夫人，发热，汗出不解，咳嗽气喘，苔黄带灰，胸腹胀痛，势濒于危，急延余诊。脉来沉滑。此痰滞交阻，肺胃失肃降之权，非攻下不可。礞石滚痰丸五钱，淡姜汤送下。

服后大便即行，热退痛止，喘咳皆平。太夫人性不喜药，以饮食调养而安。（《费绳甫医话医案》）

6.咳喘甚则晕厥痰厥（王堉医案）

刑部主政杨星臣，宁乡人，与余为前后同年，喘咳廿余年。每咳甚，或至晕绝不醒。医药不啻百数，而终罔获效。在星槎侍御处谈及其病，喟然长叹，忧形于色。余问：君服何药？星翁云：医家皆谓余好内阴亏，所服药皆滋补剂。年近五旬，不敢强辩，然心窃非之。余问：君发嗽时，面赤气急否？曰：实有之，不自知也。

次早星翁即来求予诊视。因诊其右寸关脉坚凝而滑，几乎搏指，余则平平。乃曰：滑者痰象也，坚凝者，痰结也，见于右部寸关之间，盖顽痰结于肺胃之管。肺为清道，胃为浊道，两道为痰所壅，故甚则晕绝也。此病非汤剂可疗，非礞石滚痰丸下之不可。星翁曰：岐黄家畏礞石如砒毒，何可入口？余曰：然则先贤留此方，为毒人耶？君试服之，如误，当甘庸医杀人之罪。星翁见余言确有定见，乃市三钱服之。卧后觉胸膈烦扰，欲吐不吐，不移时，中脘辘辘，解下黑秽数碗。倦而归寝，爽适异常，至晓而若失矣。（《醉花窗医案》）

7. 中满气喘（程明佑医案）

张丙患中满气喘，众医投分心气饮、舟车丸，喘益甚。一医曰：过在气虚，以参、芪补之，喘急濒死。程诊之曰：病得痰滞经络，脏腑痼寒，致生䐜胀。投滚痰丸，初服腹雷鸣，再服下如鸡卵者五六枚，三服喘定气平。继以参苓平胃散出入，三十日复故。所以知丙得之痰滞经络者，切其脉沉而滑，痰候也。（《名医类案·喘》卷三）

8. 胸腹肿胀（陆祖愚医案）

费表嫂患胸之下脐之上温温作痛，可揉可按。凡温中、消导、清火，历试不效。诊之，六脉沉弦而滑。以痰治之，数剂而痛止。精神未复，而劳于女工，且患血崩，食入不化，迁移数日，胸腹肿胀，其热如火，汤药难投，致呻吟不绝，人事不省。脉之寸关沉伏不见，而尺尚沉滑有神。曰：以沉痰之为祟也。元气虽弱，痰结不得不通。徐灵胎谓：人虚症实，不必顾忌，但急去其实，则精神自复，此类是也。用滚痰丸徐徐投之，至半夜胸前隐隐有声，五更下稠痰盆许，神气顿苏，胸膈少利。再以养荣合二陈，调理半月而愈。（《续名医类案·痰》卷十六）

9. 呕吐（王三尊医案）

康华之深秋感寒，首即呕吐，继而干呕数声，出黏涎一口。自用发表清里药一帖，汗后不解，至七朝方延予治。予诊右脉小数而弱，左脉差强，寒热往来，胃口微胀，身热无汗，少渴，舌白苔。予以小柴胡汤加枳、桔、蒌仁一帖，恶寒止，余症不减。前方加二苓、泽泻亦不效。去二苓、泽泻，加熟军、青皮、槟榔，服时暂快，药过如旧。亦下稀焦粪，因素无结粪故也。且又不合硝黄。予意乃善饮之人，胃中素有胶痰，非汤药所能下。初系瓜蒂散证，此时已不可吐。以滚痰丸三四钱，下胶物四遍，遂脉出呕止，汗出而愈。

按：呕家有发表、利水、和解、攻下之不同，然攻下系汤剂，此症若泥古法，直待舌苔黄燥，方以硝黄涤荡，反成九死一生之症矣。（《医权初编》卷下）

10.心烦胸闷不能食（王珪医案）

李媪，年八十余岁，卧病日久，每托豪贵之故，欲求诊视，余毅然不许。不得已，令其亲人诣余曰：媪病心烦，喜怒改常，胸闷不能进食，迷闷发作，辗转不安，并无寒热别证。余曰：汝既久医不瘥，吾除滚痰丸外，无法可为。况其年高不食，岂其宜乎？来者力请服之。余曰：吾故知其可服，但不可多，试以十丸一服，当自知之也。

既而逐下败痰三五片，一如水浸阿胶，顿然安好。再求三十丸，作三服。后只再进一服，余二服，置于佛前。举室欢跃而来曰：母氏复生矣。近已备后事，只俟其瞑目，今得二十丸药，顿得痊安。闾巷惊骇，拜谢而去。余制龙脑膏一剂，令其每夜噙睡。无恙五载，中风而终。（《泰定养生主论·豁痰汤治法》卷十五）

11. 心悸，脉不整（马光亚医案）

陈雨生，男，75岁。

1960年患心悸，住某医院，治疗多日，心跳不已，脉搏不整，三至一停，五至一停。患者为家父老友，其公子子忠请我往诊。我认是痰火为病，其脉促，舌苔黄厚，口气甚浊，腹胀便秘。我赠礞石滚痰丸百粒（丸小于绿豆），服之，下黏便甚多，其脉即正常了。

心悸，脉搏不整，不一定是心脏病……痰火也能使脉搏不整。这是我临床见到的一个例证。（《台北临床三十年》）

12. 胁有积块，常作寒热（聂尚恒医案）

一老年七十，因抑郁成病，气滞痰凝，胁有积块，常作寒热。医者与病者俱不知也，以疟治之，又以虚治之，凡十月服药六七十剂不效，又以疟求方于予。予以久疟方与之亦不效，亲就予诊脉。予细察其脉，详问其症，谓之曰：此乃郁火郁痰，凝滞胸胁，积成痞块，因作寒热似疟而非疟也。以开郁清热，化痰行气药与之。服数剂后，忽然胁腹大痛，其子急求救于予。予知其痰热积滞已久，服此开导之药，发动其病根，是以作痛。又询其大便久秘，知其必大利，而后痛可除也。以牵牛大黄丸五钱与之，令用熟水分二次服。已服而大便不行，又以牵牛大黄丸四钱与之服，仍不行。因以炼蜜滚痰丸一两与之，令分三次服。大利数次，腹痛立止，积滞俱除，痞块亦消，久病顿愈矣。

此乃因药发病，胁腹大痛，遂不得已而峻攻，用峻攻而痼疾除于一旦，是亦一奇也。又牵牛、滚痰二丸，每服二钱以上，无不即利者，此老一旦服二两而后大利，又一奇也。然此老得此病，其犯必死者二：当其痰热凝结胸胁，若不得对症之剂，逾年必郁闭而死；及其胁腹大痛，若不得峻下之剂，三日必痛苦而死。犯此二死乃得回生，此老亦大幸矣哉。(《奇效医述》卷二）

霍香正气散

别名：正气散、霍香正气汤、霍香正气丸。

药物组成：大腹皮一两，白芷一两，紫苏一两，茯苓一两（去皮），半夏曲二两，白术二两，陈皮二两（去白），厚朴二两（去粗皮，姜汁炙），苦梗二两，霍香三两（去土），甘草二两半（炙）。

功效：芳香化湿，解表和中。

主治：外感风寒，内伤食滞，或内伤寒湿，夏伤暑湿，山岚瘴疟诸证。

制备方法：上为细末。

用法用量：每服二钱，水一盏，加生姜三片，大枣一个，同煎至七分，热服。如欲出汗，衣被盖，再煎并服。

备注：正气散（《伤寒全生集》卷二）、霍香正气汤（《医宗金鉴》卷五十三）。本方改为丸剂，名"霍香正气丸"（见《饲鹤亭集方》）。

处方来源：《太平惠民和剂局方》卷二（续添诸局经验秘方）。

1. 霍乱（王堉医案）

管香病愈未一月，其兄伟卿大令，在都候选，忽有友人招饮，醉饱之余，又苦炎热，自恃气壮，吃西瓜一颗。卧后觉腹中绞痛，吐泻并作。夜已四更，遣人招余。余询其由，知为霍乱，命服藿香正气丸，不必往视也。其家人逼之不已，疑予深夜懒行，因随之去。见伟卿呻吟不已，腹膨膨如鼓。余笑曰：西瓜作怪也。问小便利否？曰：否。乃命其家人循腹极力推下之，不十度，腹中辘辘有声，溺下数碗，而痛少止矣。因仍使服藿香正气丸。次午衣冠来谢曰：西瓜如此可恶，余当与绝交也。为之一笑。（《醉花窗医案》）

2. 干霍乱（孙一奎医案）

沈继庵内人，患发热头痛，遍身痛，干呕口渴，胸膈胀闷，坐卧不安。医与参苏饮，其干呕愈甚，又加烦躁。孙诊之，则右手洪大倍于左，左浮数，曰：干霍乱也。以藿香正气散去白术、枯梗，加入白扁豆、香薷，一帖吐止。惟口渴额痛尚未除，以石膏、香薷、滑石各五钱，橘红、藿香、葛根各二钱，槟榔、木瓜各一钱，甘草五分，姜三片。一帖而愈。（《续名医类案·霍乱》卷六）

3. 瘴气发寒热（陈三农医案）

制府王姓，感冒瘴气，寒热，胸膈饱闷，头疼眩晕，恶心，脉数而洪。用藿香正气散加厚朴、槟榔、羌活、防风、苏叶，一剂而寒热退，头不疼。减去羌、苏、防风，加草豆蔻、半夏、枳

壳，恶心、胀闷、发热俱愈。（《续名医类案·瘅》卷六）

4. 心腹极痛（陈三农医案）

一妇，暑月方饭后，即饮水而睡，睡中心腹痛极，肢冷上过肘膝，欲吐利而不得吐利，绞痛垂死，六脉俱伏。令以藿香正气散，煎汤吐之。一吐减半，再吐而安矣。（《续名医类案·霍乱》卷六）

5. 妊娠疟疾（薛己医案）

一妊娠三月，饮食后因怒患疟，连吐三次，用藿香正气散二剂，随用安胎饮，一剂而愈。（《女科撮要·保胎》卷下）

6. 小儿发热呕吐（夏禹铸医案）

珩山孝廉方韵皇乃孙，发吐烧热微挈，吐较热重。余子婿方平堵初业斯道，投天保采薇汤一剂，不效。邀余一见，知为内伤饮食，外挟风邪，用藿香正气散，一服即愈。余以汤名曰天保采薇，取其治外治内之意，用之不当，虽多奚为。在予婿，以为证属内伤外感，汤属内外并治，渠见不为非是，然不知证，似社鼠城狐，重镇何可轻发？此学者之所宜知而宜慎也。（《幼科铁镜·辨杂食伤寒》卷四）

7. 小儿发热呕吐（矢数道明医案）

8岁男孩，暑假海水浴，伤暑气，且饮食不节，发热头痛，呕吐不止，意识昏沉，拒绝进食，入小儿科医院，不进饮食已达1周。据说怀疑有脑膜炎，预后不良。对此给予本方（藿香正气

散），呕吐乃止，第2天，有了食欲，热已退净，继服此方10日而痊愈出院。(《临床应用汉方处方解说》)

明 清 方

一 贯 煎

药物组成：北沙参、麦冬、地黄、当归、枸杞子、川楝子。

加减：口苦而燥者，加酒连。

功效：滋阴舒肝。养肝血，滋肝阴，泄肝气。滋阴充液，疏肝调气。补肝肾之阴，佐以疏肝。

主治：肝肾阴虚气郁，胸胁脘腹胀痛，吞酸吐苦，咽干口燥，及疝气瘕聚，舌红少苔，脉弦细而数。现用于慢性肝炎。胁痛，吞酸，吐酸，疝瘕，一切肝病，肝肾阴虚，气滞不运，胁肋攻痛，胸腹䐜胀，脉反细弱，或虚弦，舌无津液，喉嗌干燥者；肝肾阴虚而腿膝酸疼，足软无力，或环跳、髀枢、足跟掣痛者。亦治痢后风及鹤膝、附骨、环跳诸证。慢性肝炎。

用药禁忌：兼有停痰积饮，舌苔浊垢，无阴虚征象者忌用；此方下舌无津液四字最宜注意，如其舌苔浊垢，即非所宜；凡属气、血、火、食、痰、湿诸郁，不兼阴虚者忌用；本方滋腻之药较多，对于兼有停痰积饮者，不宜使用。

处方来源：《续名医类案》卷十八。

1. 厥证（魏之琇医案）

鲍渌饮妹病厥，昏不知人，目闭鼻煽，年寿环口皆青，手足时时抽掣，自夜分至巳牌，汤水不入。脉之，大小无伦次。谓此肺金大虚，肝火上逆，火极似风之候，唯独参汤可愈……后尝复厥，但不甚，惟与地黄、沙参、麦冬、杞子即瘥。（《续名医类案·厥》卷二）

2. 胁痛（魏之琇医案）

詹渭丰母年六十余，九月间疟后自汗，余已愈之。至十一月，胁痛大作，医以加味黑逍遥散治之，未为误也。服一剂，至夜分忽晕厥欲脱。盖柴胡、白术，皆非阴虚火盛之人所宜进也。黎明急（邀）余治。脉之，两关俱伏，两尺极微，足冷过膝，面如纸灰。云初起左胁痛，服药后忽移于右，遂发厥；厥虽止而痛剧，不可转侧，痛处不可按。察其舌，燥硬如干荔，已危矣。姑与生熟地、杞子各五钱，沙参、麦冬各三钱，服下痛略减。前方加倍，再入米仁五钱，蒌仁二钱，其痛乃复归左胁，能转动矣。仍服前方数剂而愈。（《续名医类案·胁痛》卷十八）

3. 胁痛（魏之琇医案）

卢玉川年六旬外，久病胁痛，凡一切香窜古方，莫不遍尝。后一医与丸方，以胡芦巴为君，余多伐肝之品，服之胁痛果暂愈。既而一目失明，犹不谓药之误也。再服则两目俱损，胁痛转甚。延诊，以大剂生熟地、枸杞子、女贞子、沙参、麦冬、瓜蒌仁与之，一剂即愈。始悟向药之非，然目中黑水神光，枯竭已

久，不能复矣。(《续名医类案·目》卷十)

4. 疝痛（魏之琇医案）

汪氏甥素有疝症，发则囊如盛二升粟，憎寒壮热。或与小茴香、青皮、木香、胡芦巴等服之，囊肿赤而痛甚，势将成痈。次日仍与前药。诊之，脉数大无伦，面赤黯。亟用熟地二两，枸杞子一两，川楝子一枚，一剂而愈。

后与人哄，巅顶著棒，闷绝而苏。次日阴囊肿大如疝发时，于是巅痛甚则囊痛减，囊痛甚则巅痛减，寒热往来，专科递治无效。盖厥阴肝脉，下络篡上行巅，故上下相连，而痛则互为消长也。与前方数剂，上下皆愈。(《续名医类案·疝》卷二十)

5. 痰嗽巅疼（王孟英医案）

嵚庵令宠，患痰嗽巅疼，口干胁跃，不饥而渴，时或吐酸，舌赤脉弦。以一贯煎增损，投匕即安。(《乘桴医影》)

6. 泄泻（魏之琇医案）

项秋子尊堂年五十，久患泄泻，日常数行，凡饮食稍热，即欲泄，后食渐减，治数年无效，已听之。偶昏暮于空房见黑影，疑外孙也，抚之无有，因大恐失跌，遂作寒热，左胁如锥刺，彻夜不眠，口苦眩晕。或疑邪祟，或疑瘀滞，幸未服药。诊之，脉弦数。与川连、川楝肉、米仁、沙参、麦冬、生地、枸杞子、瓜蒌仁，才下咽，胁痛如失；再剂，则累年之泄泻亦愈矣。(《续名医类案·泄泻》卷七)

7. 少腹瘕聚（王孟英医案）

邱氏妇，年四十余，患少腹瘕聚，时欲上冲，昏晕而厥，卧榻数月，足冷面红，夜不成寐，诸治不应。余按脉虚细而弦，口干无液。与大剂一贯煎，覆杯即愈。（《归砚录》卷四）

8. 倒经（魏之琇医案）

徐德滋女，年近二十，素有胁痛肝病，常时月事先期而至，近忽逾数日。脉之，两关躁疾，两寸上溢。察其面，有如疹者数十点，其色或青或紫。询其身亦有，至舌上亦有数点。绝类阳气热症，然并无头痛寒热，且能进饭二瓯。良由肝火内炽，上乘肺胃而然。与生地、枸杞子、麦冬、丹皮、山栀、当归、生芍、甘草、元参，令服一剂。

次日晡后始至，见其偃卧，上半俯著床沿，呕血盆许。询之，则自巳牌血出如涌，既而心下若有一块上攻，故必偃伏，以床沿抵住稍可，否则上顶闷绝。脉之，若有若无。意其经水过期，乘肝火上逆而出，即俗之倒经是也。然其急暴如此，兼之地气上攻，其症危矣。非大剂纯阴，何以挽回？与熟地二两，枸杞子一两，令连进二服。服下即能仰卧，血止脉回。

次日忽咳嗽无痰，此肺金燥而肝火未平也。前方减半，加麦冬、沙参、瓜蒌仁、生地，八剂而愈。愈后面上之疹乃消，舌上之疹退下如痘靥云。（《续名医类案·经水》卷二十三）

9. 中风后失明（魏之琇医案）

金封翁年近七旬，病晕厥，即类中风也。小愈后眼花，不良于步。或教以一味白蒺藜，水泛为丸，每早晚服四钱，既可祛风，又能明目，且价廉而工省。才服数日，觉口咽苦燥，再服，遂陡然失明。重以郁怒，晕厥复作，目闭不语，汗出如珠。延诊脉已散乱，姑以熟地二两，枸杞子一两，煎服。

一时医至，不敢主方，欲就中加附子一钱，谓重剂纯阴宜少入阳药。余曰：此症外间多用参附汤，有致筋枯皮黑，人未死而半身先死者，以衰微之阴被劫也。今症属三阴亏竭，五志之火上炎，故卒然晕厥。且病人以误服蒺藜之燥，失明而病作，宁可再服附子？医乃默然去。二味服下，神气渐苏。乃减半，入沙参、麦冬、沙苑蒺藜而愈。今常服之，两年许能辨瓷器花色矣。（《续名医类案·目》卷十七）

10. 齿痛（王孟英医案）

谢君再华之室，偶患齿痛，日以加甚，至第五日，知余游武林，拉往视之。已呻吟欲绝，浑身肉颤。按脉不能准，问病不能答，苔色不能察，惟欲以冷物贴痛处。余谛思良久，令以淡盐汤下滋肾丸三钱，外以坎宫锭涂痛处，吴茱萸末醋调贴涌泉穴。

次日复诊，已谈笑自若，如常作针黹矣。向余致谢曰：昨夜一饮即寐，而病如失，真仙丹也。余曰：昨日大窘，若非素知为肝阳内炽之体，几无措手。今火虽降，脉尚弦数，宜用滋潜善后。以一贯煎方，嘱其熬膏服之，遂不复发。（《归砚录》卷四）

二阴煎

药物组成：生地黄二～三钱，麦冬二～三钱，枣仁二钱，生甘草一钱，玄参一钱半，黄连一～二钱，茯苓一钱半，木通一钱半。

加减：如痰盛热甚者，加九制胆南星一钱，或天花粉一钱五分。

主治：水亏火盛，烦躁热渴而怔忡惊悸不宁，心经有热，水不制火，惊狂失志，多言多笑，或疡疹烦热失血。劳伤，心脾火发上炎，口舌生疮。

用法用量：水两钟，加灯心草二十根，或淡竹叶亦可，煎七分，食远服。

处方来源：《景岳全书》卷五十一。

梦遗（任贤斗医案）

聂连拔，梦遗，四五夜一次，或六七夜一次，服养气收涩之药而遗反甚，一夜一次，或一夜两次，色淡神疲，脉略洪大。其色淡神疲似属气虚，故宜养气；第脉之洪大必内有伏火，火乱神室，致妄梦遗精。是神疲色淡者，因精之去，精去因于妄梦，妄梦因于火乱神室也。前服养气涩精，皆是助火之物，致梦愈动而精无夜宁。与二阴煎，一剂即减，五剂全安。第梦遗愈后，精神仍疲，此因精去之多而然。乃与小营煎，二十余剂而始健。

或问曰：精去过多何不用左归饮以补精？曰：精因火动之病，补精切防助火，若左归饮内有枣皮敛火，梦必复作，小营煎补

271

精，无敛火之物，又有白芍养阴泻火，其功实妙于左归饮。(《瞻山医案·梦遗》卷三)

九龙丹

别名：九龙败毒丸、九龙丸、花柳九龙丹。

药物组成：儿茶、血竭、乳香、没药、巴豆（不去油）、木香各等份。

功效：活血，消肿，败毒。

主治：鱼口，便毒，骑马痈，横痃，初起未成脓者；梅毒初发，遍身见红点者；或阳物肿痛破烂者。

制备方法：上为末，生蜜调成一块，瓷盒盛之。临时旋丸寒豆大。

用法用量：每服九丸，空心用热酒一杯送下。行四～五次，方吃稀粥。肿甚者，间日再用一服，自消。

用药禁忌：孕妇忌服。

备注：九龙败毒丸（《经验奇方》卷上）。九龙丸（《中药成方配本》）。花柳九龙丹（《全国中药成药处方集》福州方）。

处方来源：《外科正宗》卷三。

横痃（陈实功医案）

一男子横痃，肿痛坚硬，二便涩滞。以九龙丹一服，通利大便，肿痛稍减；间日又用一服，二便通利而消。(《外科正宗·鱼口便毒论》卷三)

三 甲 散

药物组成：鳖甲一钱，龟甲一钱（并用酥炙黄，如无酥，各以醋炙代之，为末），穿山甲五分（土炒黄，为末），蝉蜕五分（洗净，炙干），僵蚕五分（白硬者，切断，生用），牡蛎五分（煅，为末）（咽燥者酌用），䗪虫三个（䗪虫）（干者擘碎，鲜者捣烂，和酒少许取汁，入汤药同服，其渣入诸药同煎），白芍七分（酒炒），当归五分，甘草三分。

加减：若素有老疟或痎疟者，加牛膝一钱，何首乌一钱（胃弱欲作泻者，宜九蒸九晒）；若素有郁痰者，加贝母一钱；有老痰者，加瓜蒌霜五分（善呕者勿用）；若咽干作痒者，加花粉、知母各五分；若素有燥嗽者，加杏仁一钱五分（捣烂）；若素有内伤瘀血者，倍虫（䗪虫）［如无虫（䗪虫），以干漆炒烟尽为度，研末五分，及桃仁捣烂一钱代之］。

主治：瘟疫伏邪已溃，正气衰微，不能托出表邪，客邪胶固于血脉，主客交浑，肢体时疼，脉数身热，胁下锥痛，过期不愈，致成痼疾者。

用法用量：水二钟，煎八分，去滓温服。

用药禁忌：服后病减半，勿服，当尽调理法。

处方来源：《温疫论》卷下。

热病神昏不语（林上卿医案）

1979年4月，一陈姓患者，男，28岁，农民，家住浙江苍南。神昏不语三日，用白虎、承气、安宫，紫雪、清营等法未效，转来我院。见其面色晦暗，眼眶青色，唇指微绀，身热无汗（T 38～38.5℃），大便数日未解，小便短赤，舌红有瘀点，少苔，脉弦细。查病史恶寒发热、骨节酸痛已十余日。实系薛生白所谓"邪入厥阴主客浑受"之证。余投加味三甲散。

醋炒鳖甲、龟板、牡蛎、白芍各15g，土炒穿山甲、蝉蜕、当归各10g，白僵蚕、柴胡、桃仁、甘草各5g。

药后全身微微汗出，二便通畅，身热已退，神志略清，知药对证，去桃仁，再三剂而神清，继以调理脾胃善后。（《桐山济生录》）

三 妙 丸

药物组成：黄柏四两（切片，酒拌，略炒），苍术六两（米泔浸1～2宿，细切，焙干），川牛膝二两（去芦）。

功效：清热，燥湿。

主治：肝肾不足，湿热下注，腰腿疼痛麻木，脚气，湿疮，淋病，白带。湿热腰痛，或作或止。湿热下注引起的脚气病，腰膝关节酸痛，湿疮，以及带下、淋浊。

制备方法：上为细末，面糊为丸，如梧桐子大。

用法用量：每服50～70丸，空心姜、盐汤任下。

用药禁忌：忌鱼腥、荞麦、热面、煎炒等物；孕妇慎用。

处方来源：《医学正传》卷五。

两胫红肿瘙痒（张菊人医案）

王某，女，1957年3月就诊。

两胫红肿，似破未破，肿硬不消已有多时，瘙痒难耐，累治不愈。拟三妙加利湿之品为治。黄柏一钱半，苍术二钱，苦参二钱，汉防己三钱，川牛膝三钱。

上方一服即消，再服痊愈。(《菊人医话》)

三甲复脉汤

药物组成：炙甘草六钱，干生地黄六钱，生白芍六钱，麦冬五钱（不去心），阿胶三钱，火麻仁三钱，生牡蛎五钱，生鳖甲八钱，生龟甲一两。

加减：剧者，加甘草一两，地黄八钱，白芍八钱，麦冬七钱，日三夜一服。

功效：滋阴清热，潜阳息风。

主治：温病后期，热烁肝肾之阴，虚风内动之手指蠕动，甚则心中痛，舌干齿黑，唇裂，脉沉细数。

用法用量：水八杯，煮取三杯，分三次服。

处方来源：《温病条辨》卷三。

1. 睡中惊叫，手足躁扰（刘渡舟医案）

赵某，男，62岁。

每于夜间睡眠之中，突然惊叫而身体乱动，手足躁扰，曾用镇静药治疗无效。大便干燥难下，舌质红绛而苔薄黄，脉弦大。此为肝肾精衰，阴气不足以制阳，阳不入阴而亢动，欲成痉厥的先兆。

龟甲 15g，鳖甲 15g，牡蛎 15g，龙骨 15g，麦冬 30g，石斛 30g，生地 15g，白芍 15g，丹皮 12g，玄参 12g，玄明粉 6g（分冲），炙甘草 10g。

服药后大便畅而夜惊止。上方去玄明粉，再服。共进约 30 余剂而病安。（《经方临证指南》）

2. 风心病（刘渡舟医案）

李某，女，43 岁。

有风湿性心脏病史 5 年。近日来头目眩晕，肢体颤动，站立不稳，心悸不宁，神乱少寐。舌红少苔，脉沉取弦细，举之则大而无力。

炙甘草 12g，党参 12g，桂枝 6g，大枣 7 枚，生地 30g，麦冬 18g，白芍 18g，火麻仁 18g，阿胶 10g，龟甲 18g，鳖甲 18g，牡蛎 30g。

服药 1 剂则能安卧，肢颤止，眩晕减轻，能自行步走。但纳谷不香而脘闷，方中加米醋一大盅，又服 3 剂而症消。（《经方临证指南》）

大和中饮

药物组成:陈皮一～二钱，枳实一钱，砂仁五分，山楂二钱，麦芽二钱，厚朴一钱半，泽泻一钱半。

加减：胀甚者，加白芥子；胃寒无火或恶心者，加炮干姜一～二钱；疼痛者，加木香、乌药、香附之类；多痰者，加半夏。

主治：饮食留滞积聚等证。

用法用量：水一钟半，煎七～八分，食远温服。

处方来源：《景岳全书》卷五十一。

1. 腹痛（任贤斗医案）

李永敬腹痛，痛在脐上，痛而且胀，拒按，脉数，微恶寒，微发热，头不痛，口不渴，恶食，得食更痛。夫伤于食者必恶食，拒按亦属积滞，食滞中焦，其脉多有数者，证属食滞无疑。第食积之证，发热不恶寒，微恶寒者，是兼表邪乎？若是表邪，必有头痛，此人无头痛，是无表邪也，此恶寒者何也？盖食饮停胃，乃是阴物，阴必贼阳，阳虚故恶寒，阴盛于中，必致格阳，故发热，此恶寒者，实因食塞胃中所致，非表邪也。予大和中饮，服一剂，腹中即响，痛胀减半，连进三剂，半夜大泻一次而痊。古书云食积证，绝不恶寒，然亦有恶寒者，后学者宜知之。（《瞻山医案·心腹痛》卷三）

2. 霍乱（林珮琴医案）

王，暑夜停食腹痛霍乱，用大和中饮，干姜改煨姜，一服止。（《类证治裁·霍乱论治》卷四）

大定风珠

药物组成：生白芍六钱，阿胶三钱，生龟甲四钱，干地黄六钱，火麻仁二钱，五味子二钱，生牡蛎四钱，麦冬六钱（连心），炙甘草四钱，鸡子黄二枚（生），鳖甲四钱（生）。

加减：喘，加人参；自汗者，加龙骨、人参、小麦；悸者，加茯神、人参、小麦。

功效：滋液息风，滋阴潜阳。

主治：热邪久羁，吸烁真阴，或因误表，或因妄攻，神倦瘛疭，脉气虚弱，舌绛苔少，时时欲脱者。肝肾阴血极虚，内风煽动不息，眩晕不能张目，耳鸣，筋惕肉瞤，心慌泛漾。

用法用量：水八杯，煮取三杯，去滓，再入鸡子黄，搅令相得，分三次服。

用药禁忌：如阴液虽虚，而邪气犹盛者，非本方所宜。

处方来源：《温病条辨》卷三。

1. 厥阴头痛畏光（吴鞠通医案）

额氏，二十二岁，除夕日亥时，先是产后受寒痹痛，医用桂附等极燥之品，服之大效，医见其效也，以为此人非此不可，用之一年有余，不知温燥与温养不同，可以治病，不可以养生，以致少阳津液被劫无余，厥阴头痛，单巅顶一点痛不可忍，畏明，至于窗间有豆大微光即大叫，必室如漆黑而后少安，一日厥去四五次，脉弦细数，按之无力，危急已极。勉与定风珠潜阳育阴，以息肝风。

大生地八钱，火麻仁四钱，生白芍四钱，生龟甲六钱，麦冬（不去心）四钱，生阿胶四钱，生鳖甲六钱，海参二条，生牡蛎六钱，鸡子黄（去渣后化入搅匀）二枚，甘草（炙）五钱。煮成八杯，去渣，上火煎成四杯，不时频服。

正月初一日，微见小效，加鲍鱼片一两，煮成十杯，去渣，煎至五杯，服如前。初二日，又见效，方法如前。初三日，厥止，头痛大减，犹畏明，方法如前。初四日，腰以上发热，腰以下冰凉，上下浑如两截；身左半有汗，身右半无汗，左右浑如两畔，自古方书未见是证。窃思古人云：琴瑟不调，必改弦而更张之。此证当令其复厥后再安则愈。照前方定风珠减半，加青蒿八分，当夜即厥二三次。初五日，照前定风珠原方分量一帖，服后厥止神安。初七日，仍照前方。初八日，方皆如前，渐不畏明。至正月二十日外，撤去帐幔，汤药服至二月春分后，与专翁大生膏一料痊愈。（《吴鞠通医案·肝厥》卷二）

2. 春温（范文甫医案）

徐志舜，温热入于少阴，邪盛元虚，神倦不寐，手足瘈疭，津液被灼，舌绛而干，脉数无伦次。证实险重之至，请高明调治则吉。

炒火麻仁 12g，生牡蛎 24g，炙甘草 6g，麦冬 12g，大生地 18g，西党参 9g，炙鳖甲 9g，龟甲 15g，真阿胶 9g。

二诊：见瘥。前方加西洋参 3g（泡茶服）。（《近代名医学术经验选编·范文甫专辑》）

小陷胸加枳实汤

药物组成：黄连二钱，瓜蒌三钱，枳实二钱，半夏五钱。

主治：阳明暑温，水结在胸，脉洪滑，面赤身热头晕，不恶寒，但恶热，舌上黄滑苔，渴欲凉饮，饮不解渴，得水则呕，按之胸下痛，小便短，大便闭。

用法用量：急流水五杯，煮取两杯，分二次服。

处方来源：《温病条辨》卷二。

胃脘痛伴呕吐（孟澍江医案）

杨某，男，31 岁。胃脘疼痛胀满，呕吐频频，口苦而干，欲饮水而得水即吐。脉弦滑，苔薄黄腻。证属痰热阻于中焦，胆火上逆，胃失和降。治以清化痰热，清胆和胃，降逆止呕。以小陷胸加枳实汤加味。

处方：全瓜蒌 12g，姜半夏 9g，川连 3g，枳实 8g，苏叶 5g，陈皮 5g，淡吴茱萸 2g，姜竹茹 10g，姜汁少许。

上方服用 1 剂，即胃痛除，吐止闹告愈。（《温病方证与杂病辨治》中篇）

天保采薇汤

药物组成：羌活、前胡、半夏、陈皮、柴胡、赤芍、白茯苓、川芎、枳壳、厚朴、桔梗、苍术、升麻、葛根、藿香、独活、甘草。

主治：麻疹发出不快，及不透发；或红点见面，偶夹风邪而隐者；或误除烧热，隐而不见，腹内作痛。

处方来源：《幼科发挥》。

1. 痉病（朱增藉医案）

吾友谢君芝圃执醮事，劳神感风，归家忽心神督乱，颈项强，手足挛急，时口噤，时举动语言多妄，若鬼凭之，遍求符箓不应月余。延余诊之，脉浮弦，舌苔白滑，病作时浑身发热。其父仪堂公谓余曰，此必因前用心不虔，邪祟临身，今延君诊，未知脉可否，如可再禳。余曰非祟也，乃痉病也，能屏符术，尊余治，数剂可瘳。公喜促方。余以脉浮弦，舌白滑，手足挛急，项强口噤，作时发热，知风邪尚在经腧，神明督乱，举动多妄，因劳伤心神故尔。用天保采薇汤疏散风邪，重加人参匡扶正气，一服小愈，五六服而病如失。（《疫证治例》卷五）

2. 小儿伤寒发热（夏禹铸医案）

予于癸丑科会试盛京，有銮仪卫正堂许公乃孙，方岁半，患伤寒症。初延太医院幼科，失表。后于朝房内，予同里员外郎陈是庵，道及予，予即日来贵池馆，亲邀往治。但见身冷如冰，痕毛差差，面色惨晦，不知人事。知寒邪内伏，用天保采薇汤一剂。嘱曰：夜发热则明日来治，不则莫可如何矣。

夜果发热，仍用前汤一剂，热又解。许曰：发热退热，药同效异，真出奇也。予曰：寻常症在表感，一剂便解。如令公孙

邪被药误伏内，昨一剂攻邪，邪到肌表，表见邪自是作热；仍以原方加追一剂，表解热除，无甚夺也。（《幼科铁镜·辨伤寒》卷四）

3. 小儿热疟兼痫（夏禹铸医案）

邻邑石埭沈苍锡，年五十余，仅妾出一子，方二岁，患病，请救于予。即拿精威二穴，了不出声，通身烧热，面白虽惨，宝色内存，皮不轻浮光溜。据面色不应无声，据无声却犯死症。因问前可医过否？沈曰：初起时，蒙邻妪挑筋两次，又别请拿推数次。昨有人将桃柳柔枝，遍身推括，晚便无声矣。予揣病久，肺气已虚，屡致惨哭气丧，丧气以致无声。惟照色用剂，以天保采薇汤，外加冬花一钱，薄暮煎服，夜半热退。此热疟兼痫，望色审声之一验也。（《幼科铁镜·辨痉病》卷三）

4. 小儿热疟兼痫（夏禹铸医案）

乌沙夹邑庠程灼公子，九岁时得病，请予往治。群医在座，抱儿出，两手挑破筋肉，脓血淋漓，惨不忍见，每日夜抽掣数十余回，壮热不退。予戏问曰：如此一症，诸位填门，治胡不愈，愿闻各用之药。有以竹沥坠痰言者，有以牛黄镇惊丸言者，有以天麻、钩藤定惊言者，有归咎于挑筋用火之为害者。予不禁掩口胡氏：此症君辈不知也。交口请以症示，曰：此阳疟兼阳痫也，如此治法，症有万千，吾不知从何处说起。中一人问曰：先生认法，得自何书。予曰：唐许胤宗有曰，医者意也，思精则得之。自我作祖，何书之有？众皆默然。用天保采薇汤各一钱五分，半夏倍之，共三两许，一服抽定，烧热减半；随用清脾饮，一剂痊

愈。(《幼科铁镜·辨痉病》卷三)

五味消毒饮

别名：五味消毒汤、消毒饮。

药物组成：金银花三钱，野菊花一钱二分，蒲公英一钱二分，紫花地丁一钱二分，天葵子一钱二分。

功效：清热解毒，消散疔疮。

主治：各种疔毒，痈疮疖肿。红丝疔、暗疔、内疔、羊毛疔，疔疮发无定处，未化或已化，或走黄者。

用法用量：水两钟，煎八分，加无灰酒半钟，再滚二～三沸时热服。滓如法再煎服。被盖出汗为度。

备注：五味消毒汤(《家庭治病新书》引《外科探源》)、消毒饮(《吉人集验方》下集)。

处方来源：《医宗金鉴》卷七十二。

疔疮走黄 (岳美中医案)

过去我在唐山时，为友人张某的岳父治疗疔毒走黄，曾用五味消毒饮，取得捷效。当时，患者左上臂近腕处生一紫色疔毒，麻痒特甚。经割治后，漫肿无度，并有一红线上延至肩，神识昏迷，势甚危急。邀余于百里外赴滦县城里诊治，见患者昏睡，臂肿甚，高热，脉数疾。亟投五味消毒饮，于上午11时服下，至下午4时，神志即见清醒，能识人，继续服药而愈。(《岳美中医案集》)

少腹逐瘀汤

药物组成：小茴香七粒（炒），干姜二分（炒），延胡索一钱，没药二钱（研），当归三钱，川芎二钱，官桂一钱，赤芍二钱，蒲黄三钱（生），五灵脂二钱（炒）。

功效：去瘀，种子，安胎；活血祛瘀，温经止痛。

主治：少腹积块疼痛，或有积块不疼痛，或疼痛而无积块，或少腹胀满，或经血见时先腰酸少腹胀，或经血一月见三～五次，接连不断，断而又来，其色或紫或黑，或块或崩漏，兼少腹疼痛，或粉红兼白带。或孕妇体壮气足，饮食不减，并无伤损，三个月前后，无故小产，常有连伤数胎者。对妇科多种疾患，如冲任虚寒、瘀血内阻的痛经，以及慢性盆腔炎、肿瘤等，均有较好的疗效。

用法用量：水煎服。

备注：《医林改错评注》：本方用于安胎时，一般多在习惯性流产的基础上，且孕妇身体壮实，确属血瘀所致，并有瘀证可查者，方可使用。

处方来源：《医林改错》卷下。

腹痛（涂宇愚医案）

剡北孙嶷晋齐乃室，年近四十，寡居郁郁，真个多愁多病身矣。夏间忽然少腹疼痛，属气滞血凝居多。医者皆谓虚损腹痛，宜进温补，其方始以归芍四君加炮姜、肉桂，继以逍遥散加香附、肉桂，施治月余，而腹痛依然，甚至腰亦牵引而痛，午后潮热，肌肉消瘦，酿成怯症。伊兄朱志恒作札，邀余诊脉。两手虚弱，独左关沉紧，于腹痛相应。询其痛时，热手按腹则稍缓，按久则仍痛。喜按而复拒按，虚中夹实可知。余用王勋臣少腹逐瘀汤法一剂，而痛减半，二剂尽除。(《医案梦记》)

升 降 散

别名：赔赈散、温证解毒散、太极丸。

药物组成：白僵蚕二钱（酒炒），全蝉蜕一钱（去土），川大黄四钱（生），广姜黄三分（去皮，不用片姜黄）。

主治：温热、瘟疫，邪热充斥内外，阻滞气机，清阳不升，浊阴不降，致头面肿大，咽喉肿痛，胸膈满闷，呕吐腹痛，发斑出血，丹毒，谵语狂乱，不省人事，绞肠痧（腹痛），吐泻不出，胸烦膈热，疙疸瘟（红肿成块），大头瘟（头部赤肿），蛤蟆瘟（颈项肿大），以及丹毒、麻风。

制备方法：上为细末，合研匀。

用法用量：病轻者分四次服，每服重一钱八分二厘五毫，用冷黄酒一杯，蜂蜜五钱，调匀冷服，中病即止。病重者与三次服，每服重二钱四分三厘三毫，黄酒一杯半，蜜七钱五分，调匀冷服。最重者分二次服，每服重三钱六分五厘，黄酒二杯，蜜一两，调匀冷服。如 1～2 帖未愈，可再服之，热退即止。

用药禁忌：服药后半日不可喝茶、抽烟、进饮食。若不能忌，即不效。

备注： 赔赈散（《伤寒温疫条辨》卷四引《二分析义》）、温证解毒散（《羊毛瘟症论》卷下）。炼蜜为丸，名太极丸。

处方来源：《伤暑全书》卷下。

失眠烦躁伴阳痿早泄（张文选医案）

李某，男，35岁。2005年9月13日初诊。

素有早泄，有时阳痿不举，长期失眠，甚至彻夜不眠，疲惫不堪，心烦急躁，曾请多位中医治疗，均用补肾生精强阳法，越治越烦躁，早泄或阳痿毫无改观，小便臊臭，大便偏干，有时心悸。舌红赤，舌尖起刺，苔黄略腻，脉弦滑略数。从脉舌辨为升降散证。

处方：生大黄8g，片姜黄10g，蝉蜕10g，僵蚕10g，红人参3g，蜂蜜3匙，黄酒150mL。7剂，水煎服。

2005年9月20日二诊：服药1剂，泻稀便2次，当晚酣睡6个小时，第2天大便正常。心烦、心悸减轻，服药期间性生活一次，已经成功。上方生大黄增为10g，红参增为5g，继服7剂。性功能增强，早泄、阳痿痊愈。（《温病方证与杂病辨治》上篇）

升 陷 汤

药物组成： 生箭芪六钱，知母三钱，柴胡一钱五分，桔梗一钱五分，升麻一钱。

加减： 气分虚极下陷者，酌加人参数钱，或再加山茱萸数钱

（去净核），以收敛气分之耗散，使升者不至复陷更佳；若大气下陷过甚，至少腹下坠，或更作疼者，宜将升麻改用钱半，或倍作二钱。

主治：胸中大气下陷，气短不足以息，或努力呼吸，有似乎喘；或气息将停，危在顷刻。其兼证，或寒热往来，或咽干作渴，或满闷怔忡，或神昏健忘，其脉象沉迟微弱，关前尤甚。其剧者，或六脉不全，或参伍不调。

处方来源：《医学衷中参西录》上册。

1. 厥脱证（章洪均医案）

一距均家二里之朱家村，有冯顺昌者，务农而家小康。其母章氏，年正八秩，体丰善饭。一日忽觉左手麻痹，渐至不能持碗。越朝方食面饼，攸然僵厥，坐向下堕，肢冷额汗，气息仅属。人皆以为卒中也，聚商救治，自午至晡，逐见危殆，来请均为筹挽救简方，以老人素不服药，且口噤鼻塞，恐药汁亦难下咽耳。均意谓年老久厥，讵能回阳，姑嘱以红灵丹少许吹鼻中，倘嚏气能宣通，再议用药。乃药甫入而嚏作，似渐苏醒。然呼吸甚微，如一线游丝，恐风吹断。先按口鼻，温度甚低，音在喉中，犹言誓不服药。诊其脉，则沉微，察其瞳，亦涣散，遂确定为大气下陷。但值耄年，势难遽投重峻之剂，爰照升陷汤方而小其剂，用生箭芪一钱五分，知母八分，净萸肉一钱，柴胡四分，升麻三分。

煎服须臾，即渐有转机。续进两剂，逐次平复。继俾服潞党参，每日二钱，加五味子五粒，广陈皮少许，频饮代茶。今春见之，较未病前更倍康强矣。（《医学衷中参西录·第五期第八卷》中册）

2. 少腹剧痛（席介文医案）

奉天女师范史姓学生，少腹疼痛颇剧，脉左右皆沉而无力。疑为气血凝滞，治以当归、丹参、乳香、没药各三钱，莱菔子二钱。煎服后疼益甚，且觉短气。再诊其脉，愈形沉弱。遂改用升陷汤，一剂而愈。此亦大气下陷，迫挤少腹作疼，是以破其气则疼益甚，升举其气则疼自愈也。（《医学衷中参西录·第五期第四卷》中册）

3. 短气似喘（相臣医案）

湖北督署韩承启，庆轩寅友也。其夫人年六旬，素多肝郁，寝至胸中大气下陷。其气短不足以息，因而努力呼吸，有似乎喘，喉干作渴，心中满闷怔忡，其脉甚沉微。知其胸中大气下陷过甚，肺中呼吸几有将停之势，非投以升陷汤，以升补其大气不可。为录出原方，遵注大气陷之甚者将升麻加倍服。一剂后，吐出黏涎数碗，胸中顿觉舒畅。又于方中加半夏、陈皮，连服三剂，病遂霍然。

盖此证因大气下陷，其胸肺胃脘无大气以斡旋之，约皆积有痰涎，迨服药后，大气来复，故能运转痰涎外出，此《金匮》水气门所谓"大气一转，其气（水气即痰涎）乃散"也。从此知《衷中参西录》实为医学家不可不备之要书也。后大气下陷证数见不鲜，莫不用升陷汤加减治愈。（《医学衷中参西录·第五期第八卷》中册）

4.短气大汗出（高如璧医案）

一人，年三十余，因枵腹劳力过度，致大气下陷。寒热往来，常常短气，大汗淋漓，头疼咽干，畏凉嗜睡，迁延日久，不能起床。医者误认为肝气郁结，投以鳖甲、枳实、麦芽诸药，病益剧。诊其脉，左寸关尺皆不见，右部脉虽见，而微弱欲无。知其为大气下陷，投以升陷汤，加人参三钱，一剂左脉即见，又将知母改用五钱，连服数剂痊愈。（《医学衷中参西录·前三期合编第四卷》上册）

5.水肿小便不利，气短喘息（张锡纯医案）

一人，年四十余，小便不利，周身漫肿，自腰以下，其肿尤甚。上焦痰涎堵塞，剧时几不能息。咳嗽痰中带血，小便亦有血色。迁延半载，屡次延医服药，病转增剧。其脉滑而有力，疑是湿热壅滞，询之果心中发热。遂重用滑石、白芍以渗湿清热，佐以柴胡、乳香、没药以宣通气化。为其病久，不任疏通，每剂药加生山药两许，以固气滋阴。又用药汁送服三七末二钱，以清其血分。

数剂热退血减，痰涎亦少，而小便仍不利。偶于诊脉时，见其由卧起坐，因稍费力，连连喘息十余口，呼吸始顺。且其脉从前虽然滑实，究在沉分。此时因火退，滑实既减，且有濡象。恍悟此证确系大气下陷。遂投以升陷汤，知母改用六钱，又加玄参五钱，木通二钱，一剂小便即利，又服数剂，诸病痊愈。（《医学衷中参西录·前三期合编第四卷》上册）

6. 四肢痿废，短气（张锡纯医案）

在本邑治一媪，年过六旬，其素日气虚，呼吸常觉短气。偶因劳力过度，忽然四肢痿废，卧不能起，呼吸益形短气，其脉两寸甚微弱，两尺重按仍有根底。知其胸中大气下陷，不能斡旋全身也。为疏方用生箭芪一两，当归、知母各六钱，升麻、柴胡、桔梗各钱半，乳香、没药各三钱。

煎服一剂，呼吸即不短气，手足略能屈伸。又即原方略为加减，连服数剂痊愈。此气虚成痿废之明征也。（《医学衷中参西录·第五期第四卷》中册）

7. 乳疮伤气，息微失音（孙香荪医案）

民国十五年冬，河东友人翟桐生之令堂，乳部生疮，疼痛难忍，同事王德三君约往诊视。翟君言，昨日请医诊治，服药一剂，亦不觉如何，惟言誓不再服彼医方药。生诊视时，其脉左关弦硬，右寸独微弱，口不能言，气息甚微，病势已危险万分。生断为年高因病疮大气下陷，为开升陷汤，以升举其气，又加连翘、丹参诸药，以理其疮。

一剂能言，病人喜甚，非按原方再服一剂不可。后生又诊数次，即方略为加减，数服痊愈。后遇此证数次，亦皆用升陷汤加减治愈。（《医学衷中参西录·第五期第八卷》中册）

丹 参 饮

药物组成：丹参一两，檀香一钱，砂仁一钱。

主治：心痛，胃脘诸痛。

用法用量：水一杯半，煎至七分服。

处方来源：《时方歌括》卷下。

心腹痛（李铎医案）

周氏妇年三十，常患心腹痛，痛时腹膨肠鸣，周身骨节酸痛，手足麻痹。医率用破气行血药反甚。余与丹参饮一剂痛减，二剂良愈。后以此方治妇人心腹诸痛，屡验。（《医案偶存·腹痛》卷九）

六 神 汤

药物组成：橘红一钱，石菖蒲一钱，半夏曲一钱，胆南星一钱，茯神一钱，旋覆花一钱。

主治：产后痰迷，神昏谵语，恶露不断，甚或半身不遂，口眼歪斜。

用法用量：水煎，滤清服。

处方来源：《寿世新编》。

1. 产后发狂（张仁锡医案）

丙午秋夜，邻人来叩户，云昨日午刻，内人生一男，身体颇安，饮食亦不减，忽于今日酉刻，连叫数声，遂发狂怒，大言骂人。因问其恶露有否。曰：甫产颇多，今尚未止。又问其头上有汗否。曰：无。老人思索良久曰：足殆胎前所聚之痰饮，未得与瘀齐下耳。彼恳用药，爰以半夏、胆南星、橘红、石菖蒲、旋覆花、云（茯）神，即前辈所谓六神汤者授之。明晨，其夫来曰：三更服药，睡至黎明始醒，病遂失。（《清代名医医话精华·张希白医话精华》）

2. 产后神昏谵语（金尚陶医案）

一丁姓妇，产后神昏，谵语如狂，恶露仍通，赤不过多，医者议攻议补不一。金尚陶前辈后至，诊毕曰：待我用一平淡药，吃下去看。遂疏六神汤方，一剂神气清，四剂霍然。（《续名医类案·见鬼》卷二十五）

六味回阳饮

药物组成：人参一～二两或数钱，制附子二～三钱，炮干姜二～三钱，炙甘草一钱，熟地黄五钱或一两，当归身三钱。

加减：肉振汗多者，加炙黄芪四～五钱或一两，或冬白术三～五钱；如泄泻者，加乌梅二枚，或北五味子二十粒亦可；如虚阳上浮者，加茯苓二钱；如肝经郁滞者，加肉桂二～三钱；如血动者，去当归，加冬术。

主治：阴阳将脱证。

用法用量：水两钟，武火煎七～八分，温服。

处方来源：《景岳全书》卷五十一。

1. 类中风（王九峰医案）

《经》言阳之气以天地之疾风名之。卒然昏愦无知，柔汗，溲便遗失，四肢不收，口噤不语，脉来迟缓。因烦劳太过，扰乱二十五阳。阳气变动，气不归精，精无所倚，精不化气，神无所倚，乃阴阳离决之危候也。勉拟景岳回阳饮，追敛散亡之气。未识阳能回否。

六味回阳饮。

午正进药，申未汗收，神志渐清，语言渐展，肢体自能徐转，脉象小驶缺于迟。惟心烦意乱，莫能自主，乃阳回阴液未复。进锐退速，危症得安，乃天幸，非人力也。

前方加抱木茯神。

阳回阴液未复，心中愦愦不安，肢体虽和，语言尚謇，脉小驶于迟曰缓。《经》以无阳则阴无以生。连进回阳生阴之品，颇合机宜。安不忘危，善后更宜加意。

六味回阳饮去附子，加茯神、酸枣仁。

恙原俱载，前方毋庸复赘。惟心烦不安，乃阳回阴液未充，肾不交心，阴不上承，最宜持心息虑，当思静则生阴之理。

六味回阳饮去附子，加二至丸、茯神、枣仁，服五帖后，更以十剂加五味子，水丸。（《王九峰医案·类中风》正卷）

2. 吐血便血兼呕吐（张景岳医案）

倪孝廉，素以攻苦，思虑伤脾，时有呕吐之证，过劳即发。用理阴煎、温胃饮之属，随饮即愈。一日于暑末时，因连日交际，致劳心脾，遂上为吐血，下为泄血，俱大如手片，或紫或红，甚多可畏。医云：此因劳而火起心脾，兼之暑令，二火相济，所以致此。与犀角、地黄、童便、知母之属。药及两剂，其吐愈甚，脉益紧数，困惫垂危。

迨景岳往视，形势俱剧。乃以人参、熟地、干姜、甘草四味，大剂与之。初服毫不为动，次服觉呕恶少止，而脉中微有生意。乃复加附子、炮姜各二钱，人参、熟地各一两，白术四钱，炙甘草一钱，茯苓二钱。黄昏与服，竟得大睡，直至四鼓。复进之，而呕止血亦止。又服此方数日，而健如故。（《古今医案按·血证》卷四）

3. 伤寒战而不得汗，既而大汗如浴（张景岳医案）

一衰翁，年过七旬，陡患伤寒，初起即用温补调理。至十日之外，正气将复，忽尔作战，自旦至辰，不能得汗，寒栗危甚，用六味回阳饮，人人参一两，姜、附各三钱，煎服。下咽少顷，即大汗如浴，时将及午，而浸汗不收，身冷如脱，鼻息亦几无，令以前药复煎与之。曰：先服此药，已大汗不堪，今又服此，尚堪再汗乎？笑谓曰：此中有神，非尔所知也。急令再进，遂汗收神复，不旬日起矣。呜呼，发汗用此，而收汗复用此，无怪乎人之疑之也。不知汗之出与汗之收，皆元气为之枢机耳。（《续名医类案·伤寒》卷一）

4. 产后血晕（李铎医案）

杨姓妇，年三旬，产后去血过多，昏瞀眩晕，真元已败，加以勉强作劳，忽然头眩眼黑，大汗不止。其为气血俱亡，阴阳将脱矣，非大剂六味回阳饮加鹿茸莫能挽救也。

熟地五钱，当归三钱，人参二钱，鹿茸三钱，附子二钱，干姜二钱（炮黑），肉桂一钱，大枣三枚。

此景岳新方，不刚不猛，能回失散之元阳，能敛离乱之阴血，济急扶顷，无出其右者。治斯病一剂神效，故特表之。（《医案偶存》卷十一）

玉 女 煎

药物组成：生石膏三～五钱，熟地黄三～五钱或一两，麦冬二钱，知母一钱半，牛膝一钱半。

加减：如火之盛极者，加栀子、地骨皮之属；如多汗、多渴者，加北五味子十四粒；如小水不利，或火不能降者，加泽泻一钱五分，或茯苓亦可；如金水俱亏，因精损气者，加人参二～三钱尤妙。

主治：水亏火盛，六脉浮洪滑大，少阴不足，阳明有余，烦热干渴，头痛牙疼，失血。

用法用量：水一钟半，煎七分，温服或冷服。

用药禁忌：大便溏泄者，乃非所宜。

处方来源：《景岳全书》卷五十一。

1. 湿温（张意田医案）

一人，时症已二十余日，凉解不愈，大便自利，不欲饮食，舌赤燥硬，神清肌削，晡际寒热似疟，无汗。诊之六脉不浮不沉，惟大而缓。胁肋边有痛处，按之在肝位。此湿温病不解，结于肝部，故寒热如疟；胃中津液耗涸，则舌燥而赤，是邪热留于心胃也。用玉女煎加犀角、苍术、木通。

一服舌生津液，胁痛亦减。即于原方加柴胡，数服渐瘳，更以补阴痊愈。（《续名医类案·湿》卷四）

2. 牙龈肿痛（樊伯贤医案）

李某，男，39岁。初诊：1971年12月8日。

主诉：左上大白齿有烂牙两只，经常疼痛。几天来多饮酒及食燥热品，由前天起龈肿牙浮，痛如刀刺，连及太阳穴、眼区、额颥、牙关等处，日甚于夜，小便短赤，大便干结。经牙科诊治未效，并谓因发炎不能拔牙。

诊查：右面颊部红肿，剧痛苦貌，张口见烂牙及龈肿，口喷秽气。舌干苔白，脉弦滑大。

辨证：阳明燥热，风火牙痛。

治法：清热解毒，消肿止痛。

处方：生石膏60g，知母12g，生甘草6g，白芍10g，怀牛膝10g，麦冬12g，生地黄20g，玄参15g，薄荷6g。三剂。

二诊：上方药服一剂后肿痛消减。

处方：前方药再服三剂。一周而复。（《中国现代名中医医案精华（五）》）

玉 真 散

别名：玉真丹、玉正散、玉贞散、白附散。

药物组成：胆南星、防风、白芷、天麻、羌活、白附子等份。

功效： 散风解痉，镇痛止血，生肌。

主治： 破伤风牙关紧急，角弓反张，甚则咬牙缩舌；疯犬咬伤；跌打损伤已破口者。

制备方法： 上为末。

用法用量： 每服二钱，热酒一钟调服，更敷伤处。若牙关紧急，腰背反张者，每服三钱，用热童便调服；虽内有瘀血亦愈。至于昏死，心腹尚温者，连进二服，亦可保全。若治疯犬咬伤，更用漱口水洗净，搽伤处。

用药禁忌： 孕妇忌服。禁忌鱼腥、辛辣、葱蒜诸品；禁忌生冷、油腻等食物。

备注： 玉真丹（《证治汇补》卷三）、玉正散（《灵验良方汇编》卷二）、玉贞散（《梅氏验方新编》卷六）、白附散（《经验奇方》卷上）。①《验方新编》本方用量：明天麻、羌活、防风、生南星（姜汁炒）、白芷各一两，白附子十二两。《经验奇方》：白附子十二个，生南星、白芷、天麻、羌活、防风各一两。②《寿世新编》本方用法：上六味切忌火炒，概宜生用，研极细末，就伤处敷上。倘伤重需内服者，可用黄酒浸服二三钱，但附子、南星须制过，否则恐致麻倒。③《浙江中医杂志》（1964-04-25）报道：内服玉真散过量中毒死亡一例。患者右脚跌伤，自服黄酒调玉真散约三钱，药为本县药店所制，10分钟后出现乌头碱中毒样症状，抢救无效死亡。作者认为，本方各药用量诸书不一，本例患者所用者，生白附用量较其他诸药总量大3倍。民间治跌打损伤每服0.9～1.5g，本例一次服用9g，内含生白附3g多，且系空腹黄酒冲服，故中毒而死。

处方来源：《外科正宗》卷四。

1.疮疡致痉（薛己医案）

一男子风袭疮口，牙关紧急，腰背反张。以玉真散一服而愈，仍以托里药而敛。（《外科发挥·溃疡》卷一）

2.破伤风（肖希三医案）

姜某，男，14岁。初诊：1960年8月20日。

主诉：患者跌伤右脚大趾，当时未处理，经十余日，突然发热畏寒，颈部强直，牙关开合不灵，西医诊断为"破伤风"，注射破伤风抗毒素治疗，症状仍未减轻，请肖老会诊。

诊查：阵发抽搐，角弓反张，面带苦笑容，口噤不能饮。诊脉弦数，由口缝看其舌苔白润而黄。

治法：宜驱风散热，解毒镇痉，用蝉衣酒治之。

处方：蝉衣30g，研细末，每服15g，用黄酒送下。

二诊：服上方药后，周身出汗，抽搐时间减短，口噤缓弛，牙关稍能开张，项强减轻，头稍能左右旋转。嘱守上方依法继服，并配玉真散，每次内服3g，外用5g敷患处。

三诊：服蝉衣酒四天，玉真散一剂未完，抽搐停止，角弓反张消失，口能张大进饮食，能起床活动。静息数日，精神好转，痉愈出院。（《中国现代名中医医案精华（二）》）

甘露消毒丹

别名：普济解疫丹、普济解毒饮、甘露消毒丸。

药物组成：飞滑石十五两，淡芩十两，茵陈十一两，藿香四两，连翘四两，石菖蒲六两，白豆蔻四两，薄荷四两，木通五两，射干四两，川贝母五两。

功效：利湿化浊，清热解毒。

主治：时毒疠气，病从湿化，发热目黄，胸满，丹疹，泄泻，其舌或淡白，或舌心干焦，湿邪犹在气分者；湿温疫疠，发热倦怠，胸闷腹胀，肢酸咽肿，斑疹身黄，颐肿口渴，溺赤便秘，吐泻疟痢，淋浊疮疡；并治水土不服诸病。

用法用量：神曲糊为丸。

备注：普济解疫丹（《温热经纬》卷五）、普济解毒饮（《续名医类案》卷五）、甘露消毒丸（《中药制剂手册》）。《温热经纬》本方用法：生晒研末。每服三钱，开水调下；或神曲糊丸，如弹子大，开水化月服。

处方来源：《医效秘传》卷一。

1. 间歇性高热（张文选医案）

高某，男，45岁，美籍华人。1998年4月5日初诊。

患者为某医院的住院病人，发热25天，体温39℃左右，发热原因不明，怀疑免疫性疾病，但未能确诊。西药用对症疗法，中药以大剂清热泻火解毒为主，发热不退。患者觉得可能患了什么大病，打电话让妻子从美国赶到北京。在妻子的建议下，患者自行从医院出来找中医诊治，并继续住院接受检查。诊时见患者体质壮实，发热为间歇性，午后热甚，口渴，饮水不多，有汗，无食欲，大便不干，浑身不适。脉弦数，舌苔厚腻，舌质偏红。据舌苔辨为甘露消毒丹证；因间歇发热，提示有湿热郁结少阳的蒿芩清胆汤证；口渴明显，提示有白虎汤证。遂用甘露消毒丹加青蒿、石膏为方。

藿香10g，白蔻仁10g，茵陈15g，滑石15g，通草6g，石菖蒲10g，黄芩10g，连翘15g，浙贝母10g，射干10g，薄荷6g，青蒿15g，生石膏20g。嘱服2剂。

1998年4月7日二诊：患者于当晚临睡前服完1剂药，次日体温降至正常，周身不适诸症顿失。继以上方减石膏，服3剂，再未发热。（《温病方证与杂病辨治》中篇）

2.斯蒂尔病（张文选医案）

薛某，女，24岁。1997年12月21日初诊。

发热1个月，为间歇性发热，每于傍晚体温突然增高，多39℃左右，次日凌晨体温逐渐消退。胸腹、下肢见红褐色斑丘疹样皮疹，时起时落。四肢关节疼痛，以膝、踝、腕、肘、指关节疼痛为主，微肿胀，咽喉疼痛。经北京协和医院诊断为斯蒂尔病，住院用西药常规治疗并配合用中药清热解毒剂，病症不减，发热如故。对于本病，我既往有用清热地黄汤（原犀角地黄汤）或清营汤加减，清营凉血透热治疗的成功经验，但该患者舌苔厚腻，黄白相间，舌质淡红而并不赤绛，发热而不欲饮水，大便偏溏。据舌辨为湿热，用甘露消毒丹加减。

处方：白蔻仁10g，藿香10g，茵陈15g，滑石15g，通草6g，石菖蒲10g，黄芩10g，连翘15g，浙贝母10g，射干10g，薄荷6g，生薏苡仁30g，荆芥3g，防风3g。3剂。

1997年12月24日二诊：服药1剂，体温下降至37.5℃；3剂服完，体温降至正常，皮疹减退，关节疼痛减轻。舌仍偏腻，黄白相间，脉滑略数。继续用上方加粉防己 15g，丹皮 10g。7剂。

1998 年 1 月 3 日三诊：患者再未发热，厚腻苔渐退，皮疹消失，唯关节肌肉有时疼痛。用二诊方与清热地黄汤（原犀角地黄汤）加味交替使用 2 个月，病情稳定，恢复工作。（《温病方证与杂病辨治》中篇）

3. 脓疱疹（张文选医案）

冯某，女，51 岁。2006 年 6 月 6 日初诊。

患者 5 月底回老家云南，返程时经过成都、西安等地旅行，路途劳累，回北京后突然全身出现脓疱疹，经某医院静脉滴注大量抗生素及胸腺肽 1 周，无效。诊时见患者四肢、胸腹脓疱疹密布，大者如核桃，小者如蚕豆或黄豆，疱疹内有脓液，部分疱疹上有血痂。因口腔、口唇也有疱疹，疼痛不能张口说话，不能食进水。自觉心中发热，尿道口灼热，但口不渴，不欲饮，体温正常。脉沉细滑数，舌淡红，苔黄白相兼，厚腻水滑。据舌辨为甘露消毒丹证。

处方：白蔻仁 6g，藿香 6g，茵陈 10g，滑石 30g，通草 6g，石菖蒲 10g，黄芩 10g，连翘 20g，浙贝母 10g，射干 10g，薄荷 10g，紫花地丁 15g，金银花 10g，蒲公英 10g，生薏苡仁 30g，炮穿山甲 5g（先煎）。7 剂。

2006 年 6 月 13 日二诊：患者自述回家后当天服药 1 剂，口腔内疱疹出脓，吐出脓液甚多，大便排出颇多脓性黏液。次日即能张口说话，进食进水自如。全身疱疹吸收、结痂，诊时见全身所有疱疹痊愈，仅留下褐色愈后痕迹。舌淡红，苔黄白相兼，厚腻水滑，脉沉细略滑。上方加防风 10g。7 剂。

2006 年 6 月 20 日三诊：脓疱疹已愈，近半年来脱发较多，为治疗脱发而来，改用神应养真丹化裁。（《温病方证与杂病辨治》中篇）

左归饮

药物组成：熟地黄二～三钱或加至一～二两，山药二钱，枸杞子二钱，炙甘草一钱，茯苓一钱半，山茱萸一～二钱（畏酸者少用之）。

加减：如肺热而烦者，加麦冬二钱；血滞者，加牡丹皮二钱；心热而躁者，加玄参二钱；脾热易饥者，加芍药二钱；肾热骨蒸多汗者，加地骨皮二钱；血热妄动者，加生地黄二～三钱；阴虚不宁者，加女贞子二钱；上实下虚者，加牛膝二钱以导之；血虚而燥者，加当归二钱。

功效：壮水，养阴补肾。

主治：真阴不足，腰酸且痛，遗精盗汗，咽燥口渴；阴衰阳胜，身热烦渴，脉虚气弱。

用法用量：水两钟，煎七分，空腹服。

处方来源：《景岳全书》卷五十一。

1. 发热谵妄（杨乘六医案）

陆氏子病感症，发热咳嗽，气短如喘，发散转甚，痰涌如潮，谵妄撮空。脉之轻按满指，重按则空，面色㿠白，眼眶宽大，神水散漫，舌苔嫩黄，中间焦燥，两手振掉。症由气虚致感，误用峻表，致阴被劫而将亡，阳无附而欲脱，非救阴摄阳不能挽也。乃用左归去茯苓加人参、五味，大剂浓煎，服讫即睡。六时许方寤，则身凉嗽止，喘定痰消。继以生金滋水饮一剂，养荣汤四剂全瘳。(《续名医类案·温病》卷三)

2. 小儿伤寒，目窜手搐 (朱世扬医案)

五岁患感症，初起脉细数。予以清解方与之。因其子不服药，少尝遂止，渐见目窜手搐。医者皆曰慢惊矣。诊之，口渴，舌燥无苔，大便不通。乃曰：此伤寒败症也。缘禀赋阴亏，故初起便脉来细数，兹已危极。急与左归饮去茯苓加花粉、天冬治之，便润而安。复调补正气而愈。(《诚求集·慢脾风》)

右归丸

药物组成： 大怀熟地黄八两，山药四两 (炒)，山茱萸三两 (微炒)，枸杞子四两 (微炒)，鹿角胶四两 (炒珠)，菟丝子四两 (制)，杜仲四两 (姜汤炒)，当归三两 (便溏勿用)，肉桂二两 (渐可加至四两)，制附子二两 (渐可加至五～六两)。

加减： 如阳衰气虚，必加人参以为之主，或二～三两、或五–六两，随人虚实以为增减；如阳虚精滑，或带浊便溏，加补骨脂三两 (酒炒)；如飧泄肾泄不止，加北五味子三两、肉豆蔻三两 (面炒，去油用)；如饮食减少，或不易化，或呕恶吞酸，皆脾胃虚寒之证，加干姜三～四两 (炒黄用)；如腹痛不止，加吴茱萸二两（汤泡半日，炒用）；如腰膝酸痛，加胡桃肉四两（连皮）；如阴虚阳萎，加巴戟肉四两、肉苁蓉三两，或加黄狗外肾一～二付，以酒煮烂捣入之。

功效：温补肾阳，填精止遗。

主治：元阳不足，或先天禀衰，或劳伤过度，以致命门火衰，而为脾胃虚寒，饮食少进；或呕恶膨胀；或翻胃噎膈；或怯寒畏冷；或脐腹多痛；或大便不实，泻痢频作；或小水自遗，虚淋寒疝；或寒侵溪谷，而肢节痹痛；或寒在下焦而水邪浮肿；阳亏精滑，阳萎精冷。

制备方法：上先将熟地黄蒸烂杵膏，加炼蜜为丸，如梧桐子大。

用法用量：每服一百余丸，食前用滚汤或淡盐汤送下。或丸如弹子大，每嚼服两～三丸，以滚白汤送下。

处方来源：《景岳全书》卷五十一。

过敏性结肠炎（吴少怀医案）

王某，男，36岁，干部。1962年5月20日初诊。

病史：久病腹痛作泻，每因过劳或饮食不节则病势加剧，恶心少食，身倦乏力，睡眠欠佳，经医院检查确诊为过敏性结肠炎。曾服参苓白术散、七味白术散、二神丸、三白汤等均疗效不佳。

检查：舌苔淡白质淡红，脉沉缓尺弱。

辨证：脾肾阳虚，命火不足泄泻。

治则：温补肾阳，拟右归丸加减。

方药：熟地30g，炒山药30g，山萸肉20g，枸杞子18g，炒杜仲15g，制附子15g，肉桂15g，茯苓24g，炙甘草12g。共为细末，神曲糊为丸，每次 9g，日两次。

1963 年 3 月 30 日二诊：服药丸一料，腹痛作泻已除，9 个月来，一直很好，近因饮食不慎腹痛泄泻又发，日 2～3 次，便溏，舌脉同前。按上方去枸杞子，加木香 12g。配丸药一料，服法同前。

6 月 19 日三诊：药已服完，疗效很好，大便正常。仍按原方再配丸药一料常服，以期巩固。(《吴少怀医案》)

布 袋 丸

药物组成：夜明砂二两（拣净），芜荑二两（炒，去皮），使君子二两（肥白者，微炒，去皮），白茯苓半两（去皮），白术半两（无油者，去芦），人参半两（去芦），甘草半两，芦荟半两（研细）。

主治：诸疳疾，面黄腹大，饮食不润肌肤。

制备方法：上为细末，汤浸蒸饼为丸，如弹子大。

用法用量：每服一丸，以生绢袋盛之；次用精猪肉二两，同药一处煮，候肉熟烂，提取药于当风处悬挂，将所煮肉并汁令小儿食之。所悬之药，第 2 日仍依前法煮食，药尽为度。

处方来源：《补要袖珍小儿方论》卷五。

疳疾（程杏轩医案）

予弟倚兰，服贾庐江。戊辰冬，予自中州回，道经彼地，羁留信宿。有王策勋先生者，与予弟善，抱其幼孙，恳为诊治。视其体热面黄，肢细腹大，发焦目暗，颈起结核。予曰此乃疳疾。
疳者干也。小儿肠胃柔脆，乳食失调，运化不及，停积发热，热
久津干，故名曰疳。又谓之丁奚、哺露。丁奚者，言奚童枯瘠如
丁；哺露者，言愈哺而骨愈露。但是疾每多生虫，虫日滋，侵蚀
脏腑，非寻常药饵所能去病。古方有布袋丸，治此症多验。药用
人参、白术、茯苓、使君子肉各一两，芦荟、夜明砂、芜荑、甘
草各五钱。共为末，蒸饼糊丸，每粒约重三钱。日用一丸，以夏
布袋盛之。另切精猪肉二两，同煮汁服，肉亦可食。如法制就，
服完一料而愈。（《杏轩医案》续录）

归 脾 汤

别名：归脾散、加味归脾汤、归脾饮、归脾养营汤。

药物组成：白术一钱，当归一钱，白茯苓一钱，黄芪一钱
（炒），龙眼肉一钱，远志一钱，酸枣仁一钱（炒），木香五分，
甘草三分（炙），人参一钱。

功效：养血安神，补心益脾，调经。

主治：思虑伤脾，发热体倦，失眠少食，怔忡惊悸，自汗盗
汗，吐血下血，妇女月经不调，赤白带下，以及虚劳、中风、厥
逆、癫狂、眩晕等见有心脾血虚者。现代临床常用于血小板减少
性紫癜、神经衰弱、脑外伤综合征、子宫功能性出血等属于心脾
血虚者。

用法用量：加生姜、大枣，水煎服。

备注：归脾散（《古今医鉴》卷八）、加味归脾汤（《古今医

鉴》卷十一）、归脾饮（《痘学真传》卷七）、归脾养营汤（《疡科心得集》卷上）。《口齿类要》无姜、枣。改为丸剂，名"归脾丸"（见《丸散膏丹集成》）、"人参归脾丸"（见《北京市中药成方选集》）、"白归脾丸"（见《全国中药成药处方集》福州方）。

处方来源：《正体类要》卷下。

1. 胃痛（李中梓医案）

一人将应试，八月初五心口痛甚，致不能饮食。李诊之，寸口涩而软。与大剂归脾汤，加人参三钱，官桂一钱。彼云：痛而骤补，实所不敢，得毋与场期碍乎？李曰：第能信而服之，可以无碍，若投破气之药，其碍也必矣。遂服之，不逾时而痛减，更进一剂，连饮独参汤，场事获竣。（《续名医类案·心胃痛》卷十八）

2. 多寐（席梁丞医案）

徐某，男，30岁。

初因感冒头痛眩晕，潮热胃胀，前医连投大柴胡汤以清热和里，服后热退便通，本属合理，迨后疲倦多寐，而整日昏睡，长达月余。于1941年初秋邀诊。患者静卧沉睡，且无躁动，叫则即醒，问话能答，饮食如常，但必时刻叫喊，随时手摇，否则不过片时，即入酣睡。诊脉虚大，舌质淡，舌根一侧白腻，余处无苔。依脉证因果全面分析，乃长夏感冒，受暑伤湿，湿困脾阳，暑伤正气。证属心脾阳虚，肺气不足，阴盛阳虚所致。治当益气强心，健脾渗湿。方用人参归脾汤加减试治。

处方：高丽参、黄芪、当归、茯苓、桂圆肉、石菖蒲、木香、白术、甘草、生枣仁、炙远志。二剂，水煎服。

服一剂后，昏睡减轻，不叫自醒，能自动饮食，询问家事等。二剂服后，白天已不嗜睡，饮食起居，接近正常，惟感起则头晕乏力，脉虚大转弦，舌苔同前。再以原方连投二剂，不数日精神体力逐渐恢复。(《著名中医学家的学术经验》)

3. 盗汗不寐（施沛医案）

庠友张君牙，初患寒热，众医皆曰疟。服解表之剂，乃盗汗潮热，肢节颈项强痛，夜寝则汗出如沐，湿透重衾，至二十余日，目不交睫。余诊得左寸微细而欲绝，右尺浮大而无力。此汗多亡阳证也，治宜加味归脾汤。乃索余方市药，服之不效。自加麦门冬，更服二剂，致胸膈满闷，饮食不进，遂疑参芪不可服。一妄僧欲进大剂苦参汤，予适至，告曰：诊法阴盛阳衰者，不可以柔药。柔药助阴，阳气益衰，阴气益著，实实虚虚之患，其能免乎？病者遂不服苦参汤，求治于予。

予复诊，脉证同前，但加沉困。余曰：君相二火俱亏，非急进归脾汤加桂心、五味，无能为疗，岂前所市之药有陈腐者，或炮制失宜耶？谓君牙曰：此后当从予取药。才服一剂，是夜即安寝，汗亦渐止。坚守前方，间进八味丸，调理一月而痊。(《云起堂诊籍》)

4. 虚损遗精盗汗（李中梓医案）

何邑宰之子，虚损遗精盗汗，瘦骨柴立，已濒于危。简其所服，以四物、知、柏为主，芩、连、二冬为加减。诊其脉大而数，按重极软。曰：中气大寒，反为药苦矣。乃以归脾汤入肉桂

一钱，人参五钱。当晚熟睡，居十日而汗止精藏。更以还少丹兼进补中益气，服一月而愈。(《续名医类案·虚损》卷十一)

5.内伤发热 (杜钟骏医案)

李谷人之弟亦樵病，经二十余日，缠绵床席，形神俱惫。家人以为不起之病，历医十余辈，有曰伤寒者，投以苏叶、羌活；有曰温病者，投以银花、连翘等味；有曰湿温者，投以蔻仁、滑石、枳实、厚朴，既而谓为化热，用硝、黄推荡积滞；又以为伤阴，投以生地、麦冬、元参，然始终无汗，大便溏薄，热恒不退。予按其脘，毫不拒按，视其舌上，亦无多苔，诊其脉象，细软无力。予曰：此内伤之象，非时症也。询其得病之初其状若何，据云，病前一日，考书院，连作五卷，彻夜未睡，次晨即头晕身倦而寒热作，以为感冒也，不意服药缠绵至此。初服解表无汗，更医服消导药胸痞如故，继用硝、黄推荡，但下稀水而已，又服冬、地滋阴，益无效。予曰：其为劳倦伤脾无疑也。用归脾汤加减，一剂进后，身得微汗，热即立退而思饮食，再进大便通，三进居然起坐矣。(《药园医案》)

6.小儿慢惊风 (江应宿医案)

浙商朱鹤子年九岁，忽患手足抽掣动摇，弄舌吐沫，面白唇青。诸医或作风治、惊治、火治、痰治，杂进珠、犀、金、石、牛黄、琥珀、蜈蚣、全蝎等药，几殆。予诊视，右手三部沉弱无力，左手滑大。此脾虚生风之证，理宜大补。用归脾汤加桂、附一匕掐定，减去桂、附，大剂参、芪，六服痊愈。(《名医类案·虚风》卷一)

7. 伤寒后期衰弱（和田泰庵医案）

铃木某患疫病（肠伤寒），发病已数十日，严重消瘦，大骨枯槁，大肉陷下，只见肋骨凸起。服药呕吐而不能接受，衰弱已极，终于发生妄言。由此观之，邪热既去，心脾虚极，若用补法，定能立即治愈。服归脾汤1剂未吐，2剂即爽快，食欲增加，妄言停止。人们惊叹而钦佩其药效。续服此方逐日向愈，不久起床痊愈。（《临床应用汉方处方解说》）

生 化 汤

药物组成：当归五钱，川芎二钱，甘草五分（炙），焦姜三分，桃仁十粒（去皮尖双仁），熟地黄三钱（一方无熟地黄）。

加减：凡血晕虚晕，加荆芥穗六～七分；凡产妇气虚气脱，倦怠无力，加人参、黄芪；凡阳虚厥逆，加附子、肉桂；脉虚烦渴，加麦冬、五味子；气垂有痰，加陈皮、竹沥；血虚血燥便结，加火麻仁、杏仁、肉苁蓉；多汗不眠，加茯神、酸枣仁、黄芪；上体多汗，加麻黄根，下体多汗，加汉防己；烦热，加牡丹皮、地骨皮；口噤如风，反张瘈疭者，加荆芥、防风各三～四分；恶露未尽，身发寒热，头痛胁胀，其小腹必然胀痛，加红花、牡丹皮、肉桂各三～四分，延胡索一钱；内伤饮食，加山楂、陈皮、砂仁，或神曲、麦芽；外伤寒湿，加苍术、白术；血积食积，胃有燥粪，脐腹胀痛，加大黄二钱。

功效：逐瘀生新。

主治: 产后恶露不行, 小腹冷痛。现用于产后子宫复旧不良, 产后子宫收缩痛, 小产后胎盘残留, 人工流产后出血不止, 子宫肌瘤, 子宫肥大症, 宫外孕等。

用法用量: 上㕮咀。水两钟, 加大枣二枚, 煎八分, 温服。

用药禁忌: 生化汤活血化瘀, 儿枕作痛尚宜。其有肝虚血燥体质, 平时常有肝阳上冒见证, 生化汤辛温走窜, 又不宜服。尝有服此成痉厥者, 不可不知; 脾胃虚弱所致的大便溏滑, 心火素亢所致的心悸怔忡, 肝阳横逆所致的眩晕胁痛, 阴虚内热所致的口燥咽干, 冲任固摄无权所致的时下血块, 以及产妇感受一切温暑时邪、表里邪热未解, 都是本方的禁忌症。

备注:《傅青主女科·产后篇》无熟地黄、大枣, 以黄酒、童便各半煎服。

处方来源:《景岳全书》卷六十一引钱氏方。

产后伤寒, 痹痛腹疼 (傅松元医案)

陆少梅者, 镇洋县吏也, 俗称房科。其媳产后因劳受寒, 致畏寒身热, 痹痛腹疼, 恶露已止。及第十二日, 少梅邀余诊。据云城中医生, 群谓将成蓐劳, 并出其所服之方相示, 大抵用荆芥、防风、乌药、香附、楂炭、泽兰等药。

余诊其脉, 轻取则浮弦, 重按则紧细, 断其为表里受寒之症。因告之曰: 前方虽平稳, 无如病重药轻, 久延必致蓐劳。当此正气未衰, 急宜开发, 不可留邪。惟恐或嫌药峻, 奈何? 少梅请余毋顾忌。乃书生化汤重加炮姜、麻、桂, 一剂退, 二剂愈矣。(《医案摘奇·产后伤寒》卷四)

神仙活命饮

别名：秘方夺命散、真人活命散、仙方活命饮、真人活命饮、神功活命汤、十三味败毒散、真人夺命饮、当归消毒饮。

药物组成：穿山甲一钱，甘草一钱，防风一钱，没药一钱，赤芍一钱，白芷六分，当归梢一钱，乳香一钱，贝母一钱，天花粉一钱，皂角刺一钱，金银花三钱，陈皮三钱。

功效：消肿，化脓，生肌。止痛，解毒，散瘀消痰。

主治：一切热毒痈疽疮疡，红肿热痛，脓已成或未成者。无名恶疮，发背，脑疽，鬓疽，臀痈，脱疽，瘰疬，杨梅疮，便痈，囊痈，乳痈，痘疔痘毒，痘疮焮痛。

用法用量：用好酒三碗，煎至一碗半。若上身，食后服；若下身，食前服，再加饮酒三～四杯，以助药势，不可更改。

用药禁忌：忌酸薄酒、铁器，服后侧睡觉，痛定回生；忌豆芽、菜粉、油腻等物；若已溃后不可服。

备注：秘方夺命散（《袖珍方》卷三）、真人活命散（《痈疽神秘验方》）、仙方活命饮（《校注妇人良方》卷二十四）、真人活命饮（《摄生众妙方》卷八）、神功活命汤（《疮疡经验全书》卷四）、十三味败毒散（《医方考》卷六）、真人夺命饮（《惠直堂经验方》卷三）、当归消毒饮（《医林纂要》卷十）。

处方来源：《女科万金方》。

1. 髭疔（马铭鞠医案）

顾圣符幼弟患髭疔，医者先用火针围药，肿胀至目与鼻俱隐入肉，牙关紧急。马铭鞠用患者耳垢、齿垢，刮手足指甲屑，和匀如豆大，放茶匙内，灯火上炙少许，取作丸，令洗净围药，将银簪挑开疔头抹入，外用棉纸一层，津湿覆之，痛立止，半日肿半消，目可开。次日服仙方活命饮二剂愈。(《先醒斋医学广笔记·肿毒》)

2. 便痈（薛己医案）

一男子（便痈）溃而肿痛不止。此余毒未解，用活命饮，一剂而痛止，再剂而肿消。(《外科枢要·论便痈》卷三)

加味逍遥散

别名：八味逍遥散、加味逍遥饮、丹栀逍遥散。

药物组成：当归一钱，芍药一钱，茯苓一钱，白术一钱（炒），柴胡一钱，牡丹皮五分，山栀子五分（炒），甘草五分（炙）。

功效：疏肝清热，解郁和营。

主治：肝脾血虚，内有郁热，潮热晡热，自汗盗汗，腹胁作痛，头昏目暗，怔忡不宁，颊赤口干；妇人月经不调，发热咳嗽；或阴中作痛，或阴门肿胀；小儿口舌生疮，胸乳膨胀；外证遍身瘙痒，或口燥咽干，食少嗜卧，小便涩滞，及瘰疬流注，虚热生疮。妇人初产，阴门肿胀，或焮痛而不闭；血虚火燥，产后大便不通。小儿肝脾血虚内热，胁腹作痛，头目昏黑，或食少不寐，或口舌生疮，或胸乳膨胀；或女子患前症，经候不调，发热咳嗽，寒热往来。伤损血虚，内热发热；或肢体作痛，或耳内作痛。乳母肝脾血虚发热，致儿患疮，或儿肝脾有热，致疮不愈。脾胃血虚有热生痈；或胁乳肿痛，耳下结核。妇人温热流注下部，阴内溃烂痒痛。大怒逆气伤肝，肝伤血少目暗。妇人郁热伤损肝脾，湿热下注而致阴中作痛，痛极往往手足不能伸舒；及风湿血燥而致血风疮证，遍身起瘖瘟（风疹块），如丹毒状，或痒或痛，搔之则成疮。郁证；或血燥肝气虚弱，风寒客于经络，肩臂痛而筋挛，遇寒则剧，脉紧细。血虚肝燥，骨蒸劳热。肝经郁热过甚，烦热口苦，耳鸣头眩。

用法用量：水煎服。

用药禁忌：忌气恼、劳碌。

备注：八味逍遥散（《医学入门》卷八）、加味逍遥饮（《审视瑶函》卷五）、丹栀逍遥散（《方剂学》）。①本方改为丸剂，名"加味逍遥丸"（见《北京市中药成方选集》）、"丹栀逍遥丸"（见《全国中药成药处方集》南京方）。②《医学心悟》有薄荷。

处方来源：《内科摘要》卷下。

1. 胁痛咯血发热（林上卿医案）

连某，男，36岁。1979年3月5日诊。

自诉二天前与人口角，即觉两胁隐痛，纳呆欲吐，继而头痛，微热（T 37.8℃）恶寒，无汗，鼻塞流涕，咳嗽无痰，咯鲜血数口，口干而苦，便秘溺清，精神忧郁，面色无华，舌淡红苔薄白，脉弦细。此由肝气郁结，复感外寒所致。治宜疏肝解郁，轻宣表邪，与丹栀逍遥散合葱豉汤调治。

当归、白芍、茯苓各10g，白术、柴胡、薄荷、炒山栀、甘草、煨姜、丹皮各6g，豆豉15g，葱白10根。1剂。

得微汗出，大便较畅，纳食增进，精神转佳，身热已退

（T 36.9℃），诸症顿减，但两胁隐痛如故。知外感已退，肝郁未除，再投疏肝解郁之剂。

当归、白芍、茯苓、白术各10g，丹皮、柴胡、炒山栀各5g，香附、青皮各6g，薄荷、煨姜、甘草各5g。3剂。

药后精神舒畅，脉象缓和，诸症尽除。继服四物养血调血以善其后。（《桐山济生录》）

2．不寐（陆养愚医案）

一人烦躁发热，肌体骨立，目不得瞑，已三年矣。医与清热养阴化痰安神之药，及千剂勿效，一宵不得安卧。诊之，肝脉独沉而数。此怒火久伏，而木郁宜达。用柴胡四钱，白芍二钱，丹皮、栀子各二钱五分，甘草五分，桂枝四分。

药进熟寐至一昼夜。后用逍遥散加人参丸服而愈。（《续名医类案·不眠》卷二十一）

3．绿风内障（胡慎柔医案）

刘夫人，年五十余，忽眼疾，医以祛风散热养血之剂治之，不效，已五六日矣，眼珠痛，声撼邻。予诊之，左关洪喘且大。此肝血不足，肝自生风也。细观之，左瞳神散大，痛不可忍，无红筋。加味逍遥一帖，服之痛止，一二时复作，此药力尽也。日服二剂，将六七帖，痛减十六，十二三帖痊愈。后教以服六味地黄以生肝木。（《慎柔五书·眼痛例》卷五）

4．牙痛（胡慎柔医案）

崔友，年二十外，素好色，忽患齿病，遣使来云：病齿龈肿痛，且流血不止。予思之曰：此木克土之象，肝肾血虚，风火妄动，乘其所不胜也。以加味逍遥散二剂治之。服一剂则痛减血收，二剂痊愈。盖凉肝肾之阳，治风热之标，培脾土之虚。经云：木郁则达之，火郁则发之。正此谓也。（《慎柔五书·齿痛例》卷五）

再 造 散

别名：再造饮。

药物组成：黄芪、人参、桂枝、甘草、熟附子、细辛、羌活、防风、川芎、煨生姜。

加减：夏月热盛，加黄芩、石膏，冬月不必加。

主治：无阳证。

用法用量：水两钟，加大枣二个，煎一钟。槌法再加炒白芍一撮，煎三沸温服。

备注：再造饮（《赤水玄珠》卷十八）。

处方来源：《伤寒六书》卷三。

寒疟（王经邦医案）

病者：奚小除，年二十岁，业商，住天台东乡灵溪庄。

病名：寒疟。

原因：秋间先便溏，后发寒热。前医误作实热，妄用五泻心汤数剂，顿致邪闭不出。

证候：目闭不语，状若尸厥，四肢发冷，约有四日。

诊断：脉缓大，舌苔灰白。此内真寒而外假热，其先大便溏泄者，内有寒也，继即往来寒热者，表未解也。

疗法：非温中散寒不可，宜再造散减芍药。

处方：西党参一钱，生黄芪一钱，老川芎钱半，北细辛七分，青防风钱半，川羌活钱半，嫩桂枝一钱，淡附子二钱，炮干姜二钱，炙甘草八分。

效果：先服炮姜三钱，头额微汗。次用前方一剂，服后三时，大汗能言。再服一剂，分出疟疾而愈。(《全国名医验案类编·寒淫病案》卷二)

达 原 饮

药物组成：槟榔二钱，厚朴一钱，草果仁五分，知母一钱，芍药一钱，黄芩一钱，甘草五分。

加减：胁痛耳聋，寒热，呕而口苦，加柴胡一钱；腰背项痛，加羌活一钱；目痛，眉棱骨痛，眼眶痛，鼻干不眠，加干葛一钱。

功效：避瘟去暑，解热，止呕利便。

主治：瘟疫初起，先憎寒而后发热，日后但热而不憎寒。初得之2～3日，其脉不浮不沉而数，昼夜发热，日晡益甚，头疼身痛，其时邪在伏脊之前、肠胃之后，舌上白苔，甚则如积粉满布无隙。

用法用量：用水两钟，煎八分，午后温服。

备注：本方方名，《杂症会心录》引作"达原散"。改为丸剂，名"达原丸"、"至圣达原丸"（见《全国中药成药处方集》

吉林方）。

处方来源：《温疫论》卷上。

小儿时疫（吴佩衡医案）

郑某之子，2 岁，四川省会理县南门外近郊农民。1921 年 5 月，因邻居患时疫而被传染，某医以祛风解表治之，愈进愈危，延余诊视。时高热已六日，壮热渴饮，唇赤而焦，舌苔黄燥，指纹粗而色紫，脉沉数。大便已三四日不解，小便短赤，饮食不进，角弓反张之状，时而疚瘲抽掣，喘挣不已。视其症状颇危。此系疫邪传里与阳明燥气相合，热甚伤阴之证，复被祛风解表，更耗散阴血，以致津枯液涸，血不荣筋，血虚筋急风动，遂成是状，所谓热极生风之证也。乃拟达原饮去草果加石膏、大黄清热下结，输转达邪治之。

杭芍 13g，黄芩 6g，槟榔片 6g，知母 6g，甘草 3g，生石膏 13g（碎，布包），大黄 6g（泡水，兑入）。

服 1 剂，二便通利，病退四五，抽掣筋急已止。再服 1 剂，则病退七八。继以生脉散加生地、当归、杭芍、石膏，连进 2 剂而愈。

沙参 10g，寸冬 10g，五味子 3g，甘草 3g，生石膏 10g（碎，布包），生地 6g，当归 10g，杭芍 10g。（《吴佩衡医案》）

托里消毒散

别名：托里消毒饮、托里消毒汤。

药物组成： 人参一钱，川芎一钱，白芍一钱，黄芪一钱，当归一钱，白术一钱，茯苓一钱，金银花一钱，白芷五分，甘草五分，皂角针五分，桔梗五分。

加减： 脾弱者，去白芷，倍人参。

功效： 消肿溃脓，去腐生肌。

主治： 痈疽已成，不得内消者。

用法用量： 水两钟，煎至八分，食远服。

用药禁忌： 不可用内消泄气、寒凉等药，致伤脾胃为要。

备注： 托里消毒饮（《喉科紫珍集》卷上）、托里消毒汤（《疡科心得集·补遗》）。

处方来源： 《外科正宗》卷一。

1. 鬓疽 1（陈实功医案）

一男子患此（鬓疽）三日，焮肿寒热，脉浮数。以荆防败毒散一剂，表症悉退，肿痛仍作，已欲作脓，以托里消毒散，脓溃，又以益气养荣汤加麦冬、五味，渐敛而愈。(《外科正宗·鬓疽治验》卷二)

2. 鬓疽 2（陈实功医案）

一妇人患此（鬓疽），肿硬寒热，口干痛，脉洪大有力。此表里俱实也。以防风通圣散一剂，行二次，前症稍退；又一剂，大行数次，热退渴止。惟原疮肿硬，用银针点破，插入蟾酥条，内服托里消毒散，渐溃脓而安。(《外科正宗·鬓疽治验》卷二)

贞元饮

别名：正元饮。

药物组成：熟地黄七～八钱，甚者一～二两，炙甘草一～三钱，当归二～三钱。

加减：如气虚脉微至极者，急加人参；如肝肾阴虚，手足厥冷，加肉桂一钱。

主治：肝肾亏损，气短似喘，呼吸急促，提不能升，咽不能降，气道噎塞，势剧垂危，脉象微细无神，若微而兼紧，尤为可畏。

用法用量：水两钟，煎八分，温服。

备注：正元饮（《证治宝鉴》卷十引《杂症会心录》）。

处方来源：《景岳全书》卷五十一。

1. 劳伤头痛面赤，口舌发疱（魏之琇医案）

江氏姊，年五十余，因子病伤寒，二十余日焦劳过甚，及子愈而己病作，寒热头疼，面赤，满口舌发疱，目不交睫者数夜。一老医谓少阳阳明热症，与小柴胡合竹叶石膏汤。脉之，豁大无伦，乃力断为劳伤虚火上浮，戴阳假热之症。若误药，立见危殆。乃与熟地一两，肉桂一钱，炙甘草一钱，麦冬二钱，归身三钱。

一剂即熟睡，比觉口舌之疱尽消，遂霍然矣。（《续名医类案·内伤》卷十）

2.喘急欲脱（吴孚先医案）

李成槐之室，蓦地气喘，呼吸促急，提不能升，咽不能降，气道噎塞，势甚危。或作痰逆气滞，欲用牛黄、苏合二丸，不敢遽服。脉之，两尺微细无神，此肝肾亏损，子午不交，气脱症也。用人参一两，熟地二两，当归五钱，甘草二钱。一帖稍定，二帖喘平。凡气短似喘，人谓其病在上，不知元海无根，病实在下也，误治立危。（《续名医类案·喘》卷十四）

血府逐瘀汤

药物组成：当归三钱，生地黄三钱，桃仁四钱，红花三钱，枳壳二钱，赤芍二钱，柴胡一钱，甘草二钱，桔梗一钱半，川芎一钱半，牛膝三钱。

功效：活血祛瘀，行气止痛。

主治：胸中血瘀，血行不畅。胸痛、头痛日久不愈，痛时如针刺而有定处；或呃逆日久不止；或饮水即呛，干呕，或内热瞀闷；或心悸怔忡；或夜不能睡；或夜寐不安；或急躁善怒；或入暮潮热；或舌质黯红，舌边有瘀斑；或舌面有瘀点，唇暗或两目黯黑，脉涩或弦紧。现用于冠状动脉硬化性心脏病的心绞痛、风湿性心脏痛、胸部挫伤与肋软骨炎之胸痛，以及脑震荡后遗症之头痛头晕，精神抑郁等证，确有瘀血在内者。

用法用量：水煎服。

备注：本方改为丸剂，名"血府逐瘀丸"（见《全国中药成药处方集》沈阳方）。

处方来源：《医林改错》卷上。

1. 不寐（范文甫医案）

徐，江北岸巨商，壮年。己亥仲秋，由沪来诊。据述经营棉纱事业，因行情早晚莫测，日夜操心，久之酿成失眠。往往终夜不能合目。西药疗治，可取效数时，然梦魅颠倒，过后益增疲乏。今岁入夏以来，失眠加厉，历经医治无效，衣不知暖，食不知味。余视徐君，面色虽苍白，而神采飞扬，谈笑自若，双目隐隐现红丝，舌胖，脉两关均弦长。谓徐君曰：前医用药，毋乃一派归脾、补心、酸枣仁汤，益血养心安神之剂乎？彼非是药不用，尔非是药不服，迎合富贵人家心理，古今同概。夫子之证，形气有余，脉气亦有余，何可犯实实之戒？经谓疏其气血，令其条达，而致和平。因授血府逐瘀汤去桔梗，加参三七9g。

一服即卧泰然。连服十五剂，得能深睡，乃回沪。（《近代名医学术经验选编·范文甫专辑》）

2. 不寐（马光亚医案）

雷某，男，57岁，住彰化市光复街某巷某号。初诊：1974年5月23日。

病证：失眠，2年多来，夜不成寐，胸闷，口干，大便习惯性秘结。患者自己曾涉猎中医书籍，除请中西医诊断服药之外，自己也开方自服，什么治失眠的方子都服过，如归脾汤、养心汤、天王补心丹等药方都记得很熟。

处方：柴胡6.5g，当归6.5g，赤芍6.5g，生地10g，川芎

3g，桃仁 10g，红花 6.5g，枳壳 3g，桔梗 6.5g，牛膝 10g，甘草 3g。

患者一见我写方的头 2 味时，他说：逍遥散我服过，没有效。我说：不是逍遥散，是另外一条古方。写到桃仁、红花时，他说：破血的药，吃了恐怕不行。我没有答他，写完，就在书架上取出《医林改错》，翻出血府逐瘀汤给他看，说：我开的是这一条方。

他回去照方服了 1 剂，略见功效，服 5 剂而能酣然入眠。以后再来请诊，因为他口干食欲不振，我处方如下：

北沙参 10g，麦冬 15g，石斛 10g，扁豆 10g，玉竹 10g，天花粉 10g，桑皮 10g，甘草 3g。（《台北临床三十年》）

全真一气汤

别名：全真益气汤。

药物组成：熟地黄八钱（如大便不实，焙干用；如阴虚甚者，加倍用），制麦冬三钱（去心，恐寒胃气，拌炒米炒黄色，去米用）（肺虚脾弱者少减之），鸡腿白术三钱（炒深黄色，置地上 1 宿，出火气，不用土炒。如阴虚而脾不甚虚者，人乳拌透，晒干，炒黄）（如脾虚甚者，用至四～五钱），牛膝由二钱加至三钱（去芦），五味子由八分至一钱五分，制附子由一钱加至二钱余。

加减：燥涸，则熟地黄倍之；肺热，则麦冬多用；脾虚，则白术重投；阳虚，则附子多加；元气大虚，则人参大进；气浮气散，则牛膝、五味子略多；倘有假阳在上者，去参用之。

功效：滋阴救火。

主治：阴分焦燥，上实下虚，上热下寒，阴竭于内，阳越于外，斑疹热极烦躁，上喘下泻。中风大病阴虚发热，吐血喘咳，一切虚劳重症。

用法用量：水煎，冲参汤服。人参由二～三钱加至四～五钱，虚极者一～二两，随症任用，另煎冲入前药。如肺脉洪大，元气未虚，竟用前药，不必冲参。

用药禁忌：以上六味必先煎好，另煎人参浓汁冲服，则参药虽和，而参力自倍，方能驾驱药力，克成大功。若入剂内同煎，则渗入群药，反增他药之长，而减人参自己之力；腹痛不大便，即使见高热、神气困倦、唇舌焦燥，亦不宜本方。脾气衰虚，熟地、麦冬少用或不用。治疗麻疹，一般用于麻疹收没期，或麻疹早回者。

备注：本方方名，《时方歌括》引作"全真益气汤"。

处方来源：《冯氏锦囊秘录·药按》卷二十。

1. 劳伤壮热头疼，舌强不清（冯兆张医案）

儒学教谕金老师，夏月身发壮热，头疼咳嗽，医者以为感冒，用羌活、前胡、苏叶、橘、半、枳壳之类，未终剂而头疼如破，舌强不清，溃汗黏手，左臂麻木，神气不堪，乃托徐东老招余诊之。按其脉，洪大而空，缓而无力，知为气虚类中，误投发散，溃汗不止，当此疏泄之时，能免脱势继至乎！乃以熟地一两二钱，炒麦冬三钱，炒白术四钱，牛膝二钱四分，五味子八分，制附子一钱五分，每剂人参八钱，另煎，冲服，日进二剂。

不五日而饮食如故，精神渐复。学中一庠生李文渊者，与金老师同日得病，所见之候，所用之医，所服之药，并与金老师无异。遣人询之，一剂发散之后，汗出彻夜，次日告殂矣。老师闻之惊喜交集。(《冯氏锦囊秘录·杂证大小合参·锦囊治疗方论》卷二十)

2. 癃闭(林上卿医案)

蔡某，女，87岁。1987年9月15日诊。

因慢性胆囊炎、胆石症急性发作而收住县医院内。证见恶寒发热，口苦咽干，右上腹疼痛并放射至右肩背部，给予阿托品解痉镇痛和抗生素消炎等常规治疗，次日恶寒发热及腰痛皆明显缓解，惟小便二日未通，且小腹胀满渐甚，哀声长吟。遂邀林老会诊，察老妪神倦声低，时时呻吟，其小腹膨隆，叩之如鼓，询知自入院以来二便未行，其人舌红绛，苔光剥，喜热饮但量不多，脉沉细弱。此属年迈体衰，脏腑气血亏虚，气化无权所致。法当滋益脾肾，使脏腑气化复原而水行有序。

处方：附子6g，白术15g，五味子8g，麦冬15g，牛膝15g，西洋参10g(另炖)，熟地20g。水煎内服。

药服1剂之后，于18日来告：昨晚7时许小便已通，今晨大便解而顿觉舒坦。药已对症，嘱原方再服3剂而告安出院。(《上卿济生录》)

3. 小儿麻疹(冯兆张医案)

沈观祉令孙，年方三岁，发热数日而见麻疹，才一日而面上尽没，神气困极，蛔虫口出，不一而足。数日不食，下泻上喘，唇口焦裂，五心壮热，手足指尖皆冷，脉则细数无伦，两尺更弱。医者病家，咸为疹毒归脏，热极于胃，故蛔虫连出也。殊不知病人之神气欲脱，五脏俱困，脾虚不能健运，何能纳食消谷？谷食久虚，虫无所食，又兼津液枯槁，虚火熏蒸，脏腑燥热，虫难安其身而出也。况诸斑疹，多由内伤失调，脾胃不足，是以荣气逆行，阴覆于外耳。凡血盛气壮，则色红而发，血虚气弱，则色白而隐伏，有何毒之轻重乎？面上退缩者，阳虚不能升发也。有何毒之内攻乎？喘促者，气短难续也。唇焦者，脾津耗竭也。五心壮热者，阴亏火灼也。泄泻不食者，真火衰而脾不运也。寸关细数而尺弱者，气虚血虚，虚火浮上而不藏也。若非阴中补火，使龙雷敛纳，存此一点余阳，何以为生身活命之本。况急则治其标，缓则治本，今日之急，本气欲脱也。经所谓：有标而本之，本而标之，以所急为标本也。倘不知所急，仍谓麻疹余毒，解利清托为事，恐神气先尽于麻毒之先矣。况大痈肿毒，皆气血留结而成形，因何脏之虚处，而发现于其部，皆本身气血中之病也，岂真有何毒入于气血中而为害乎！岂可以俗尚解毒之方，而委人性命于垂绝！乃以熟地六钱，丹皮二钱，生麦冬三钱，牛膝二钱，制附子六分，煎服一剂，假火假热全消，真寒真虚毕露，神气更倦。余曰：阴已少复，当补气以助其发生。乃照前方，另煎人参二钱冲服。

服后昏睡彻夜，神气渐爽，身热喘促全安，始能饮粥而微呕，乃胃气久虚之故也。乃用熟地五钱，炒燥麦冬二钱，炒黄白术二钱，牛膝一钱六分，五味子三分，制附子八分，另煎参汤冲服，三四剂而痊愈。或疑五味酸敛，有碍麻疹，是尚泥于麻疹为有迹之毒，而未达乎气血无形之所化也。况有附子之大力通经达络，何虑五味子酸收小技哉！若不借此少敛，则五脏浮散之残阳，何因藏纳，而为发生之根本乎！

凡观古人之用药，一开一合，皆不失疏泄闭藏至意也。张以此方，常治斑疹阴分焦灼，热极烦躁，上喘下泻，上实下虚，上热下寒之证，投服即愈，正吴鹤皋所谓以参附而治斑者，法之变也。医不达权，安足语此？况附用阴药为君，则惟有回阴制火之力，尚何存辛热强阳之性哉！故药云饵者，是饵其火之下归也。古云附子无干姜不热之语，可进思矣。（《冯氏锦囊秘录·杂证大小合参·锦囊治疗方论》卷二十）

4. 小儿壮热神困（冯兆张医案）

余治洪姓郎，未及一周，时当暑月，壮热多日，神气困倦，唇舌焦燥，饮乳作呕，五心身热如烙，脉则洪数而弦。问其前服之药，乃发散消导数剂，复疑麻疹，更为托表。余曰：久热伤阴，阴已竭矣，复加托表，阳外越矣，若不急为敛纳，何以续阴阳于垂绝哉！乃用熟地四钱，炒燥麦冬一钱五分，牛膝一钱二分，五味子二分，制附子四分，煎服一剂而热退。次日更加炒黄白术一钱六分，另煎人参冲服而愈。（《冯氏锦囊秘录·杂证大小合参·锦囊治疗方论》卷二十）

5. 小儿身热咳嗽（冯兆张医案）

余侄年只三岁，身热咳嗽数日，适乡间痘疮盛行，因有近医以疏散风痰，兼行托痘为治，至六七日后，热势更甚，干哕吐蛔，神昏气促，食乳即吐，目闭不语，面青目直，哭无涕泪，乃来告急。余视之，此子先天不足，故面色白皮细，初受外感虽轻，而中气之虚已甚，复加疏散透托，元阳津液皆两亡矣。乃用前方熟地五钱，炒麦冬二钱，炒白术三钱，牛膝二钱，五味子四分，制附子八分，另煎人参二钱冲服。

一剂热减，而一眼一鼻少有涕泪。二剂之后，始能受乳，热更减而涕泪俱有矣。三四剂后热退神爽，复以生脉饮，每早化服八味丸一钱二分，旬日而精神平复。（《冯氏锦囊秘录·杂证大小合参·锦囊治疗方论》卷二十）

6. 口舌咽喉腐烂（冯兆张医案）

郡中太学生何姓，口舌咽喉腐烂而不疼，胸膈腹闷欲绝，彻夜不寐，饮食不进。按其脉，右寸关弦洪搏指，左寸关并沉欲脱，两尺重按其无根。询其起病之由，乃平时劳心，恼怒太过，任病勉强劳碌，以致内伤身热。医家误用发散，乃见红点，便为麻疹，更用疏解清托，以致困倦愈甚。盖劳伤发热，原系中气不足，误发散而荣气逆行，乃为斑点，复误用清解，致阴火上浮，齿颊而为肿。仍为麻疹余毒，益进寒凉清解，脾胃愈虚，元阳愈损，阴翳之火客于咽嗌，腐溃成血而不疼，如物失天日之照临，则易为之腐坏，故名之为阴烂，非若阳火冲击，为肿溃疼痛也。余始以熟地一两二钱，炒白术四钱，牛膝三钱，炒麦冬二钱，五味子八分，制附子一钱五分，连进二剂，胸胀渐减，睡卧始安，六脉少和。

次日便用人参三钱，枣仁二钱，熟地四钱，当归一钱五分，牛膝、炒麦冬各二钱，五味子六分，肉桂去皮八分，姜、枣水煎，日进二服。

次日六脉有神，神气亦爽，已能思食，咽喉腐烂之处，亦知少疼矣，此阳和已转之象。盖始如地之冻水之死，一得阳和，则冻解而水活矣，故知疼也。余用铜青三钱，人中白二钱，西牛黄一分，大冰片二分，麝香一分六钱，共研极细。每回少许吹之，久凝腐败之痰涎长流直涌而出，再吹再流，不日而愈。调理数日，精神日长，饮食日增。余后以八味加牛膝、五味子为丸，早晨淡盐汤送服五钱，以前方调养心脾气血者，煎成膏滋，晚间进服，不旬日而痊愈。

观此，其凡外之肌肉皮毛，内之咽喉肠胃诸症，皆由阴阳偏胜为患，实气血无形之化也。岂真有外邪有迹之毒可用寒凉克削者乎！即使火之有余，亦由水之不足，补水便可以化阳矣。(《冯氏锦囊秘·录杂证大小合参·锦囊治疗方论》卷二十)

安宫牛黄丸

别名：新定牛黄清心、安宫丸、安宫牛黄散。

药物组成：牛黄一两，郁金一两，犀角一两，黄连一两，朱砂一两，梅片二钱五分，麝香二钱五分，真珠五钱，山栀子一两，雄黄一两，金箔衣一两，黄芩一两。

功效：解热去毒，通窍镇静。

主治：太阴温病；手厥阴暑温；阳明温病，斑疹、温痘、温疹、温毒。

制备方法：上为极细末，炼老蜜为丸，每丸一钱，金箔为衣，蜡护。

用法用量：脉虚者，人参汤送下；脉实者，金银花、薄荷汤送下。每服一丸，大人病重体实者，日二次，甚至每日三次，小儿服半丸，不知，再服半丸。

用药禁忌：孕妇忌服。

备注：新定牛黄清心丸（《重订通俗伤寒论》）、安宫丸《全国中药成药处方集》（吉林方）。按:《全国中药成药处方集》（北京方）将本方改为散剂，名"安宫牛黄散"。

处方来源:《温病条辨》卷一。

1. 子痫昏厥（李培生医案）

某年秋，邻村三湾吴厚安之妻凌某，年二十余，妊娠已八个月。某日纺织至深夜始寝，至次午尚未起。时其夫远贸未归，邻人知有异，推门而入，见其口噤目呆，昏厥在床，呼之不醒，急来邀诊。余视其神识昏沉，面部发赤，四肢时作一抽动状，舌尖露绛，脉则弦大有力，下部已见红。断为暑热已入心营，引动肝风，发生子痫。病在厥阴，极为严重，胎已难保。幸血色殷红，尚有一线生机。急与安宫牛黄丸三粒（每粒约重 3g），用碧玉散60g，开水泡，分三次将丸药化开随药汁调下。取其清心凉肝，解暑宣窍，并导浊热下行。

次早复诊：知胎下已腐，神识仍未清楚，时作呻吟，面赤，微搐，脉弦较和。仍用前丸三粒，以钩藤 30g，开水泡清汁，分三次将丸药化开随药汁灌下。取清心宣窍中而增强其息风止痉的作用。

三诊：知是夜子半方知人事，抽搐已止。自述少腹微有痛感。改用平肝熄风清热之剂，以清余波，并微参用活血消瘀之药，以化蓄瘀。又数剂，脉证始和，后随证调理，逾月方起床而病痊愈。是主要用安宫牛黄丸急救而取效也。（《温病方证与杂病辨治》上篇）

2.高热不退（裴沛然医案）

范君，女，42 岁。就诊日期：1998 年 3 月。

主诉：高热半月余。

现病史：患者因发热不退，原因不明而住院治疗，临床检查多次，均难确诊何病。先后服退热片、抗生素、抗病毒等药物，但高热始终不退，后加用激素治疗，发热达 40℃，并出现神昏谵语，手足略有抽搐，医院发出病危通知，家族（属）半夜上门求诊处方。

诊治：身体素弱，又兼工作繁忙，体气益虚，邪气乘虚袭表，稽留不去，郁而化热内侵心脑。治宜清热开窍为先。

处方：安宫牛黄丸一粒，研碎，温开水灌服送下。

效果：服药后 3 小时，患者神志转为清醒，言语自如，热退至 37.5℃，后用柴葛解肌汤四帖，发热全退，再予扶正调理，一周后病愈出院。（《裴沛然医案百例》）

阳 和 汤

别名： 阳和丸。

药物组成： 熟地黄一两，肉桂一钱（去皮，研粉），麻黄五分，鹿角胶三钱，白芥子二钱，姜炭五分，生甘草一钱。

加减： 如治乳癖、乳岩，加土贝母五钱。

功效： 温阳补血，散寒通滞。

主治： 鹤膝风、贴骨疽，及一切阴疽。患处漫肿无头，酸痛无热，皮色不变，口中不渴，舌苔淡白，脉沉细等。

用法用量：水煎服。

用药禁忌：乳岩万不可用，阴虚有热及破溃日久者，不可沾唇；半阴半阳之证忌用。

备注：本方改为丸剂，名"阳和丸"（见《中药制剂手册》）。

处方来源：《外科全生集》卷四。

1. 入房后乘凉致痛痹（张菊人医案）

王左，年廿四，入房后乘凉露宿，内伤肾真，外贪夜爽，周身疼痛，不能转侧，日夜呼号。前医投以独活寄生汤无效。脉象浮紧而涩，沉取无力。按浮为风，紧为寒，涩为精液耗伤。风寒交搏，经络不和，肌肉不仁，乃致痛彻骨髓。此症乃属痛痹变异，殊少见闻，自非另寻途径不可。故以大剂阳和汤救治，于填补精髓中兼通经络。

大熟地一两，炙甘草一钱，麻黄一钱，鹿角胶三钱，白芥子二钱，安南桂一钱，干姜五分。

服上方得汗痛减，更服一剂，痛减过半，已能转侧。三帖去麻黄加虎骨五钱，胃口顿开，痛为止，身能动，只腰尚无力。四帖再去白芥子加狗脊、杜仲各四钱，连服三剂痊愈。（《菊人医话》）

2. 背疽（王洪绪医案）

木渎镇谈姓妇，背患如碗，初起色白，近已转红，痛甚。时值三伏，余以阳和汤书毕。旁人云：此暑天缘何用麻黄发表，桂、姜之热剂？余曰：此阴症也。彼云：患色转红，阴已变阳。余因其说恐患家疑惧，立令等候煎服。服不逾时，痛息，接服四剂，患消七分，其有脓之三分，不痛而溃，五日收功。(《外科证治全生集》)

3.腰疽（王洪绪医案）

一人患此（腰疽），服以阳和汤，次日觉松；又一帖，疽消小半。赶合犀黄丸与阳和汤轮转间服，五日而愈。(《续名医类案·腰疽》卷三十二)

4.牙龈肿痛（高锦庭医案）

陶，形寒，脉迟细，颊车坚肿，牙关紧闭不开。此阳亏络空，寒邪袭入，盘踞不出，久则竟难驱化。治当温通散寒之中，佐以虫为向导，搜其锢结之所，邪始搜化无遗。

阳和汤加全蝎、制僵蚕。

二诊：热则筋痪，寒则拘急，昔投阳和，一剂而牙关和，再剂而面色转红，一若春回寒谷，阳气融和者，何其速也。仍宗前法加味治之。

前方加刺蒺藜、骨碎补。(《谦益斋外科医案·骨槽》上编)

杞菊六味丸

别名：杞菊地黄丸、杞菊六味汤。

药物组成：熟地黄八两，牡丹皮三两，白菊三两，茯苓三两，山茱萸四两，枸杞子三两，怀山药四两，泽泻三两。

功效：清肝肺，明耳目。补肾水以涵肝木。

主治：肝肾不足，目生花歧视，或干涩眼痛。肝血虚，目耗散而不明。

制备方法：上药各为末，炼蜜为丸。

用法用量：口服。

备注：杞菊地黄丸（《医级宝鉴》卷八）。本方改为汤剂，名"杞菊六味汤"（见《医家四要》）。

处方来源：《麻疹全书》。

目痛（王埙医案）

郭鹤轩名昌年，医士也，货药于村。甲辰夏，忽患目痛，因自知医，用黄连、山栀、菊花、薄荷之类清之，转益增剧。不得已，延余视之。观其不红不肿，又无翳障，惟黑珠起红一点。诊其脉，沉数细弱，知为阴虚血热，郁于肝脏，无怪寒凉之不应也。因以杞菊地黄汤易生地而投之。一服而疼减，三服而红点除，疼全止矣。

遂设席请教，乃告之曰：凡眼疾有内外之分，前人虽谓眼无火不病，然火有虚实，病有内外。如暑天酷热，天行暴肿，羞涩难开，此外症也。但用黄连、蝉蜕等洗之即可。如湿热内淫，脾肾郁火，因而攻目，必兼头晕口渴、上下眶暴肿，此内实热也，可下之。若夫不红不肿，又无翳障，断为阴热无疑。君用寒凉，截其生发之源，能无增剧乎。经云："阴虚生内热。"又云："乙癸同源。"又云："壮水之主，以制阳光。"合此数者观之，其用丹溪之法必矣。若夫阴虚而寒，必生翳障，转成大症，又不可同日而语矣。鹤翁乃谢不敏。（《醉花窗医案》）

更 衣 丸

别名：朱砂芦荟丸。

药物组成：朱砂五钱（研如飞面），真芦荟七钱（研细）。

主治：大便不通。

制备方法：滴好酒少许为丸。

用法用量：每服一钱二分，好酒送下，朝服暮通，暮服朝通，须天晴时修合为妙。

备注：朱砂芦荟丸（《证治汇补》卷一）。

处方来源：方出《先醒斋医学广笔记》卷一，名见《古今名医方论》卷四。

1. 便秘（熊寥笙医案）

孔某，男，60岁。

主诉：患者为一外科痔疮住院病人，手术后不大便已六日，曾多次服泻下药无效，继又灌肠二次，大便仍不通，甚以为苦。西医亦感棘手。乃商于予，用中药通便。

诊查：诊视病人大腹胀硬，面红气粗，欲大便不得。舌红少津，六脉沉涩。

辨证：病为精血不足，燥结便秘。

治法：法宜清热润燥为治，更衣丸主之。

处方：芦荟9g，朱砂4.5g（研细末）。

滴好酒为丸。每一丸重3g，每服一丸，日3次。

服药二次，翌晨即下硬节大便一小盆，腹胀硬消失，药未服完而病愈。（《中国现代名中医医案精华（二）》）

2. 伤寒晕厥危症（高鼓峰医案）

徐五宜长君，伤寒危甚。延诊，顷之有人来言：病者晚来狂叫，晕去五六次，早起一晕竟绝，不必往矣。问病来几日？云：九日矣。又问胸尚热否？曰：胸但不冷耳。曰：可救也。急往视之，至则僵尸在床，口鼻无气，面色青黯，口噤目闭，手撒，独唇色紫黑。高笑曰：此人不死，阴虚症，误服白虎所致耳。切其脉，两尺尚在。遂取人参一两，熟地二两，炮姜五钱，浓煎汤挖而灌之。

尽剂口开，面色转红，不及一时，大叫冷甚，连以热汤饮之，即发壮热，通身淋漓汗下而苏。此晚，腹胀不便。曰：无忧也，大汗之后，虚不能出耳，再饮药一钟，即得解。次日诸病悉除，但多妄言怒骂，如有鬼神驱之者。调治数日，至夜半，诊其脉，曰：虚至此乎？复以大剂附子理中、建中投之，数日而愈。（《续名医类案·伤寒》卷一）

3. 小儿发热（冯兆张医案）

李氏儿，八岁，病热旬余。发散、和解、苦寒之剂，备尝无效，势日危笃。诊之，形肉枯槁，牙齿堆垢，厚而色焦黑，唇舌燥烈，耳聋目盲，遍身疼痛，壮热无汗，谵语烦躁。脉之，沉微欲脱，阴寒之候也。此釜底无火，锅盖干燥之象。上之假热，由于下之真寒也。乃用人参、熟地，少加附子，壮水益火。

服后，夜半思食。次日其脉更虚，但神气小清爽，乃倍进

前药三四剂，后渐瘳，不十剂痊愈。(《续名医类案·发热》卷二十九)

辰砂益原散

别名：辰砂益元散、朱砂益元散、益元散、辰砂六一散、天水散、益元凉肌散。

药物组成：朱砂三钱，滑石六两，甘草一两。

功效：镇心安神，清热利湿，催生下乳。镇心神而泻丙丁之邪热。

主治：中暑、伤寒热不退，烦渴引饮，小便涩痛而黄，心神恍惚，谵语惊悸；积聚水蓄，里急后重，暴注下迫。痘疹3～4日，里热，小便黄赤，神气不清者。伤寒热不退，狂言谵语。暑乘肺咳则口燥心烦，声嘶吐沫。暑月惊悸多汗，小便涩痛。疰夏。

制备方法：上为细末。

用法用量：每服三钱，白汤送下，不拘时候。

用药禁忌：老人、虚人，及病后伤津，而小便不利者，不宜用。

备注：辰砂益元散(《丹溪心法附余》卷二十二)、朱砂益元散(《景岳全书》卷五十九)、益元散(《医方集解》)、辰砂六一散(《张氏医通》卷十六)、天水散(《医宗金鉴》卷二十八)、益元凉肌散(《痘疹会通》卷五)。

处方来源：《奇效良方》卷五。

小儿痘疹发热（程从周医案）

余孙逢祯甫周岁时，十一月间，方热一日，热未退而痘即见标，且先见于天庭发际，皆值凶险之地。而烦躁不安，身体上窜，或向后仰，如反张状，昼夜不停者两日。药用升发凉惊，皆罔效。初疑痘发不出，恐是闭证，则危在旦夕。细察之，肚腹不硬而又多啼，身热口干，此必热极而然。乃以天水散数钱，重加辰砂，一服而身定，两服而身凉。再用清热散郁之剂，痘俱出尽。独方广之上，贼痘一颗，大若梧桐子，色类沉香，殊为可畏。随用挑破，以药点之，浑身渐渐起发，半月成功。此亦痘之最险者，而功独赖于天水散。古云：药当通神。非虚语也。（《程茂先医案》卷一）

连翘败毒散

别名：连翘散毒散、败毒散。

药物组成：柴胡、羌活、桔梗、金银花、连翘、防风、荆芥、薄荷叶、川芎、独活、前胡、白茯苓、甘草、枳壳。

加减：如热甚并痛甚，加黄连、黄芩；大便不通，加大黄、芒硝下之。

主治：痈疽，发有疔疮，乳痈，一切无名肿毒，初起憎寒壮热，甚者头痛拘急，状似伤寒；暑疡。

制备方法：上锉。

用法用量：加生姜，水煎，如疮在上，食后服；在下，食前服。1日至4～5日者，2～3剂以解其毒，轻者则内自消散。若至6～7日不消，宜服真人活命饮，后服托里消毒散调理。

备注：连翘散毒散（《杏苑》卷八）、败毒散（《杂病源流犀烛》卷十五）。

处方来源：《古今医鉴》卷十五。

痄腮（王堉医案）

小梅之次媳，初秋忽患项脖肿痛。延一医视之曰：此厥阴瘰病也，外贴膏药，内服疏肝解郁之剂，五六日来并无功效。其夫似竹延余视之，见其高肿焮红，按之坚凝，知非瘰疬。问初发时寒热否？曰不但寒热，并带头疼，且头目眩掉，时时有汗出。按其脉，两寸浮数。乃曰：此发颐病，并非瘰疬。盖内蕴积热，外伤于风，以致火郁经络，四体不舒，骨节烦痛。若作瘰疬治，失之万里矣。且贴膏敷药，势将破溃，遂至缠绵，愈且无日。急命去其膏，用通草汤洗净。投以连翘败毒饮，越日而痛止，再服而肿消，五日后全消矣。（《醉花窗医案》）

青盂汤

药物组成：荷叶一个（用周遭边浮水者良，鲜者尤佳），生石膏一两（捣细），真羚羊角二钱（另煎，兑服），知母六钱，蝉蜕三钱（去足土），僵蚕二钱，金线重楼二钱（切片），粉甘草一钱半。

主治：温疫表里俱热，头面肿疼，其肿或连项及胸；亦治阳毒发斑疹。

用法用量：水煎，温服。

处方来源：《医学衷中参西录》上册。

1. 瘟疫头面肿（张锡纯医案）

一人，年二十余，得瘟疫，三四日间头面悉肿，其肿处皮肤内含黄水，破后且溃烂，身上间有斑点。闻人言，此证名大瘟。其溃烂之状，又似瓜瓤瘟，最不易治。惧甚，求为诊视。其脉洪滑而长，舌苔白而微黄。问其心中，惟觉烦热，嗜食凉物。遂晓之曰，此证不难治。头面之肿烂，用身之斑点，无非热毒入胃而随胃气外现之象。能放胆服生石膏，可保痊愈。遂投以青盂汤，方中石膏改用三两，知母改用八钱，煎汁一大碗，分数次温饮下。

一剂病愈强半。翌日，于方中减去荷叶、蝉蜕，又服一剂痊愈。（《医学衷中参西录·前三期合编第七卷》上册）

2. 大头瘟（张锡纯医案）

一妇人，年四十许，得大头瘟证，头面肿大疼痛，两目肿不能开，上焦烦热，心中怔忡。彼家误为疮毒，竟延疡医治疗。医者自出药末，敷头面，疼稍愈。求其出方治烦热怔忡。彼言专习外科，不管心中之病。时愚应他家延请，适至其村，求为诊治。其脉洪滑有力，关前益甚。投以青盂汤，将方中石膏改用二两，煎汁两茶盅，分二次温饮下，尽剂而愈。（《医学衷中参西录·前三期合编第七卷》上册）

青蒿鳖甲汤

药物组成：青蒿二钱，鳖甲五钱，细生地黄四钱，知母二钱，牡丹皮三钱。

主治：夜热早凉，热退无汗，热自阴来者。

用法用量：水五杯，煮取两杯，每日服二次。

处方来源：《温病条辨》卷三。

急性风湿性关节炎（万良政医案）

王某，男，32岁。

患者1982年10月10日突然发热，微恶风寒，咳嗽咽痒，右臀部和腰骶部酸痛。次日右下肢酸软无力，膝关节红肿疼痛。第三天相继出现左上肢肘关节红肿疼痛。经某院检查诊断为急性风湿性关节炎。治疗后仍发热不减，关节红肿疼痛，于10月26日遂来我处诊治。

症见发热（体温39.5℃）不恶风，朝轻暮重，咽喉疼痛，左上肢肘关节和右下肢膝关节局部红肿灼热，痛不可触，屈伸活动不利，腰部酸痛，口渴咽苦，溲黄灼热，脉细滑数，舌红苔黄燥。血沉115mm/h，抗链"O"700U。证属风湿热痹（急性风湿性关节炎）。病因外感风热兼夹湿邪，痹阻经络，营阴受伤，气血不通而得。治宜养阴清热，除湿通络。方用青蒿鳖甲汤加味。

青蒿15g，炙鳖甲15g，知母10g，生地30g，丹皮10g，生虎杖30g，雷公藤30g，秦艽10g，鸡血藤15g，苡米30g。1日

2剂，每隔4小时服1次。

次日体温降至正常。照原方改为每日1剂，分两次服。连服4剂后未再发热，左上肢肘关节和右下肢膝关节灼热红肿基本消除，疼痛大减，腰骶部微有酸痛。检查血沉、抗链"O"均降至正常范围。效不更方，守原方继服10剂后，诸症悉除，热痹痊愈。(《温病名方验案说评》)

金水六君煎

别名：金水六君丸、金水六君子丸。

药物组成：当归二钱，熟地黄三～五钱，陈皮一钱半，半夏二钱，茯苓二钱，炙甘草一钱。

加减：如大便不实而多湿者，去当归加山药；如痰盛气滞，胸胁不快者，加白芥子七～八分；如阴寒盛而嗽不愈者，加细辛五～七分；如兼表邪寒热者，加柴胡一～二钱。

功效：润枯燥湿，益阴化痰。

主治：肺肾虚寒，水泛为痰；或年迈阴虚，血气不足，外受风寒，咳嗽，呕恶多痰，喘急等症。

用法用量：水两钟，生姜三～七片，煎七～八分。食远温服。

备注：本方改为丸剂，名"金水六君丸"(见《中国医学大辞典》)、"金水六君子丸"(见《中药成方配本》)。

处方来源：《景岳全书》卷五十一。

咳嗽（萧伯章医案）

邑人周某，年近六十，以讼事寓居长沙，患咳嗽一月有奇，昼夜不能安枕，杂治不效。肩舆就诊，喘急涌痰，无片刻停，舌苔白而黯，脉之浮缓。余先后计授三方，亦不应，沉吟久之，意其阴虚而兼冲逆，姑以张景岳金水六君煎与之。已而一剂知，二剂愈，乃知其方亦有可采者，非尽如陈修园氏所论云。

按：金水六君煎，张氏自注治肺肾虚寒，水泛为痰，或年迈阴虚，血气不足，外受风寒，咳嗽呕恶，多痰喘急等益。陈氏砭之是矣。窃意张氏当日对于咳嗽等症，用以施治，或有偶奇验之处，求其说而不得，遂囫囵汇注，不知分别，以致贻误后世。若云年迈阴虚，久嗽，喘急痰涌，由于冲气上逆，非关风寒外感者，服之神效，则毫无流弊。余所以取用者，盖以归、地能滋阴液而安冲气，法夏从阳明以降冲逆，辅之茯苓、生姜、广皮疏泄痰饮，导流归海，以成其降逆之功，获效所以神速。但方名应更为降冲饮，庶俾沿用者知所取裁云。（《遯园医案》卷上）

宝 花 散

别名： 石二、十号节象方。

药物组成： 郁金一钱，细辛三两，降香三钱，荆芥四钱。

主治： 痧胀、绞肠痧。心腹绞切大痛，或如板硬，或如绳转，或如筋吊，或如锥刺，或如刀刮，痛极难忍。轻者亦微微绞痛，胀闷非常。

制备方法：上为末。

用法用量：每服三匙，清茶稍冷服。

备注：石二（《痧症全书》卷下）、十号节象方（《杂病源流犀烛》卷二十一）。

处方来源：《痧胀玉衡》卷下。

1. 三疟兼痧（郭右陶医案）

怀惟贞患三疟半年，忽烦闷沉重，坐卧不安，六脉俱伏。余曰：此三疟兼痧者也。刺腿弯痧二针，流紫黑毒血。用宝花散，清茶微冷饮之，遂松。后不服药渐痊。（《痧胀玉衡·痧类三疟》卷后）

2. 暗痧面肿（郭右陶医案）

一麓庵朱兄一婢，十二岁，六日不食，头面微肿。余适与于茂生至麓庵宅。即令婢出诊脉，冀立一消食方。余曰：脉微面肿，殆其莎乎。刺腿弯上一针，紫黑血流，不愈。用宝花散稍冷汤饮之，一服而痊。（《痧胀玉衡·暗痧辨》卷上）

定 喘 汤

别名：千金定喘汤、白果定喘汤、千金汤。

药物组成：白果二十一个（去壳，砸碎，炒黄色），麻黄三钱，苏子二钱，甘草一钱，款冬花三钱，杏仁一钱五分（去皮尖），桑白皮三钱（蜜炙），黄芩一钱五分（微炒），法制半夏三钱（如无，用甘草汤炮七次，去脐用）。

功效：宣肺平喘降气，清热化痰。

主治：风寒外束，痰热蕴肺，哮喘咳嗽，痰稠色黄，舌苔黄腻，脉滑数。现常用于支气管哮喘、喘息性支气管炎、毛细支气管肺炎等。

用法用量：上药用水三钟，煎两钟，作二服。每服一钟，不用姜，不拘时候徐徐服。

用药禁忌：新感风寒，无汗而喘，内无痰热者不宜用；哮喘日久，气虚脉弱者不宜用。

备注：千金定喘汤（《寿世保元》卷三）、白果定喘汤（《李氏医鉴》卷五）、千金汤（《杂病源流犀烛》卷一）。

处方来源：《摄生众妙方》卷六。

哮喘（张鸿祥医案）

施某，男，13岁。初诊：1975年4月26日。

自幼哮喘，近月余反复咳嗽气急，虽经治疗未能缓解，且发热不退，体温38℃，咳嗽气急，痰咯不爽，痰鸣如水鸡声，面色红润，难以平卧，胸闷胸痛，脉象滑数，舌苔微黄，质红而干。两肺听诊满布哮鸣音。症属痰热壅肺，堵塞支络，肺气不降。治拟清化痰热，降气平喘，用白果定喘汤出入。

炙麻黄6g，炙款冬花9g，杏仁9g，制半夏9g，炒黄芩12g，炙苏子12g，金银花12g，炙桑白皮12g，茯苓9g，连翘15g，生石膏30g，银杏10只。

二诊：4月27日。服上方一帖，发热已退，体温退至36.5℃，气急好转，咳嗽痰多，喉间痰鸣音减少，舌苔少，质红尖有红刺，脉小滑数。前方既效，今不更张，原方续进。

三诊：5月2日。热哮之症，用定喘汤合清热解毒之品，气急已平，痰浊咯出，色黄而稠，胃纳好转，二便自调，舌红苔薄，脉小滑数。症由痰热恋肺，余邪未清，治再清肺化痰，而祛余邪。

炙麻黄 4.5g，炙桑白皮 12g，杏仁 9g，炒黄芩 9g，制半夏 9g，炙款冬花 6g，芦根 15g，茯苓 9g，开金锁 30g，地丁草 15g，炙苏子 12g，银杏 10 只。（《上海老中医经验选编》）

建瓴汤

药物组成：生怀山药一两，怀牛膝一两，生赭石八钱（轧细），生龙骨六钱（捣细），生牡蛎六钱（捣细），生怀地黄六钱，生杭芍四钱，柏子仁四钱。

加减：若大便不实去赭石，加建莲子三钱（去心）；若畏凉者，以熟地黄易生地黄。

主治：（脑充血）头目时常眩晕；或觉脑中昏愦，多健忘；或常觉疼；或耳聋目胀；胃中时觉有气上冲，阻塞饮食不能下行；或有气起自下焦，上行作呃逆；心中常觉烦躁不宁；或心中时发热，或睡梦中神魂飘荡；或舌胀、言语不利，或口眼歪斜；或半身似有麻木不遂；或行动脚踏不稳，时欲眩仆；或自觉头重脚轻，脚底如踏棉絮，脉弦硬而长；或寸盛尺虚；或大于常脉数倍，而毫无缓和之意。

用法用量：磨取铁锈浓水以之煎药。

处方来源：《医学衷中参西录》中册。

头痛目疼（张锡纯医案）

在奉天曾治一高等检察厅科员，年近五旬，因处境不顺，兼办稿件劳碌，渐觉头疼，日寝加剧，服药无效，遂入西人医院。治旬日，头疼不减，转添目疼。又越数日，两目生翳，视物不明，来院求为诊治，其脉左部洪长有力，自言脑疼彻目，目疼彻脑，且时觉眩晕，难堪之情莫可名状。脉症合参，知系肝胆之火夹气血上冲脑部，脑中血管因受冲激而膨胀，故作疼；目系连脑，脑中血管膨胀不已，故目疼生翳，目眩晕也。因晓之曰：此脑充血证也。深考此证之原因，脑疼为目疼之根；而肝胆之火夹气血上冲，又为脑疼之根。欲治此证，当清火、平肝、引血下行，头疼愈而目疼、生翳及眩晕自不难调治矣。遂为疏方，用怀牛膝一两，生杭芍、生龙骨、生牡蛎、生赭石各六钱，玄参、川楝子各四钱，龙胆草三钱，甘草二钱。磨取铁锈浓水煎药。

服一剂，觉头目之疼顿减，眩晕已无。即方略为加减，又服两剂，头疼、目疼痊愈，视物亦较真。其目翳原系外障，须兼外治之法，为制磨翳药水一瓶，日点眼上五六次，徐徐将翳尽消。（《医学衷中参西录·第五期第三卷》中册）

荆 芥 汤

别名：金五、五号观象方。

药物组成：荆芥一钱，防风一钱，川芎三分，陈皮八分，青皮八分，连翘八分。

加减：食不消，加山楂、莱菔子；心烦热，去川芎，加黑山栀；有积，加槟榔；痰多，加贝母、白芥子；气壅，加乌药、香附；血壅，加桃仁、红花；郁闷不舒，加细辛；食积，加三棱、莪术；大便不通，加枳实、大黄；暑热，加香薷、紫朴；小便不通，加木通、泽泻；喉痛，去川芎，加薄荷、射干、大力子；咳嗽，加桑白皮、马兜铃。

主治：痧有郁气不通者；阳痧，手足暖，腹痛者。

用法用量：用水两钟，煎至七分，稍冷服。

备注：金五（《痧症全书》卷下）、五号观象方（《杂病源流犀烛》卷二十一）。

处方来源：《痧胀玉衡》卷下。

小儿痧胀类麻疹（郭右陶医案）

章涟漪三子，发热昏沉，腰胁间微有形影与麻疹相似。有用升发之剂，惟恐不透。次日迎余，六脉歇指。余曰：麻疹之病，何遽尔歇指耶？虽昏沉气喘，喉无痰声，脉不合症，斯痧胀之类麻疹者与！放头顶痧，兼放左太阳及乳上痧三针，未愈。用荆芥汤加三棱、莪术、白蒺藜，微冷饮之，发一身类麻疹者，遂安。（《痧胀玉衡·痧胀兼证及变证》卷后）

荆防败毒散

别名：消风败毒散。

药物组成：柴胡四分，甘草四分，人参四分，桔梗四分，川芎四分，茯苓四分，枳壳四分，前胡四分，羌活四分，独活四分，荆芥穗四分，防风四分。

功效：发散痘疹，疏解寒热。

主治：痈疽疮疡初起，发热，脉浮数，及水肿邪在表者；伤寒温春发斑重者；痘疹，及时气风毒邪热；风水、皮水，凡在表宜从汗解者；肠风下血清鲜者；脑疽、甘疽、赤白游风、疥疮初起有表证，虚者。

制备方法：上细切，作一服。

用法用量：水一盏，煎七分，温服。或加薄荷五叶。

备注：消风败毒散（《医学六要·治法汇》卷五）。《医学六要·治法汇》有生姜三片。

处方来源：《医学正传》卷八。

1. 阳痿，阴囊潮黏冰冷（张文选医案）

王某，男，60岁。2006年6月3日初诊。

患者阴囊出黏汗、潮湿，阴茎阴囊冰冷一年余；阳痿，无性功能4年。下肢冷，沉重无力，腿软，左腿时痛。口中有异味，胃脘胀满、时痛，大便偏溏。每晚睡觉时须用手捂住阴茎阴囊方能减轻其冰冷。曾四处找中医诊治，均从温补肾阳论治，无一有效。脉沉细缓，偶结代，舌边尖红，苔黄白相兼偏腻。从脉舌辨为风、湿、热郁阻气机的荆防败毒散证，用此方加减。

处方：荆芥5g，防风5g，羌活5g，独活5g，柴胡15g，前胡6g，枳壳6g，桔梗6g，川芎6g，茯苓10g，炙甘草5g，苍术10g，生石膏30g，知母10g，红人参1g，生白芍6g。3剂。

2006年6月6日二诊：此方服1剂，阴茎凉大减，阴囊潮湿、发黏出汗明显减轻，下肢不再发凉。更有意思的是，以前从不吃早餐，食之则胃胀，此药3剂后清晨饥饿明显，开始吃早餐，食后也不胃胀。舌胖大，边尖偏红，苔黄白相兼略腻。脉无结代，右弦细，左浮滑。上方红人参用2g，加厚朴15g，7剂。

2006年6月13日三诊：阴囊潮湿出汗、阴冷诸症愈，阴茎能够勃起，性生活一次，已成功。惟胃微痛，脘腹微胀。舌正红，苔白，脉弦细。改用半夏泻心汤法治疗。（《温病方证与杂病辨治》上篇）

2. 咽喉肿痛欲作脓（薛己医案）

一男子咽喉作痛，痰涎上壅。余欲治以荆防败毒散加连翘、山栀、牛蒡子。彼自服甘寒降火之药，反加发热，咽愈肿痛。急刺少商二穴，仍以前药加麻黄汗之。诸症并退，惟咽间一紫处仍痛。此欲作脓，以前药去麻黄一剂，脓溃而愈。

凡咽痛之疾治之早或势轻者，宜用荆防败毒散以散之，治之迟或势重者，须刺少商穴。（《外科发挥·咽喉》卷六）

3. 玫瑰糠疹（张文选医案）

耿某，女，27岁。2005年5月10日初诊。

患者从4月26日开始皮肤出红色斑疹，经北京某大医院皮肤科诊断为玫瑰糠疹，用药效果不明显。患者去该医院复诊，医生又怀疑不是玫瑰糠疹，认为是过敏，给抗过敏药。因服药后继续出皮疹，患者自行到另一医院化验检查，诊断为玫瑰糠疹。患者半信半疑，转请中医诊治。诊时见皮疹高出皮肤表面，密集成片，右上肢内侧与右侧胸腹部皮肤被皮疹全部覆盖，颈、背部皮疹更甚。皮疹色红，瘙痒。大便正常，月经量少。舌正红，苔黄白相间，脉略浮而细。此风毒郁伏营血，外发肌肤，为荆防败毒散证与清热地黄汤（原犀角地黄汤）证。

处方：荆芥 6g，防风 6g，羌活 6g，独活 6g，柴胡 6g，前胡 6g，枳壳 6g，桔梗 6g，川芎 10g，茯苓 10g，炙甘草 6g，水牛角 20g（先煎），玄参 10g，赤芍 15g，牡丹皮 15g，生地榆 10g，连翘 15g，生大黄 8g。3 剂。

2005 年 5 月 15 日复诊：服 1 剂，红色皮疹开始消退，服 3 剂后，皮损开始收敛掉皮，变成了褐色色素沉着。适逢月经，量少色正。右脉沉细，左脉略大而滑，舌偏红，苔白。上方生大黄改用 lg，加桃仁 10g。3 剂。

皮疹完全消退而愈。（《温病方证与杂病辨治》上篇）

胃 关 煎

药物组成：熟地黄三～五钱或一两，山药二钱（炒），白扁豆二钱（炒），炙甘草一～二钱，焦干姜一～三钱，吴茱萸五～七分（制），白术一～三钱（炒）。

加减：泻甚者，加肉豆蔻一～二钱（面炒），或用补骨脂亦可；气虚势甚者，加人参，随宜用；阳虚下脱不固者，加制附子一～三钱；腹痛甚者，加木香七～八分，或加厚朴八分；滞痛不通者，加当归二～三钱；滑脱不禁者，加乌梅两个，或北五味子二十粒；若肝邪侮脾者，加肉桂一～二钱。

主治：脾胃虚寒作泻，或甚至久泻，腹痛不止，冷痢。

用法用量：上以水两钟，煎七分，食远温服。

处方来源：《景岳全书》卷五十一。

泄泻（萧伯章医案）

长沙陈某，年五十，患泄泻，医治益剧，已两月矣，仅余皮骨。延余过诊，肚腹不作胀痛，舌色淡红，苔白而薄，时以开水漱口而不欲咽，脉微缓。阅前方如温燥、固涩、升补，关于脾肾两家成方，服之殆遍。意其下多亡阴，以八味丸少合四神丸为汤服之，不应，改用景岳胃关煎：熟地五钱，山药、扁豆各三钱（均不炒），炙草一钱，炮姜一钱，吴茱萸五分，白术二钱（不炒）。

煎水二杯，初服一杯，即十愈七八；再一杯，即痊愈。

考景岳方下自注：治脾肾虚寒作泻，或甚至久泻腹痛不止、冷痢等症。陈氏修园谓于苦燥辛温剂中，君以熟地，不顾冰炭之反，便注云治脾肾虚寒作泻，陋甚。然如上症百方不应，服之竟若此神效者，其故安在？窃思方中地黄，《神农本经》云：气味甘寒，填骨髓，长肌肉。叶天士注云：气寒入足少阴肾经，味甘入足太阴脾经。肾主骨，益肾则水足而骨髓充；脾主肌肉，润脾则土滋而肌肉丰。洵属确论。后人取以蒸晒，名曰熟地，则甘寒变为甘平，以之濡养脾阴，尤为相宜；况辅以山药、扁豆、甘草之甘平，则滋生脾阴之力量，更为雄厚。而又合以吴茱萸、干姜、白术之温燥，不嫌其与滋养脾阴之品相妨碍者，盖以人身阴阳，互为其根，故《内经》云：阴平阳秘，精神乃治。上症脾阴不足以配阳，故温燥药百无一效。如但见脾阴不足，注意填补而不知兼顾脾阳，亦背岐轩平秘之旨，病必不服。但其中分量，最宜斟酌，不可颠倒。尝谓仲景桂附八味，为维系肾经阴阳方，景岳兹方，于维系脾经阴阳，不期而暗合。（《遯园医案》卷上）

香砂六君子汤

别名：香砂六君汤、香砂六君子丸。

药物组成：人参一钱，白术二钱，茯苓二钱，甘草七分，陈皮八分，半夏一钱，砂仁八分，木香七分。

功效：疏补化痰，益气健脾，和胃。

主治：中虚气滞，痰湿内阻，胸中满闷，食难运化，呕恶腹疼，肠鸣泄泻。

用法用量：上加生姜二钱，水煎服。

备注：香砂六君汤（《麻科活人全书》卷二）。本方改为丸剂，名"香砂六君子丸"（见《丸散膏丹集成》）、又名"香砂六君丸"（见《全国中药成药处方集》）。

处方来源：《古今名医方论》卷一引柯韵伯方。

1. 胃脘痛（李用粹医案）

大学士徐玄厄夫人，患胃脘痛，先以气治，次以食治，继以火治，剂多功少，甚至昏愦，良久复苏，延家君救疗。曰：夫人尊恙，非气也，非食也，亦非火也。由劳碌过度，中气受伤，脾阴弱而不化，胃阳衰而不布，阴阳既虚，仓廪壅滞，转输既弱，隧道失运，所以清浊相干，气血相搏而作痛也。若过用消导，则至高之气愈耗；误投苦寒，则胃脘之阳愈伤。为今之计，非补不可。古语里云痛无补法，此指邪气方面者言也。今病势虽甚，而手按稍止；脉气虽大，而重按稍松，则是脉证俱虚，用补何疑？即以香砂六君子汤，一剂而昏愦定，痛亦止矣。（《清代名医医话精华·李修之医话精华》）

2. 暑泻（张三锡医案）

一人过食瓜果，时值夏月，大泻不止，中脘大痛，烦渴引饮。自服天水散及香薷饮。余脉之，右关寸俱沉伏，因作停冷治。香砂六君子汤加炮姜、厚朴。

一服痛渴俱止，只以胃苓调理而安。（《医学六要·治法汇》卷三）

3. 小儿吐泻（温载之医案）

予胞侄仁育，年甫三龄，体素屡弱。偶于夏日陡患上吐下泻、口渴不止之症。医用利水润燥止渴之剂，不效，势甚危笃。适予公出归来，静揣此证，非利水润燥止渴能愈，当责之太阴。夫太阴者，湿土也，喜燥而恶湿。按此证乃湿而兼寒之象，非清润之品所能疗。况当夏日正阴伏于内之时，因阳气不足，脾失健运之权，以致上吐下泻。作渴者，阳气不升也。急用香砂六君子汤加附片、干姜、肉桂口服。

一剂吐泻俱止，亦不作渴。三剂全瘥。（《温病浅说温氏医案·吐泻》）

保和汤

药物组成： 知母五分（蒸），贝母二钱，天冬三钱（去心），麦冬一钱（去心），薏苡仁五钱，北五味子十粒，甘草八分，桔梗八分，马兜铃八分，百合八分，阿胶八分（蛤粉炒成珠），薄荷二分。

加减： 虚者，加人参。

功效： 清火降痰。

主治： 肺痿久咳不已，时吐白沫如米粥者。肺津不足，痰凝火郁，肺痿咳嗽。

用法用量： 水煎，加饴糖一匙，温服。

备注： 方中天冬用量原缺，据《血证论》补。

处方来源：《医学心悟》卷三。

小儿伤寒咳嗽（汪石山医案）

一童子八岁，伤寒咳嗽，痰少面赤，日夜不休。医以参苏饮，数日嗽甚。汪诊之，脉洪近驶。曰：热伤肺也。令煎葛氏保和汤，病如失。（保和汤方：知母、贝母、天冬、款冬花、花粉、米仁、杏仁、五味、甘草、马兜铃、紫菀、百合、桔梗、阿胶、归身、生地、紫苏、薄荷）（《名医类案·咳嗽》卷三）

急救回阳汤

别名：新加附子理中汤。

药物组成：党参八钱，附子八钱（大片），干姜四钱，白术四钱，甘草三钱，桃仁二钱（研），红花二钱。

功效：回阳救逆，活血化瘀。

主治：吐泻转筋，身凉汗多。

用法用量：水煎服，莫畏病人大渴饮冷不敢用。

备注：本方方名，《湿温时疫治疗法》引作"新加附子理中汤"。

处方来源：《医林改错》卷下。

霍乱危证（高仲山医案）

周道尹之孙，年七旬有余。

诊查：患者蜷卧榻上，目眶塌陷，面色死灰，气息微弱，几无生机。自昨日起吐泻无度，至天明已不省人事。余诊之，头面湿冷如油，四肢厥而不温，皮塌肉陷，脉象微弱，仅存一息，卧如僵尸。

治法：余虑其年高之体，病入膏肓，恐难回生。无奈其家人苦求，遂处以前方（急救回阳汤：熟附子40g、党参40g、干姜20g、白术20g、甘草15g、桃仁15g、红花15g），参、术用至一两（50g），红花、桃仁增至五钱（25g），嘱取大砂锅，三剂同煎，即刻灌服，不拘时间，以不吐为度。

二诊：当晚，周家管事回复，病人吐泻均止，手足渐暖，邀余再诊。遂往，见冷汗已止，面色苍白，可扶坐言谈片刻。舌质淡，苔白腻，脉沉中兼缓。知其已有转机，阳气来复。予附子理中汤，每日一剂，旬日竟瘳。(《中国现代名中医医案精华(三)》)

养阴清肺汤

别名： 养阴清肺膏，养阴清肺糖浆。

药物组成： 大生地黄二钱，麦冬一钱二分，生甘草五分，玄参一钱半，贝母八分（去心），牡丹皮八分，薄荷五分，炒白芍八分。

加减： 质虚，加大熟地黄，或生地黄并用；热甚，加连翘，去白芍；燥甚，加天冬、茯苓。

功效： 养阴润燥，清肺利咽。

主治： 喉间起白如腐，即所谓白缠喉也。初起发热，或不发热，鼻干唇燥，或咳或不咳，鼻通者轻，鼻塞者重，音声清亮，气息调匀易治。白喉。喉间起白如腐，不易拔去，咽喉肿痛，初起发热，或不发热，鼻干唇燥，或咳或不咳，呼吸有声，似喘非喘。

用药禁忌： 如有内热及发热，不必投表药，照方服去，其热自除。

备注： 本方制成膏剂，名"养阴清肺膏"（见《全国中药成药处方集》北京方）；制成糖浆剂，名"养阴清肺糖浆"（见《中药制剂手册》）。

处方来源：《重楼玉钥》卷上。

1. 白喉（翟竹亭医案）

北门内李姓老妇，患白喉。延余诊治，肺胃脉洪大有力，年虽老，病属有余，用养阴清肺汤，加大黄15g，连翘12g。水煎服一帖，大便泻下二次，满喉白膜已退；又服养阴清肺汤三帖而愈。（《湖岳村叟医案·咽喉门》）

2. 白喉（赖良蒲医案）

刘某，男，二十一岁，萍乡人。

症状：高热烦渴，目赤声哑，口臭气促，咽喉红肿，白膜满布，妨于咽饮，小溲短赤，大便秘结，舌苔黄糙，脉象洪数。

诊断：燥热伤阴，复感疫毒之气，肺胃同病，发为白喉。

疗法：议用清热养阴，凉血解毒之法，以养阴清肺汤加味治之。

元参三钱，生地三钱，麦门冬三钱，川贝母二钱，丹皮二钱，甘草一钱，炒白芍二钱，薄荷五分，生石膏一两，玄明粉三钱，知母三钱。另用锡类散外吹患处。

水煎，一日夜服完，热减神清，白膜未再发展，大便畅行；转方去玄明粉再进二剂，病势大减；再诊去知母，加金银花四钱，又服三剂，白膜消失；继予养正汤四剂，调理而案。

玉竹参五钱，制首乌四钱，当归三钱，熟地黄四钱，生地三钱，怀山药四钱，茯苓二钱，女贞子三钱，麦门冬二钱，白芍二钱，天花粉二钱，炙甘草一钱。

水煎服，隔一日服一剂。（《蒲园医案》）

活络效灵丹

药物组成：当归五钱，丹参五钱，生明乳香五钱，生明没药五钱。

加减：腿疼，加牛膝；臂疼，加连翘；妇女瘀血腹疼，加生桃仁（带皮尖，作散服炒用）、生五灵脂；疮红肿属阳者，加金银花、知母、连翘；疮白硬属阴者，加肉桂、鹿角胶；疮破后生肌不速者，加生黄芪、知母、甘草；脏腑内痛，加三七（研细冲服）、牛蒡子。

功效：活血祛瘀，通络止痛。

主治：气血凝滞，疬癖癥瘕，心腹疼痛，腿疼臂疼，内外疮疡，脏腑积聚，经络湮瘀。现常用于冠心病、宫外孕、脑血栓形成、急性阑尾炎、坐骨神经痛、脑震荡后遗症等有血瘀气滞者。

用法用量：水煎服。若作散，一剂分作四次服，温酒送下。

处方来源：《医学衷中参西录》上册。

1. 脐下疼痛（张锡纯医案）

同里有一少年，脐下疼甚剧，医者投以温药益甚，昼夜号呼不止。又延他医，以药下之稍轻，然仍昼夜呻吟，继又服药数剂，亦不见效。适愚自津门旋里，诊其脉，两尺洪实。询其得病之由，言夜晚将寝觉饥，因食冷饼一块，眠起遂疼。晓之曰，此虽由于食凉物，然其疼非凉疼，乃下焦先有蕴热，又为凉物所迫，其热愈结而不散也。投以活络效灵丹，加龙胆草、川楝

子各四钱，一剂而愈。(《医学衷中参西录·前三期合编第四卷》上册)

2.痹证（张锡纯医案）

邻村高鲁轩，年近五旬，资禀素羸弱。一日访友邻村，饮酒谈宴，彻夜不眠，时当季冬，复清晨冒寒，步行旋里，行至中途，觉两腿酸麻，且出汗，不能行步，因坐凉地歇息，至家，遂觉腿痛，用热砖熨之疼益甚。其人素知医，遂自服发汗之药数剂，病又增剧，因服药过热，吐血数口，大便燥结，延愚诊视。见其仰卧屈膝，令两人各以手托其两腿，忽歌忽哭，疼楚之态万状。脉弦细，至数微数。因思此证，热砖熨而益疼者，逼寒内陷也；服发汗药而益疼者，因所服之药，散肌肉之寒，不能散筋骨之寒，且过汗必伤气血，血气伤，愈不能胜病也。遂用活络效灵丹，加京鹿角胶四钱（另炖兑服），明天麻二钱，煎汤饮下。

托其左腿者，觉自手指缝中冒出凉气，左腿遂愈。而右腿疼如故，因恍悟曰，人之一身，左阳右阴，鹿名斑龙，乃纯阳之物，故其胶入左不入右。遂复用原方，以虎骨胶易鹿角胶，右腿亦出凉气如左而愈。(《医学衷中参西录·前三期合编第四卷》上册)

宣痹汤

别名：上焦宣痹汤。

药物组成：枇杷叶二钱，郁金一钱五分，射干一钱，白通草一钱，香豆豉一钱五分。

功效：苦辛通阳，轻宣肺痹。

主治：太阴湿温，气分痹郁而哕者。

用法用量：水五杯，煮取两杯，分两次服。

处方来源：《温病条辨》卷一。

慢性支气管炎合并肺气肿，二便不利（林上卿医案）

赵某，男，58岁，工人。1980年1月5日诊。

反复咳嗽气喘三年，诊为"慢支并肺气肿"。此次发作三个余月，西医予抗菌、止嗽定喘处理有所缓解，后又出现小便不利，水肿，用强心利尿剂，只能显效一时。近日来咳嗽加剧，小便不通，急延余诊。症见咳嗽痰喘，胸闷欲绝，呃逆不已，小便不利，小腹胀迫，声如瓮中出，口干不饮，欲大便而不便后重，舌淡红，苔白厚欠润，脉濡。证属肺气痹塞，水道不通。治宜开肺宣痹，通调水道，宣痹汤加葶苈子主之。

枇杷叶30g，射干、郁金、香豉、通草、葶苈子各15g。

1月6日复诊：药1剂后小便3次，1升左右，大便一次量多，痰喘略减。继原方再进2剂。

1月8日三诊：咳喘、水肿均减，二便通利，但语言不彰，舌淡苔薄，脉和缓。守上方加人参10g，调治旬余而安。（《桐山济生录》）

都 气 丸

药物组成：六味地黄丸加五味子。

功效：益肺之源，以生肾水；补肾纳气。

主治：肺肾两虚，咳嗽气喘，呃逆，滑精，腰痛。肺虚身肿，肺气不能收摄，泻利喘咳，面色惨白，小便清利，大便时溏。肾水不固。伤肾咳嗽，气逆烦冤，俯仰不利。脉两尺洪盛或弦细而数，面时赤。

备注：本方改为饮剂，名"都气饮"（见《盘珠集胎产症治》）。

处方来源：《症因脉治》卷三。

1. 咳喘（李冠仙医案）

包式斋患尿血二年未瘥，后觅予诊治而愈。盖肾虚人也。偶然伤风，某医发散太过，转致喘不能卧者累日，急乃延余。余曰：咳出于肺，喘出于肾。肺肾为子母之脏，过散伤肺，母不能荫子，则子来救母，而咳变为喘。肾虚人往往如此。今已肾气上冲，脉来上部大，下部小，而犹以为风邪未尽，更加发散，无怪乎喘不能卧也。与以都气（丸）全方，加紫衣胡桃肉三钱，纳气归肾。一药而愈。（《李冠仙医案》）

2. 咳喘，咽肿痰涌（杨乘六医案）

房氏子，年近三十，病咳嗽，午后稍安。医作伤风，连进芎苏十神等剂，咽喉肿，痰涎上涌。更医则以为喉痹也，猛用芩连苦寒之剂，热益甚，喉益闭，气喘如锯，不寐不食，危症悉具。脉之轻按满指，两尺更觉有力，面油红，其舌枯黑，其唇焦燥生皮，其气自脐下冲上。此肾水不足，六味证也。乃不壮水之主，以制阳光，反用风燥以劫其阴、煽其火，致痰涌咽闭，复用苦寒以伤之，病剧而危，又何怪乎？遂与都气饮一剂，喘息定而熟睡，醒则肿痛、痰涎已减，饮食渐加。继用六味合生脉、归脾加

白芍间服，月余咳嗽亦愈。(《续名医类案·咽喉》卷十八)

柴 苓 汤

药物组成：柴胡一钱六分，半夏七分（汤泡七次），黄芩六分，人参六分，甘草六分，白术七分半，猪苓七分半，茯苓七分半，泽泻一钱二分半，桂圆五分。

功效：分利阴阳，和解表里。

主治：伤寒、温热病、伤暑、疟疾、痢疾等，邪在半表半里，症见发热，或寒热往来，或泄泻，小便不利者，以及小儿麻疹、痘疮、疝气见有上述症状者。

用法用量：水两盏，生姜三片，煎至一盏，温服。

处方来源：《丹溪心法附余》卷一。

劳倦伤寒发热（孙一奎医案）

吴心逸仆患额疼，口大渴，身大热，汗多胸痞，恶心昏沉。孙与柴苓汤加枳壳、桔梗，热减大半。次日以六君加黄芩、白芍，调理而愈。此劳倦伤寒，故宜先散后补也。(《续名医类案·伤寒》卷一)

柴胡疏肝散

别名：柴胡舒肝散、柴胡疏肝汤。

药物组成：柴胡二钱，陈皮二钱（醋炒），川芎一钱半，芍药一钱半，枳壳一钱半（麸炒），甘草五分（炙），香附一钱半。

功效：疏肝理气。

主治：因怒气郁而胁痛，寒热往来，痛而胀闷，不得俯仰，喜太息，脉弦。现用于神经官能症、中耳炎等。胁肋疼痛。肝实胁痛，不得转侧，喜太息。

用法用量：上作一服。水两钟，煎八分，食前服。

备注：柴胡舒肝散（《验方新编》卷五）、柴胡疏肝汤（《不知医必要》卷二）。

处方来源：《证治准绳·类方》卷四引《医学统旨》。

腰痛（赖良蒲医案）

吴某，女，三十岁，萍乡人。

症状：一九五四年春杪。半年以来，卧则腰痛，黎明更剧，晨起即止，脉象弦紧，舌苔薄白。

诊断：肝木旺于寅卯，肝气郁遏，失于条达，血行障碍故痛。

疗法：议用条达肝气法，以柴胡疏肝散加味主之。

北柴胡三钱，川芎二钱，白芍二钱，青皮二钱，木蝴蝶三钱，炒枳壳二钱，香附二钱，甘草一钱，水煎服。一剂病减，五剂痊愈。（《蒲园医案》）

脏 连 丸

药物组成：大鹰爪黄连半斤，槐花米二两，枳壳一两，防风五钱，粉草五钱，槐角五钱，香附子五钱，猪牙皂角五钱，木香五钱。

功效：散火毒，驱湿热，止血消肿，生肌定痛。

主治：远年近日肠风、脏毒下血。诸痔肿痛，肠风下血，脱肛痛痒，肠痈、脱毒成漏。

制备方法：上为细末，用猪大脏约两尺长水洗净，陈熟仓米三合同香附一处为末装入，缚定口，量用水两大碗，砂锅炭火煮干，即添水，慢慢煮烂猪脏如泥，取起和药捣如糊，再入黄连等末为丸，如梧桐子大。

用法用量：每服 80 丸，空心米饮送下。

用药禁忌：忌面、蒜、生冷、煎炙之物；忌房欲、恼怒、酸辣动火之物；寒症忌用。

处方来源：《古今医统大全》卷四十二。

1. 便血（吴篪医案）

王得源，脉数弦滑，系纵饮无度，酒毒湿热结蓄大肠，阳脏多火，致肠风下血。当用脏连丸：大鹰爪黄连半斤，槐米二两，枳壳一两，防风、甘草、槐角、香附、牙皂、木香各五钱。

用陈仓米三合，同香附一处为末，外药共为细末，用猪大脏，约长二尺，洗净装入米，附缚定量，用水二大碗，砂锅炭火煮，干即添水，慢火煮烂如泥，取起和药捣匀，丸桐子大，每空心米饮下七八十丸。忌面、蒜、生冷、煎炙之物。一料病痊。（《临证医案笔记·血证》卷四）

2.便血（萧京医案）

乙丑岁，萧寓楚中时，适有仆妇每患便血，投以脏连丸，随服随愈。（《续名医类案·下血》卷十二）

润 字 丸

药物组成：大黄三两，前胡一两半，枳实一两半（炒），杏仁二两，牙皂一两半，花粉三两，槟榔一两，山楂肉三两（炒），橘红一两半，半夏一两半（制）。

功效：疏痰通闭。

主治：实痞喘嗽，大便闭结，脉沉者。

制备方法：上为末，水泛为丸。

用法用量：每服二～三钱，空心白滚汤化下。

备注：痰实内壅，不得施化，而大便闭结，遏热刑金，故喘嗽不止焉。杏仁疏痰降气，牙皂搜风涤痰，橘红利气化痰，半夏燥湿化痰，山楂肉消滞化积，前胡降气疏痰，槟榔破滞气以消积，枳实攻坚积以推陈，花粉清热邪壅结，大黄荡地道不通。泛丸汤下，俾痰消热降，则胸宇廓然，而肺金清肃，喘嗽自宁；津液施化，大便无闭结之患矣。此疏痰疾通闭之剂，为痰实顺嗽秘结之专方。

处方来源：《医略六书》卷十九。

1.吐血（陆祖愚医案）

俞姓人，素性急躁善怒，一日忽吐血七八碗，身热气喘，腹胀满，终夜不寐，饮食小进，自用滋阴止血药而愈甚。脉之六部俱如弹石，将及七至，右关更劲，腹上一搔，血即喷出。此有余之症也。乃与小陷胸汤二剂加铁锈水，明日减半，第大便七八日不行。必下之方愈，以润宁丸加桃仁合丸之，书其帖曰：止血丸。服之夜下瘀血宿垢半桶，而吐血顿止矣。（《续名医类案·吐血》卷十二）

2.小腹痛（陆养愚医案）

嘉靖辛酉年，湖有水患……本府督粮李公于慈感寺煮粥赈饥。是日人众，公正在内进饭，忽闻外边争嚷，急急喫完，出外解纷。下午僧具小酒奉之，公独饮数杯，觉得脐下小腹作痛，升至胃脘即呕，呕讫痛止，少顷又从下痛，上复呕，呕讫痛缓，勉强登肩舆回衙，痛呕益频。自疑中毒，以淡盐汤薑汁探吐之，一无所出。令人延予，予适往潞村，令请一医进看，投藿香正气散二剂不效，连夜差人追予。此至已四鼓，即进诊视。

值痛初，止有脉浮，按细数，稍重即伏，沉按甚坚。予曰：大人非饮食过饱即急遽所致。李公备悉其故，命人去取药囊。予曰：不须取。即从袖中出润字丸百十颗，令淡姜汤服之，少顷连泄数行，痛随利减。（《陆氏三世医验·痛呕用泻》卷一）

3.间日疟（陆祖愚医案）

朱明宇，万历甲辰年患伤寒间疟，其病起于盛暑饮水过多，生意忙迫，饮食失节，甚至彻夜不得眠，又于友人处赴酌，露坐感寒，头痛身热，胸膈不快，自用葱姜表汗，转成疟疾，间日一发。乃尊朱敬轩，有同窗业医二位，正在盛名之下，延视俱云疟重，兼有内伤，用槟榔、草果、青皮、柴胡、干葛、羌活之类，投之即吐，及疟发呻吟烦躁，二鼓方解。

此时予尚弱冠，虽承祖父之传，徒然虚度，却与明宇比邻而居，日日迎医从不相及，迨治疗日久，病势危迫，计出无聊，商之亲友曰：陆祖愚祖父盛名，或有所传，何不接来与我一看？人皆以为可笑，然不敢拂病者之意，姑来相招。而嘱予曰：我病已重，兄认得真用药，认不真不可将我尝试，予唯唯。及诊其脉，气口沉实有力，脐之上下，手不可按。六七日不大便，口干烦渴，极欲西瓜冷水。予曰：君之病，我力能起之。因思投其所喜，用嫩苏叶、薄荷捣汁和匀并水中，与饮，不惟不吐，而反有微汗，甚觉爽快，随以润宇丸四钱投之，渴则以前水饮之。

薄暮昏沉思睡，至四鼓而醒，腹中声响，微微作痛，举家惊惶，扣门问予。答曰：痛者，气运行也，必将大便矣。言未几，即解燥屎七八块，继而连解三次，稠腻之物甚多。是日微微发热，身体懈怠，乃用归、芍、茯苓、知母、贝母、前胡、天花粉、人参、甘草等味调理数日即起矣。(《陆氏三世医验·疟渴呕吐》卷四)

桑 菊 饮

别名： 桑菊散。

药物组成： 杏仁二钱，连翘一钱五分，薄荷八分，桑叶二钱五分，菊花一钱，苦梗二钱，甘草八分（生），苇根二钱。

加减：二～三日不解，气粗似喘，燥在气分者，加石膏、知母；舌绛，暮热甚，燥邪初入营，加玄参二钱，犀角一钱；在血分者，去薄荷、苇根，加麦冬、细生地黄、玉竹、牡丹皮各二钱；肺热甚，加黄芩；渴者，加天花粉。

功效：疏风清热，宣肺止咳。

主治：太阴风温，但咳，身不甚热，微渴者。

用法用量：上用水两杯，煮取一杯。日两服。

备注：本方改为散剂，名桑菊散（见《全国中药成药处方集》重庆方）。

处方来源：《温病条辨》卷一。

1. 春温（杨燧熙医案）

病者：陈济川，年五十五，镇江商人，住镇江西门城外。

病名：春温。

原因：幼年完婚过早，后伤酒色而患淋浊，服止涩药过早，毒逼于内，致腿缝生鱼口之症数月。显系内因阴虚，外因温邪而发。

证候：头痛恶寒发热，浑身骨疼，大便数日不解，小溲赤，口不渴，腹部拒按，唇齿干燥，咳嗽不爽，脘闷不舒。

诊断：脉浮滑数，两关较大，舌苔淡黄，朱点甚多。脉症合参，断为温病，此《内经》所谓"冬不藏精，春必病温"也。

疗法：先进桑菊饮加减以清热，继投调胃承气汤加味以下积。

处方：霜桑叶三钱，苦桔梗二钱，净连翘二钱，炒黄芩钱半，杭白菊三钱，薄荷叶八分，瓜蒌皮三钱，京赤芍钱半，光杏仁二钱，生甘草五分，大贝母三钱，枇杷叶二钱（去毛筋净）。

接方：金银花三钱，瓜蒌皮三钱，生甘草一钱，净连翘三钱，生箱黄二钱，黑山栀三钱，川石斛三钱，玄明粉钱半（冲服），毛知母钱半，荸荠三枚。

效果：初剂热解，二剂便行，三剂即能起立，可吃稀糜饮少许。后以滋养法，调理二三剂而康健。（《全国名医验案类编·火淫病案》卷六）

2. 婴儿腺病毒肺炎（蒲辅周医案）

蒙某，女，8个月。1961年4月10日会诊。

腺病毒肺炎，高烧七天，现体温39.8℃，咳喘，周身发有皮疹，惊惕，口腔溃烂，唇干裂，腹微胀满，大便稀，日行五次。脉浮数有力，舌红少津无苔。属风热闭肺，治宜宣肺祛风，辛凉透表法。

处方：桑叶一钱，菊花一钱，杏仁一钱，薄荷七分（后下），桔梗七分，芦根三钱，甘草八分，连翘一钱，僵蚕一钱半，蝉衣七个（全），葛根一钱，黄芩七分，葱白二寸（后下）。1剂。1剂二煎，共取120mL，分多次温服。

4月11日复诊：中西药结合治疗，热势稍减，体温39℃，昨夜有抽搐预兆，用镇静剂。脉同前，舌红苔微黄少津。面红，腹微满，四肢不凉。原方去葛根，加淡豆豉三钱。再服一剂，煎服法同前。

4月12日三诊：身热已退，咳嗽痰减，皮疹渐退，思睡，不爱睁眼，大便稀好转，次数亦减少，腹已不胀满。脉浮数，舌红苔薄白，舌唇仍溃烂。原方去葱、豉，加炙枇杷叶一钱，前胡七分。煎服法同前，连服二剂而渐愈。

按：此例根据临床表现综合分析，属风热闭肺，治宜辛凉透表，宣肺祛风。用桑菊饮加僵蚕、蝉衣、葛根、黄芩等清热祛风，药后热势减轻；仍以原方加减，治疗而愈。（《蒲辅周医疗经验》）

理 阴 煎

别名：理营煎。

药物组成：熟地黄三～七钱或一～二两，当归二～三钱或五～七钱，炙甘草一～二钱，干姜一～三钱（炒黄色）（或加桂肉一～二钱）。

加减：凡真阴不足或素多劳倦之辈，因而忽感寒邪不能解散，或发热，或头身疼痛，或面赤舌焦，或虽渴而不喜冷饮，或背心肢体畏寒，但脉见无力者，宜用此汤照后加减以温补阴分，托散表邪。加附子即名附子理阴煎，再加人参即名六味回阳饮，治命门火衰，阴中无阳等症。若风寒外感，邪未入深，但见发热身痛，脉数不洪，凡内无火证，素禀不足者，加柴胡一钱半或二钱，连进一～两服；若寒凝阴盛而邪有难解者，必加麻黄一～二钱。若阴胜之时，外感寒邪，脉细恶寒，或背畏寒者，乃太阳少阴证也，加细辛一～二钱，甚者再加附子一～二钱，或并加柴胡以助之亦可。若阴虚火盛，其有内热不宜用温，而气血俱虚，邪不能解者，宜去姜、桂，单以三味加减与之，或只用人参亦可。若泄泻不止，及肾泄者，少用当归，或并去之，加山药、白扁豆、吴茱萸、补骨脂、豆蔻、附子之属。若腰腹有痛，加杜仲、枸杞子。若腹有胀滞疼痛，加陈皮、木香、砂仁之属。

功效：滋补脾阴，温运胃阳，托散表邪。

主治：脾肾阴阳两虚，喘满，呕逆，泻痢，腹痛，经迟。

用法用量：水两钟，煎七～八分热服。

备注：理营煎（《仙拈集》卷一）。

处方来源：《景岳全书》卷五十一。

齿颧痛（朱增藉医案）

余友刘君校亭妻王氏，患齿颧痛，延余治。诊之脉沉细数，云病自舌根如电掣痛，抵齿龈旋转入左颧骨下，按摩不及，其痛莫何。余思舌为心之苗，而肾脉萦舌本，齿乃肾余，颧骨肝部，舌根如电掣，抵齿龈旋转左颧骨下，此肾病及肝，乙癸同源也。以脉验证，乃寒中少阴，循脉道上逆。主理阴煎加北（细）辛，温散肾邪；因脉数左颧痛，更加丹皮以解肝热，一服病减，二三服全痊。（《疫证治例》卷五）

理 饮 汤

药物组成：于术四钱，干姜五钱，桂枝尖二钱，炙甘草二钱，茯苓片二钱，生杭芍二钱，橘红一钱半，川厚朴一钱半。

主治：心肺阳虚，致脾湿不升，胃郁不降，饮食不能运化精微，变为饮邪，停于胃口为满闷，溢于膈上为短气，渍满肺窍为喘促，滞腻咽喉为咳吐粘涎，甚或阴霾布满上焦，心肺之阳不能畅舒，转郁而作热。或阴气逼阳外出为身热，迫阳气上浮为耳聋。

用药禁忌：诊其脉，确乎弦迟细弱者，方能投以此汤。

处方来源：《医学衷中参西录》上册。

1. 胸闷热作喘（张锡纯医案）

一妇人，年四十许，胸中常觉满闷发热，或旬日，或浃辰之间，必大喘一两日。医者用清火理气之药，初服稍效，久服转增剧。后愚诊视，脉沉细几不可见。病家问：系何病因？愚曰：此乃心肺阳虚，不能宣通脾胃，以致多生痰饮也。人之脾胃属土，若地舆然。心肺居临其上，正当太阳部位（膈上属太阳，观《伤寒论》太阳篇自知），其阳气宣通，若日丽中天暖光下照。而胃中所纳水谷，实借其阳气宣通之力，以运化精微而生气血，传送渣滓而为二便。清升浊降，痰饮何由而生？惟心肺阳虚，不能如离照当空，脾胃即不能借其宣通之力，以运化传送，于是饮食停滞胃口。若大雨之后，阴雾连旬，遍地污淖，不能干渗，则痰饮生矣。痰饮既生，日积月累，郁满上焦则作闷，渍满肺窍则作喘，阻遏心肺阳气，不能四布则作热。医者不识病源，犹用凉药清之，勿怪其久而增剧也。遂为制此汤（理饮汤）。

……服之一剂，心中热去，数剂后转觉凉甚。遂去白芍，连服二十余剂，胸次豁然，喘不再发。（《医学衷中参西录·前三期合编第三卷》上册）

2. 胸闷烦躁，不食腹硬（张锡纯医案）

一少妇上焦满闷烦躁，不能饮食，绕脐板硬，月信两月未见。其脉左右皆弦细。仲景谓双弦者寒，偏弦者饮。脉象如此，其为上有寒饮，下有寒积无疑。其烦躁者，腹中寒气充溢，迫其元阳浮越也。投以理饮汤，去桂枝加附子三钱，方中芍药改用五钱。

一剂满闷烦躁皆见愈，又服一剂能进饮食，且觉腹中凉甚，遂去芍药将附子改用五钱，后来又将干姜减半，附子加至八钱，服逾十剂，大便日行四五次，所下者多白色冷积。汤药仍日进一剂，如此五日，冷积泻尽，大便自止。再诊其脉，见有滑象，尺部较甚，疑其有妊，俾停药勿服。后至期果生子。夫附子原有殒胎之说，此证服附子如此之多，而胎固安然无恙，诚所谓"有故无殒亦无殒也"。(《医学衷中参西录·第四期第三卷》中册)

黄 龙 汤

药物组成：大黄、芒硝、枳实、厚朴、甘草、人参、当归。

加减：年老气血虚者，去芒硝。

功效：回虚逐实，补泻兼施。

主治：伤寒热邪传里，胃中燥屎结实，而致结热利证，心下硬痛，下利纯清水，谵语发渴，身热。温疫应下失下，耽搁失治，或为缓药羁迟，火邪壅闭，耗气搏血，精神殆尽，元神将脱，邪火独存，以致循衣摸床，撮空理线，筋惕肉瞤，肢体振战，目中不了了。

用法用量：水两钟，加生姜三片，大枣两枚，煎，后再加桔梗煎一沸，热服为度。

处方来源:《伤寒六书》卷三。

瘟疫〔吴佩衡医案〕

李某，男，年 25 岁，四川省会理县南乡农民。

1921 年 3 月感时疫而病，发热十二日不退，脉来洪数，舌苔黄黑而生芒刺，唇焦齿干，口气蒸手，值午后则热势更张，漐漐汗出，谵语烦躁，不能安卧。小便短赤，大便自病后十余日不通，从心下至少腹胀满，呻吟呼痛而拒按，仰卧难以转侧，食物不进，唯烦渴而喜冷饮。此际邪热亢甚，阴津枯涸，燥屎内结，阳明下证悉具。当急下以救阴，缓则危殆。思及亢热已久，燥屎坚结，无阴液以润泽，如行舟之乏水，邪热燥结亦无所由出，宜于急下之剂兼以养阴生津之品以治之，拟加味黄龙汤一剂。

土人参 30g，当归 26g，生地 16g，大黄 16g（泡水兑入），芒硝 10g（后放），枳实 16g，厚朴 16g，生石膏 26g（碎，布包）。

当晚服后，病者欲便，但十分费力而难于解出，用力挣之，则燥屎一节，缓慢而出，长约尺许坚硬不断，色酱黑。余亲视之，真坚硬如鞭。次晨诊视，其脉已较和缓，发热已退其半，苔刺变软，口津稍润，腹中胀痛大减，仍渴喜冷饮。嘱照原方再服一剂。

第三日诊，大便畅通，色转黄而溏，斯时已脉静身凉，能进米粥。查其舌，见苔已退去其半，津液回生，但仍喜冷饮。此乃邪热始退，阴津尚未完全恢复，拟生脉散加味，养阴生津，兼清余热。

沙参 26g，寸冬 16g，五味子 3g，甘草 6g，生地 16g，玄参 13g，黄连 5g。

服二剂后，继以六味地黄汤调理阴分，一二剂而愈。(《吴佩衡医案》)

黄芩滑石汤

药物组成：黄芩三钱，滑石三钱，茯苓皮三钱，大腹皮二钱，白蔻仁一钱，通草一钱，猪苓三钱。

主治：脉缓身痛，舌淡黄而滑，渴不多饮，或竟不渴，汗出热解，继而复热，内不能运水谷之湿，外复感时令之湿。

用法用量：水六杯，煮取两杯，滓再煮一杯，分三次温服。

处方来源：《温病条辨》卷二。

湿温（李斯炽医案）

魏某，男，59岁。1946年8月初诊。

病员冒雨发病，身热起伏，目眩欲吐，二日后竟卧床不起。前医按少阳病论治，连用小柴胡汤三剂，汗出而热不解，且愈觉胸脘痞闷，不思饮食。医者遂以为里有积滞，再进大柴胡汤二剂，药后不惟发热未退，且汗多尿少，神识昏蒙，喉间痰鸣。其家人见病势危笃，一面准备后事，一面请吾前往急诊，以希万一。余询知其发病情况及治疗经过，诊得脉象濡缓，舌苔黄而不燥，知所患为湿温病。其苔黄而润，脉象濡缓，且身热起伏，不为汗解，知其病湿热留连，仍在气分。叶天士《外感温热篇》说"温热虽久，在一经不移"，即指此等湿温病而言，以湿性黏滞故也。其神识昏愦，喉间痰鸣等症，皆由湿热酿成浊痰，蒙蔽清窍所致。虽见神昏，亦不可作热入营血论治。乃选用黄芩滑石汤，加郁金、石菖蒲。此方辛开苦泄，淡渗利湿，使气化则湿化，小便利而热自退矣。

石菖蒲 3g，白蔻仁 3g，郁金 9g，大腹皮 9g，黄芩 9g，滑石 9g，茯苓皮 9g，猪苓 9g，通草 3g。

二诊：服上方一剂后，其家属来告，虽仍发热汗出，但神志稍清，喉间未闻痰鸣，且小便增多，思饮热水。乃令其按原方再服一剂。

两日后病员家属又来相告，喜形于色，说病人发热已退，神志清楚，渐能进食，仅觉肢体困倦乏力，特来邀请再诊一次。见其脉静身凉，惟小便尚微黄，乃改用三加减正气散调脾胃，清余热而善其后。(《李斯炽医案（第二辑）》)

黄芪托里汤

药物组成：黄芪、甘草、当归身、升麻、葛根、漏芦、连翘、防风、瓜蒌仁、牛蒡子、皂角刺、白芷、川芎三分、肉桂三分、炒黄柏。

功效：解毒补血益气。

主治：主乳岩溃烂。

用法用量：上水一盏，入酒一盏，煎服。

处方来源：《疡科选粹》卷四。

乳痈（王肯堂医案）

庚午余自秋闽归，则亡妹已病。盖自七月乳肿痛不散，八月火针取脓，医以十全大补汤与之，外敷针箍散不效，反加喘闷。九月产一女，溃势益大，两乳房烂尽，延及胸腋，脓水稠黏，出脓几六七升，略无效势。十一月始归就医，医改用解毒和中平剂，外掺生肌散、龙骨、寒水石等剂，脓出不止，流溅所及，即肿泡溃脓，两旁紫黑疮口十数，胸腋下皆肿溃，不可动侧，其势可畏。余谓产后毒气乘虚而炽，食多服黄芪，解毒补血，益气生肌。而医鉴前弊不敢用。十二月中旬后益甚，疮口廿余，诸药尽试不效，始改用余药。时脓秽黏滞，煎楮叶猪蹄汤沃之，顿爽。乃制一方，名黄芪托里汤。

黄芪甘温以排脓，益气生肌为君；甘草补胃气解毒、当归身和血生血为臣；升麻、葛根、漏芦为足阳明本经药，及连翘、防风皆散结疏经；瓜蒌仁、黍黏子解毒去肿；皂角刺引至溃处；白芷入阳明败脓生肌；又用川芎三分及肉桂、炒柏为引。每剂入酒一盏煎，送白玉霜丸疏脓解毒。时脓水稠黏方盛未已，不可遽用龙骨等药。理宜追之，乃制青霞散外掺，明日脓水顿稀，痛定秽解，始有向安之势。至辛未新正，患处皆生新肉，有紫肿处，俱用葱熨法，随手消散。但近腋足少阳分尚未敛，乃加柴胡一钱，青皮三分，及倍用川芎；脓水已尽者，即用戴糁散掺之。至元宵后遂全安。（《重订灵兰要览·乳痈》卷下）

银 翘 散

别名：银翘解毒散、银翘解毒丸、银翘解毒片、银翘解毒膏。

药物组成：连翘一两，金银花一两，苦桔梗六钱，薄荷六钱，淡竹叶四钱，生甘草五钱，荆芥穗四钱，淡豆豉五钱，牛蒡子六钱。

加减：若胸膈闷者，加藿香三钱，郁金三钱，护膻中；渴甚者，加天花粉；项肿咽痛者，加马勃、玄参；衄者，去荆芥穗、淡豆豉，加白茅根三钱，侧柏炭三钱，栀子炭三钱；咳者，加杏仁利肺气；2～3日病犹在肺，热渐入里，加细生地黄、麦冬保津液；再不解，或小便短者，加知母、黄芩、栀子之苦寒，与麦、地之甘寒，合化阴气，而治热淫所胜。

功效：辛凉透表，清热解表。

主治：温病范围的各种疾病，如急性支气管炎、肺炎、流感、百日咳、腮腺炎、麻疹、水痘、急性喉头炎等属外感温邪，有肺卫症者。

制备方法：上为散。

用法用量：每服六钱，鲜苇根汤煎，香气大出，即取服，勿过煮。肺药取轻清，过煎则味厚而入中焦矣。病重者，约二时一服，日三服，夜一服；轻者三时一服，日两服，夜一服；病不解者，作再服。

备注：银翘解毒散（《全国中药成药处方集》西安方）。本方改为丸剂，名"银翘解毒丸"（见《北京市中药成方选集》）；改为片剂，名"银翘解毒片"（见《中华人民共和国药典》一部）；本方改为膏剂，名"银翘解毒膏"（见《全国中药成药处方集》天津方）。

处方来源：《温病条辨》卷一。

1. 小儿风温（董建华医案）

刘某，男，7岁。1960年3月15日初诊。

初起微有恶寒，旋即发烧，体温高达40.6℃，头痛无汗，微咳，口渴喜饮，饮食不振。舌苔边白中微黄，脉象浮数。

辨证：温邪初感，卫气不宣。

立法：辛凉透表，清热解毒。

方药：银花10g，连翘10g，竹叶10g，荆芥5g，牛蒡子6g，薄荷3g（后下），豆豉10g，甘草1.5g，枯梗5g，芦根10g，山栀5g。2剂。

复诊：服药后微微汗出，热势降至37.4℃，口渴，不思食，微咳，舌苔薄少津，脉缓。余热未尽，肺胃津伤，再以清热生津为治。

银花6g，薄荷1.5g（后下），杏仁6g，甘草1.5g，石斛10g，连翘6g，炒谷芽10g，炒麦芽10g。

服1剂，病告愈。（《临证治验》）

2. 声音嘶哑，咽喉干痛（张文选医案）

杜某，女，37岁。2005年3月8日初诊。

患者无感冒症状，因烦劳过甚，自觉全身燥热，继后出现声音嘶哑，伴有咽喉灼热疼痛，干燥不适。口唇干裂起皮，小便黄，大便正常。舌红赤，苔薄黄，脉细滑略数。辨为银翘散证。

处方：荆芥 6g，薄荷 10g，牛蒡子 10g，桔梗 10g，生甘草 6g，连翘 15g，竹叶 10g，芦根 20g，僵蚕 10g，玄参 15g，生栀子 10g，淡豆豉 10g。3 剂。

此方服 1 剂，咽痛、声音嘶哑减轻，3 剂愈。(《温病方证与杂病辨治》上篇)

清凉至宝饮

别名：金六、六号剥象方、清凉至宝散。

药物组成：薄荷、地骨皮、牡丹皮、黑山栀、玄参、天花粉各等份，细辛倍加。

主治：痧热。

用法用量：上以水两钟，煎至七分，稍冷服。

备注：金六(《痧症全书》卷下)。六号剥象方(《杂病源流犀烛》卷二十一)。清凉至宝散(《痧证汇要》卷四)

处方来源：《痧胀玉衡》卷下。

呃逆（郭右陶医案）

孙靖公，六月，心烦呃逆，两寸关俱细涩而数，且喜冷饮。余曰：痧脉已现，痧症昭然。刮痧放痧，不愈。用清凉至宝饮减细辛，加香薷、黄连、童便、食盐，微冷服，遂愈。(《痧胀玉衡·呃逆痧》卷后)

清瘟败毒饮

药物组成：生石膏大剂六～八两，中剂二～四两，小剂八钱～一两二钱，小生地黄大剂六钱～一两，中剂三～五钱，小剂二～四钱，乌犀角大剂六～八钱，中剂三～四钱，小剂二～四钱，真川黄连大剂四～六钱，中剂二～四钱，小剂一钱～一钱半，生栀子、桔梗、黄芩、知母、赤芍、玄参、连翘、淡竹叶、甘草、牡丹皮。

加减：头痛倾侧，加石膏、玄参、甘菊花；骨节烦痛，腰如被杖，加石膏、玄参、黄柏；遍体炎炎，加石膏、生地黄、川黄连、黄芩、牡丹皮；静躁不常，加石膏、川黄连、犀角、牡丹皮、黄芩；火扰不寐，加石膏、犀角、琥珀、川黄连；周身如冰，加石膏、川黄连、犀角、黄柏、牡丹皮；四肢逆冷，加石膏；筋抽脉惕，加石膏、牡丹皮、龙胆；大渴不已，加石膏、天花粉；胃热不食，加石膏、枳壳；胸膈遏郁，加川黄连、枳壳、桔梗、瓜蒌霜；昏闷无声，加石膏、川黄连、犀角、黄芩、羚羊角、桑白皮；筋肉瞤动，加生地黄、石膏、黄柏、玄参；冷气上升，加石膏、生地黄、牡丹皮、川黄连、犀角、龙胆；口秽喷人。

功效：解外化内，升清降浊。

主治：一切火热，表里俱盛，狂躁烦心；口干咽痛，大热干呕，错语不眠，吐血衄血，热盛发斑。现代多用于乙型脑炎、钩端螺旋体病、败血症等。

用法用量：疫证初起，恶寒发热，头痛如劈，烦躁谵妄，身热肢冷，舌刺唇焦，上呕下泄，六脉沉细而数，即用大剂；沉而数者，用中剂；浮大而数者，用小剂。如斑一出，即用大青叶，量加升麻四～五分，引毒外透。

备注：①《增订伤暑全书》本方用法：先煮石膏数十沸，后下诸药，犀角磨汁和服。②方中生栀子、桔梗、黄芩、知母、赤芍、玄参、连翘、淡竹叶、甘草、牡丹皮用量原缺。

处方来源：《疫疹一得》卷下。

1. 秋瘟痉厥（姜德清医案）

病者：张成文，年六十岁，住公沙屯。

病名：秋瘟痉厥。

原因：癸亥年八月杪，天时火热，秋瘟盛行，初染不以为病，后至九月中旬而发病。

证候：初起恶寒头痛，周身拘挛，项脊俱强，陡变痉厥，牙关紧闭。

诊断：六脉沉细而数，舌紫赤。脉症合参，此秋瘟痉厥也。乘入阳明之络则口紧，走入太阳之经则拘挛，外窜筋脉则成痉，上蒸心包则为厥，《内经》所谓"血之与气，并走于上，则为大厥"也。

疗法：先用手术，以灯照前后心、两胁及大小腹，有小红点隐隐，用毫针挑七八个，噤开能言，再挑七八个，周身活动知痛，大叫拒挑，继即神昏复厥。遂用汤丸并进，安宫牛黄丸通心包以清神，清瘟败毒饮加减，透伏火以逐疫毒。

处方：黑犀角三钱，小川连四钱，青子芩三钱，青连翘三钱，元参三钱，生石膏一两（研细），鲜生地一两，粉丹皮二钱，焦栀子三钱，赤芍二钱，鲜大青五钱，肥知母四钱，鲜竹叶四十片，鲜石菖蒲一钱（剪碎，搓熟，生冲）。安宫牛黄丸两颗，分两次，药汤调下。

效果：一剂病轻。第二日又诊，脉洪大，自言觉一气块流走不定，走胁胁痛，走腰腰痛，走至足指，痛不敢屈伸，走至肾囊，疼不可忍。余晓之曰：由当时挑得太少，致经络之热毒流注走痛。原方加石膏一倍，生川柏钱半，丝瓜络一枚，先煎代水。

第三日抽惕若惊。筋属肝，由热毒流于肝经，不能外溃而出，筋络受其冲激，故发瘈疭，状如惊痫。又加石膏一两，龙胆草钱半，双钩藤六钱。

日服二剂，诸症轻减，症厥亦止。终用竹叶石膏汤，去人参、半夏，加西洋参、鲜石斛、梨汁等肃清余热，以养胃阴。

连进四剂，胃动而愈。（《全国名医验案类编·时行瘟疫病案》卷七）

2.烂喉丹毒（姜濂清医案）

病者：乔升礼，年四十余，住东北乡乔家屯。

病名：烂喉丹毒。

原因：平素无病，因多食炙煿辛热，致肺胃热盛，骤感风热而病发。

证候：身发灼热，神气怯弱，四肢沉重，胸膈板闷，不欲饮食，胸胁大小腹内夹核如杏核，大小长短不一，约十数个，按之不痛，咽喉微烂。

诊断：六脉沉数，舌红苔黄。脉症合参，此烂喉丹毒也。其病之发原由于胃，胃居膈下，而胃之食管在膈上，与喉管相近，因而累及于肺，肺有毒而发痧，胃有毒而发斑，肺胃二经毒火炽，则外露丹痧。此胃毒甚，故只见丹不见痧。

疗法：外敷汤丸并进。令其先吞六神丸一次，再用清瘟败毒饮，以生石膏为君，重清胃热，犀角、川连、黄芩、连翘、元参泄心肺之火为臣，丹皮、赤芍、栀子、生地、知母凉血行瘀，泄肝经之火为佐，僵蚕、牛蒡子、丝瓜络通十二经为使，外用鲜丝瓜捣敷。

处方：牛蒡子三钱（杵），白僵蚕二钱，丝瓜络三钱，知母六钱，鲜生地八两（捣汁），焦栀子三钱，赤芍三钱，丹皮三钱，连翘二钱，元参八钱，黄芩三钱，小川连四钱，犀角一钱，生石膏二两。水煎，日服二次。外吹锡类散。

效果：一诊稍轻，二诊大减，三诊将原方加鲜石斛、鲜大青各三钱，去蒡、蚕、芩、连、石膏，六日痊愈。（《全国名医验案类编·时疫喉痧病案》卷八）

清燥救肺汤

别名：清燥汤。

药物组成：桑叶三钱（去枝梗），石膏二钱五分（煅），甘草一钱，人参七分，胡麻仁一钱（炒、研），真阿胶八分，麦冬一钱二分（去心），杏仁七分（泡去皮尖，炒黄），枇杷叶一片（刷去毛，蜜涂炙黄）。

加减：痰多，加贝母、瓜蒌；血枯，加生地黄；热甚，加犀角、羚羊角或牛黄。

主治：诸气膹郁，诸痿喘呕。

用法用量：上以水一碗，煎六分，频频 2～3 次滚热服。

备注：清燥汤（《伤寒大白》卷四）。

处方来源：《医门法律》卷四。

1. 白喉兼泻（萧伯章医案）

病者：舍弟萧璋如，住湘乡。

病名：白喉兼泻。

原因：秋杪感温燥而发。

证候：身无寒热，口不渴，满喉发白，又兼泄泻，小便时清时浊。

诊断：脉浮涩满指，舌苔淡白而薄，底色微露鲜红色。审由燥气所发，因兼泄泻，始尚犹豫，继乃恍然大悟曰：此肺移热于大肠，病邪自寻去路也。

疗法：即疏喻氏清燥救肺汤，取其寒以制热、润而滋燥，为深秋燥热伤肺之主方。

处方：霜桑叶三钱，北沙参三钱，原麦冬钱半，生石膏二钱，生甘草七分，陈阿胶八分（烊冲），黑芝麻一钱（炒），甜杏仁一钱，枇杷叶露一两（冲）。

效果：一剂知，二剂已。（《全国名医验案类编·时疫白喉病案》卷九）

2. 支气管哮喘（印会河医案）

于某，男，54 岁。

17 年前在国庆节期间发作哮喘，经西医诊断为过敏性支气管哮喘。但治疗结果未能控制病情，乃来京就医。病人来诊时自述：咳喘日发数次，尤以睡前（约晚上 8～9 点）的一次发作最重，每次须昏厥 10 分钟左右，咳嗽连声，呼吸不续，类似小儿百日咳之状。痰出如皂泡，纯白胶黏难出。由于咳喘过度紧张，造成两眼瘀血贯睛，眼珠赤如涂朱。当根据"肺痿吐白沫"和"肺热叶焦因而成痿"的理论，投用清肺润燥之清燥救肺汤加减。方用：

沙参 12g，麦冬 10g，生甘草 6g，黑芝麻 10g（捣），石斛 12g，阿胶珠 10g，生石膏 30g（先煎），甜杏仁 10g，枇杷叶 9g，僵蚕 9g，全蝎 6g。

服药后当晚咳喘即轻，未见昏厥；服三剂咳喘皆退，续用桑杏汤加减收功；经随访 10 年以来，迄未再发。病人由长期休养，转而为每天上班工作，有时骑自行车行余里，身体照常不受影响。(《中医内科新论·内伤杂病》)

散 偏 汤

药物组成：白芍五钱，川芎一两，郁李仁一钱，柴胡一钱，白芥子三钱，香附二钱，甘草一钱，白芷五分。

主治：郁气不宣，复因风邪袭于少阳之经，以致半边头痛。

用法用量：水煎服。一剂即止痛，不必多服。

处方来源：《辨证录》卷二。

偏头痛（何绍奇医案）

张某，男，20 余岁，工人。

患偏头痛数年，二三月辄一发，发则疼痛难忍，必以头频频用力触墙，始可稍缓。数年间遍尝中西药不效。刻下正值发作，患者不断以拳击其头，坐立不安，呻吟不已，汗下涔涔。脉沉伏，舌质正常，苔薄白，余无异常。我想头痛如此剧烈，必因气血瘀滞，发作时得撞击而暂舒者，气血暂得通行故也，通其瘀滞，其痛或可速止。乃用《辨证录》之散偏汤出入。

川芎15g，柴胡10g，赤芍12g，香附6g，白芥子6g，郁李仁10g，荆芥、防风各10g，白芷6g，甘草3g。3帖，1日1帖。

原方川芎用一两（30g），嫌其过重，故减其半。数日后邂逅于途，彼欣喜见告云："当天服一煎后，其痛更剧，几不欲生，一气之下，乃将三帖药合为一罐煎之，连服二次，不意其痛若失，目前已无任何不适。"

川芎为血中气药，气味辛温，善行血中瘀滞，疏通经隧，而一帖用至45g之多，得效又如此之捷，实阅历所未及者。我之用大剂量川芎治偏头痛，即自此案始。偏头痛多属实证，但有寒热之辨。川芎辛温善走，只可用于寒凝气滞，气滞血瘀之证；用于热证，则不啻火上加油矣。阴虚有火，阳虚气弱，用之不当，亦有劫阴耗气之弊。（《读书析疑与临证得失》）

硝菔通结汤

药物组成：净朴硝四两，鲜莱菔五斤。

主治：治大便燥结久不通，身体兼羸弱者。

用法用量：将莱菔切片，同朴硝和水煮之，初次煮，用莱菔片一斤，水五斤，煮至莱菔烂熟捞出，就其余汤，再入莱菔一斤，如此煮五次，约得浓汁一大碗，顿服之。若不能顿服者先饮一半，停一点钟，再温饮一半，大便即通。若脉虚甚，不任通下者，加人参数钱，另炖同服。

处方来源:《医学衷中参西录》上册。

1.便秘，饮食渐少（张锡纯医案）

一媪，年七旬，劳嗽甚剧，饮食化痰涎，不化津液，致大便燥结，十余日不行，饮食渐不能进。亦拟投以此汤（硝菔通结汤）。为羸弱已甚，用人参三钱，另炖汁，和药服之。

一剂便通，能进饮食。复俾煎生山药稠汁，调柿霜饼服之，劳嗽亦见愈。（《医学衷中参西录·前三期合编第三卷》上册）

2.肠结证（张锡纯医案）

李连荣，天津泥沽人，年二十五岁，业商，于仲春得腹结作疼证。

病因:偶因恼怒触动肝气，遂即饮食停肠中，结而不下作疼。

证候:食结肠中（类似肠梗阻），时时切疼，二十余日大便不通。始犹少进饮食，继则食不能进，饮水一口亦吐出。延医服药，无论何药下咽亦皆吐出。其脉左右皆微弱，犹幸至数照常，按之犹有根柢，知犹可救。

疗法:治此等证，必止呕之药与开结之药并用，方能直达病所；又必须内外兼治，则久停之结庶可下行。

处方:用硝菔通结汤，送服生赭石细末，汤分三次服下（每五十分钟服一次），共送服赭石末两半。外又用葱白四斤切丝，醋炒至极热，将热布包，熨患处，凉则易之。又俾用净茋肉二两，煮汤一盅，结开下后饮之，以防虚脱。

效果：自晚八点钟服，至夜半时将药服完，炒葱外熨，至翌日早八点钟下燥粪二十枚，后继以溏便。知其下净，遂将茋肉汤饮下，安然痊愈。若虚甚者，结开欲大便时，宜先将茋肉汤服下。(《医学衷中参西录·第六期第二卷》下册)

3.肠结证呕吐（张锡纯医案）

奉天清丈局科员刘敷陈，年四十余，得结证（类似肠梗阻），饮食行至下脘复转而吐出，无论服何药亦如兹，且其处时时切疼，上下不通者已旬日矣。俾用朴硝六两，与鲜莱菔片同煮，至莱菔烂熟捞出，又添生片再煮，换至六七次，约用莱菔七八斤，将朴硝咸味借莱菔提之将尽，余浓汁四茶杯，每次温饮一杯，两点钟一次，饮至三次其结已开，大便通下。(《医学衷中参西录·第四期第三卷》中册)

脾肾双补丸

药物组成：人参一斤（去芦），莲肉一斤（去心，每粒分作8小块，炒黄），菟丝子一斤半（如法另末），五味子一斤半（蜜蒸，烘干），山茱萸一斤（拣鲜红肉厚者，去核烘干），真怀山药一斤（炒黄），车前子十二两（米泔淘净，炒），肉豆蔻十两，橘红六两，砂仁六两（炒，最后入），巴戟天十二两（甘草汁煮，去骨），补骨脂一斤（圆而黑色者佳，盐水拌炒，研末）。

加减：如虚而有火者，火盛肺热者，去人参、肉豆蔻、巴戟天、补骨脂。

主治：肾泄。

制备方法：上为细末，炼蜜为丸，如绿豆大。

用法用量：每服五钱，空心、饥时各一次。

用药禁忌：忌羊肉、羊血。

处方来源：《先醒斋医学广笔记》卷二。

1. 久痢（林佩琴医案）

孙。数年久痢，必伤肾阴，但知健脾，不节腥腻，恐脾阳不复，肾阴益亏。用缪仲淳脾肾双补丸。

人参，茯苓，山药，山萸黄，菟丝饼，砂仁，肉蔻，补骨脂，炮姜，南烛子，莲实。糊丸。

一服而效。（《类证治裁·痢症》卷四）

2. 肠鸣水泄（缪仲淳医案）

梁溪一女人，茹素患内热，每食肠鸣，清晨水泄。教服脾肾双补丸，立愈。

人参一斤，莲肉一斤，菟丝一斤半，五味六两半，山萸肉一斤，山药一斤，车前十二两，橘红六两，砂仁六两，巴戟天十二两，补骨脂一斤，白芍十两，扁豆十二两。蜜丸绿豆大。每五钱，空心食时各一服。

如虚有火、火盛肺热者，去人参、巴戟，添补骨脂。（《续名医类案·泄泻》卷七）

温 胃 饮

药物组成：人参一～三钱或一两，白术一～二钱或一两（炒），白扁豆二钱（炒），陈皮一钱或不用，干姜一～三钱（炒焦），炙甘草一钱，当归一～二钱（滑泄者勿用）。

加减：如下寒带浊者，加补骨脂一钱；如气滞或兼胸腹痛者，加藿香、丁香、木香、白豆蔻、砂仁、白芥子之属；如兼外邪及肝肾之病者，加桂枝、肉桂，甚者加柴胡；如脾气陷而身热者，加升麻五～七分；如水泛为痰而胸腹痞满者，加茯苓一～二钱；如脾胃虚极，大呕大吐不能止者，倍用参术，仍加胡椒二～三分，煎熟，徐徐服之。

主治：中寒，呕吐吞酸，泄泻，不思饮食；及妇人脏寒呕吐，胎气不安。

用法用量：水两钟，煎七分，食远温服。

处方来源：《景岳全书》卷五十一。

不孕（任贤斗医案）

任嵩山之女，年三十尚未生育，求种子方药。夫妇人不孕，必是经水不调，而经水不调又必因有病而致，岂有调经种子之呆方乎？须询察病源，以治其本，则经无不调。今食少头昏，面色淡白，脉四至无力，经水先期，乃脾虚阳衰之证。脾虚致食少，阳衰致头昏，经水先期乃脾虚不能摄统之故。宜助阳补中，与温胃饮加附子、仙茅为丸。

服一料，经调神壮，越两月怀孕，次年产一子。(《瞻山医案·调经》卷二)

温 清 散

药物组成：当归一钱半，白芍一钱半，熟地黄一钱半，川芎一钱半，黄连一钱半，黄芩一钱半，黄柏一钱半，栀子一钱半。

主治：妇人经脉不住，或如豆汁，五色相杂，面色萎黄，脐腹刺痛，寒热往来，崩漏不止。血热暴崩。

制备方法：上锉一剂。

用法用量：水煎。空心服。

处方来源：《万病回春》卷六。

皮肤瘙痒症（矢数道明医案）

上某，45 岁男性。

本例发病虽仅 1 周时间，但患者体质因素久远。此人为演员，讲究饮食，嗜好饮酒。暴饮暴食持续 1 周以后，初在颈部发疹，瘙痒颇甚，瞬间扩展至全身，因痒夜间不能入睡。患者皮肤已无原来之黑褐色且无光泽，枯燥如涩纸。因搔抓伤痕遍及全身，各处沾有血痕。由于不能停止演出，在医院接受有限治疗，毫不见效。

发病之后不曾间断。余认为本病生于湿毒加食毒、酒毒之热。故与温清饮加连翘、薏苡仁、朴樕，服之翌日瘙痒减半，10日后瘙痒感基本消失。继服两个月，污秽之皮肤色变得光泽，患

者甚为高兴。(《临床应用汉方处方解说》)

滋阴清燥汤

药物组成:滑石一两,甘草三钱,生杭芍四钱,生山药一两。

主治:温病外表已解,其人或不滑泻,或兼喘息,或兼咳嗽,频吐痰涎,确有外感实热,而脉象甚虚数者。

处方来源:《医学衷中参西录》上册。

1. 温病发热,谷食不消,精神昏愦(张锡纯医案)

陆军第二十八师,师长汲海峰之太夫人,年近七旬,身体羸弱,谷食不能消化,惟饮牛乳,或间饮米汤少许,已二年卧床,不能起坐矣。于戊午季秋,受温病。时愚初至奉天,自锦州邀愚诊视。脉甚细数,按之微觉有力。发热咳嗽,吐痰稠黏,精神昏愦,气息奄奄。投以滋阴清燥汤,减滑石之半,加玄参五钱。

一剂病愈强半,又煎渣取清汤一茶盅,调入生鸡子黄一枚,服之痊愈。愈后身体转觉胜于从前。(《医学衷中参西录·前三期合编第五卷》上册)

2. 暑泻(张锡纯医案)

天津估衣街西头万全觉药局,侯姓学徒,年十三岁,得暑温兼泄泻。

病因:季夏天气暑热,出门送药受暑,表里俱觉发热,兼头目眩晕。服药失宜,又兼患泄泻。

证候：每日泄泻十余次，已逾两旬，而心中仍觉发热懒食，周身酸软无力，时或怔忡，小便赤涩发热，其脉左部微弱，右部重按颇实，搏近六至。

诊断：此暑热郁于阳明之腑，是以发热懒食；而肝肾气化不舒，是以小便不利致大便泄泻也。当清泻胃腑，调补肝肾，病当自愈。

处方：生怀山药一两半，滑石一两，生杭芍六钱，净萸肉四钱，生麦芽三钱，甘草三钱。共煎汤一大盅，温服。

复诊：服药一剂，泻即止，小便通畅，惟心中犹觉发热，又间有怔忡之时。遂即原方略为加减，俾再服之。

处方：生怀山药一两，生怀地黄一两，净萸肉八钱，生杭芍六钱，生麦芽二钱，甘草二钱。共煎汤一大盅，温服。

效果：将药连服两剂，其病霍然痊愈。(《医学衷中参西录·第六期第四卷》下册)

犀 黄 丸

别名：西黄丸、西黄醒消丸。

药物组成：犀黄三分，麝香一钱半，乳香一两，没药一两（各去油，研极细末），黄米饭一两。

主治：乳岩，横痃，瘰疬，痰核，流注，肺痈，小肠痈。

制备方法：上捣烂为丸，忌火烘，晒干。

用法用量：每服三钱，陈酒送下，患生上部临卧服，下部空心服。

用药禁忌：本丸久服必损胃气，有虚火者勿宜；肺痈万不可用。

备注：西黄丸（《治疗汇要》卷下）。本方方名，《中国医学大辞典》引作"西黄醒消丸"。

处方来源：《外科证治全生集》卷四。

腰疽（王洪绪医案）

又一人患此（腰疽），服以阳和汤，次日觉松。又一帖，疽消小半。赶合犀黄丸与阳和汤轮转间服，五日而愈。（《续名医类案·腰疽》卷三十二）

疏肝益肾汤

药物组成：柴胡、白芍、熟地黄、山药、山茱萸、牡丹皮、茯苓、泽泻。

主治：胃脘痛，大便燥结者，肝血虚也。

处方来源：《医宗已任编·四明心法》卷上。

发热神昏，胸闷便秘（杨乘六医案）

新墅李载扬婶母，年六十外，病热证，胸口痛闷，神思昏沉，气粗便秘，医以发散消导与之，增甚。邀予诊之，脉滑数而重按有力，面色壅热通红，满舌黄苔，中间焦燥。予曰：此食滞中宫，贲门壅塞，太阴之气阻而不运，阳明之气抑而不升，不运不升则气不透，不透则热而为火也。以大剂疏肝益肾汤倍熟地与之，当晚下黑矢数十块，热势减半，胸膈通畅，神情清爽。

翌早，再诊脉，见浮洪，舌上焦燥，黄苔尽脱，而其色反黑如炭。其家问曰：身热已减，而舌反黑何也？予曰：向者食滞便秘，上窍不透，下窍不通，火在其中，闷而不舒，故其焰光不能上达。今以纯阴润下之剂，滑肠以利便，便则下窍通，而上窍之壅塞者去，膈以便通，火随便泄，而其余火之未尽者得以炎炎而上行，所以舌反加黑耳，何是虑焉？仍以前方加枣仁、当归、山栀以滋水清肝，则未尽之余火悉除，而舌自红润而不黑矣。如言进之，即日午后舌黑果退。遂以生金滋水及六君子加归、芍等调理而愈。(《潜村医案》)

暖 肝 煎

药物组成：当归二钱，枸杞子三钱，茯苓二钱，小茴香二钱，肉桂一钱，乌药二钱，沉香一钱（木香亦可）。

加减：如寒甚者，加吴茱萸、干姜；再甚者，加附子。

主治：肝肾阴寒，小腹疼痛，疝气。

用法用量：水一钟半，加生姜三～五片，煎七分，食远温服。

处方来源：《景岳全书》卷五十一。

1. 寒疝（吴篪医案）

相国戴可亭，述廿余年来，临卧必服人乳一茶碗，如出差则服参乳丸，所以体质尚健而少疾病，皆人乳润补之效。自文端侄亡后，心结作恶，精力日衰，供职已觉难支。近忽小腹阴囊时有疼痛，遇劳受寒其疼更甚。余曰：脉虚迟细，左关独弦而急，由于年高命火阳衰，气血虚寒，木郁邪甚，致成寒疝。凡疝病不离乎肝，又不越乎寒，以肝脉络于阴器也。当进暖肝煎加吴茱萸、干姜，以祛肝肾阴寒，使气疏郁解，其痛自止。遂服之，甚效。后用右归丸加人参、小茴香、肉苁蓉、吴茱萸而安。（《临证医案笔记·疝气》卷三）

锡 类 散

药物组成：西牛黄五厘，冰片三厘，珍珠三分，人指甲五厘（男病用女，女病用男），象牙屑三分（焙），青黛六分（去灰脚，净），壁钱二十个（焙，土壁砖上者可用，木板上者不可用）。

主治：烂喉痧，及乳蛾、牙疳、口舌腐烂，凡属外淫为患，诸药不效者。

制备方法：上为极细末。

用法用量：吹患处。

处方来源：方出《金匮翼》卷五，名见《温热经纬》卷五。

舌糜（王孟英医案）

瞿颖山仲媳，许培之之妹也。患舌糜，沈悦亭知其素禀阴亏，虚火之上炎也，与清凉滋降之法，及朱黄等敷药而不愈。乃兄延孟英往视，舌心糜腐黄厚，边尖俱已无皮，汤饮入口，痛不可当，此服药所不能愈者。令将锡类散掺之，果即霍然。

或疑喉药治舌，何以敏捷如斯？孟英曰：此散擅生肌蚀腐之长，不但喉舌之相近者可以借用，苟能隔反，未可言罄。贵用者

之善悟耳。(《王氏医案续编》卷四）

新加黄龙汤

药物组成：细生地黄五钱，生甘草二钱，人参一钱五分（另煎），生大黄三钱，芒硝一钱，玄参五钱，麦冬五钱（连心），当归一钱五分，海参二条（洗），姜汁六匙。

主治：阳明温病，应下失下，正虚邪实。

用法用量：水八杯，煮取三杯，先用一杯，冲参汁五分，姜汁两匙，顿服之。如腹中有响声，或转矢气者，为欲便也，候一～二小时不便，再如前法服一杯，候二十四刻不便，再服第三杯。如服一杯即得便，止后服。酌服益胃汤一剂，余参或可加入。

处方来源：《温病条辨》卷二。

春温（赵绍琴医案）

庞某，女，80岁。

初诊：素嗜鸦片烟已30余载，经常便秘，大便7～8日1次，自4月28日感受风温邪气，身热咳嗽，咽红肿痛，经中西医治疗十天未见好转。目前身热未退，体温38.3℃，两脉细弦小滑，按之细数，头晕心烦，身热腹满，口干唇焦，咽干微痛，舌苔黄厚干燥，焦黑有裂痕，精神萎靡，一身乏力。老年阴分素亏，久吸鸦片，虚火更甚，津液早亏，病温将及半月，阴液更伤，老年正气不足，热结阴伤，燥屎内结。必须急攻其邪以祛其热，扶其气分防止虚脱，仿新加黄龙汤以攻补兼施。

鲜生地 60g，生甘草 10g，元参 25g，麦门冬 15g，赤白芍各 25g，当归 10g，人参 25g（另煎兑入）。生大黄末 1.2g 和玄明粉 1.5g 共研细末，分服一付。

服药后约二小时，腹中痛，意欲大便，即先服人参汤送西洋参 4.5g，再去排便。数分钟后，大便畅解甚多，病人微觉气短，又服人参汤少许，即复入睡。

二诊：昨日服新加黄龙汤，大便已通，未出现虚脱症状，这是在气阴两虚之人身上用攻补兼施方法的成功例证。（《赵绍琴临证验案精选》）

增液承气汤

药物组成：增液汤（玄参一两，麦冬连心八钱，细生地八钱）内加大黄三钱，芒硝一钱五分。

主治：阳明温病，津液不足，无水舟停，下之不通，间服增液仍不下者。

用法用量：上以水八杯，煮取三杯，先服一杯，不知再服。

处方来源：《温病条辨》卷二。

1. 春温（赵绍琴医案）

宋某，女，65 岁。

初诊：初春发病，身热 20 余日，体温 38.5℃上下，形体消瘦，面色黯黑，舌干绛而有裂纹，苔垢厚焦黄，唇厚起皮，胃纳少思，脘腹胀满拒按，口干欲凉饮，咽红干痛，两脉沉细小滑，按之仍有力。素患肺结核十余年，经常夜间有汗，有时低烧。近来感受温邪，屡投辛温解表，重亡津液，阴分过亏，津液大伤，蕴热腑实，便秘不通。阴愈亏而热愈炽，肠愈燥而阴愈耗，必须顾津液以润其燥，通腑实求其热除。本虚标实之证，急以增液承气汤治之。

元参 45g，生地黄 30g，麦门冬 25g，白芍 30g，川石斛 25g，芒硝 1.5g（冲），大黄粉 1.2g（冲）。一付。

二诊：1940 年 3 月 7 日。药后昨夜大便通畅一次，初干如羊屎，后则少缓，肛门破裂，微带血渍。今日体温 37.5℃，舌干绛而有裂痕，胃纳渐开，脘腹胀满已减。咽仍红，干痛已见缓和。两脉沉细小滑，大便秘结。此液枯肠燥，无水舟停，故先用增水行舟润肠便法，今便已通热已减，再以甘寒润燥，以补药之体作泻药之用，切不可再用硝黄。

北沙参 30g，生地黄 25g，白芍 25g，清阿胶 15g（分两次烊化），黑木耳 12g，麦门冬 15g，炙鳖甲 15g（先煎）。二付。

三诊：1940 年 3 月 10 日。身热已退净，体温 37℃，舌苔已化，质绛干裂，胃纳如常，大便又行一次，便下正常，腹下胀满，咽干痛已无，脉见细弦小滑。再以甘寒育阴，从本治疗。

生地黄 25g，北沙参 25g，生白芍 25g，生薏米 15g，生白扁豆 25g，天麦冬各 10g，鸡内金 10g，清阿胶 12g（分两次烊化）。五付。

药后诸症皆安，身热退净，饮食、睡眠皆好。嘱平时忌用辛辣厚味，食以清淡为佳。（《赵绍琴临证验案精选》）

2.春温坏证（陈作仁医案）

病者：杨春芳，年四十八岁，南昌人，住广润门外。

病名：春温误治。

原因：房事过劳，时届春令，无以应生发之气，致发春温重症。误服辛温发表等剂，病日加重，延误旬日。

证候：壮热不退，汗多口渴，大便旬余不通，舌苔黑，生芒刺，病势危险已极。

诊断：脉左右俱洪数鼓指。合参病势现象，察其前服各方，知系春温误药所致。证已至此，非大剂滋阴兼涤肠，不及挽救。

疗法：议以增液承气法，重用元参、生地、麦冬为君以滋水养阴，合大承气汤以急下存津，此亦破釜沉舟之意也。

处方：润元参六钱，鲜生地六钱，杭麦冬五钱（去心），生川军三钱，川厚朴二钱，炒枳实二钱，玄明粉二钱（冲）。

次诊：一剂大便即通，热渴俱减，险象已除。遂改以复脉汤去姜、桂续进。

细生地六钱，杭麦冬五钱，杭白芍三钱，阿胶珠三钱，生甘草二钱，火麻仁三钱（去壳，捣）。

效果：服二剂，热渴均愈，惟胃阴不足，正气尚亏。又进益胃汤加减，以为善后调理。

北沙参四钱，润玉竹三钱，细生地四钱，杭麦冬三钱，抱木茯神三钱，粉甘草二钱，鲜橄榄四枚（剖破，若无橄榄时不用亦可）。煎成后去渣，加上冰糖五钱烊化，频频服之。服四剂而痊愈。（《全国名医验案类编·火淫病案》卷六）

3. 风温（范文甫医案）

沈师母，风温，咳嗽痰红，热结旁流，身热，入晚尤甚，耳聋谵语，舌干绛而裂，其中血迹斑斑，脉细而数。证势危殆，不得已下之，泄其热，存其津。

鲜、大生地各 30g，元参 24g，麦冬 24g，生大黄 9g，玄明粉 9g。

二诊：此证譬如屋宇失火，任其焚烧，而救火车不到，可乎？服昨药已得下，瘥来有限。理当再下，但元虚太甚，姑缓一日。仍旧可危之至。

鲜、大生地各 30g，元参 24g，麦冬 24g，甘草 3g，象贝 9g，杏仁 9g。

三诊：已瘥多，神清，血亦止。再稍稍下之，泻其余热。

鲜、大生地各 30g，元参 24g，麦冬 12g，炒枳壳 4.5g，生大黄 6g，杏仁 9g。（《近代名医学术经验选编·范文甫专辑》）

镇 阴 煎

药物组成： 熟地黄一～二两，牛膝二钱，炙甘草一钱，泽泻一钱半，肉桂一～二钱，制附子五～七分或一～三钱。

加减： 兼呕恶者，加干姜，炒黄芩一～二钱；如气脱懒言，脉弱极者，宜速加人参，随宜用之。

主治： 阴虚于下，格阳于上，真阳失守，则血随而溢，以致大吐大衄，六脉细脱，手足厥冷，危在倾刻，血不能止者。

用法用量：上用水两钟，速煎服；格阳喉痹，冷服。

处方来源：《景岳全书》卷五十一。

1. 鼻衄（张景岳医案）

一多欲少年，以伤寒七日之后，忽尔鼻衄，以为将解之兆，及自辰至申，所衄者一斗余，鼻息脉息俱已将脱，身冷如冰，目视俱直，而犹涓涓不绝，呼吸垂危。其父母号呼求救。余急投镇阴煎一剂，衄乃止，身乃温。次加调理而愈。自后凡治此证，无不响应，亦神矣哉。（《景岳全书·血证》卷三十）

2. 鼻衄（任贤斗医案）

李升吉之妻，衄血，面色微红，口渴欲饮不欲咽，喉中如火烧，脉细神倦，腿膝俱冷。余曰：此证乃阴盛格阳，用熟地、附、桂，一二剂必愈。主家见口渴喉热，不信，另请庸劣之辈，投芩、连、犀角等药，病至垂危，复恳主方。余曰：若信服，余方一二剂即安。乃与镇阴煎一剂，口渴喉烧即止，二剂衄血亦止。此为审证的确，用药通神之一验也。（《瞻山医案·血证》卷二）

3. 喉痹（张景岳医案）

余友王蓬雀，年出三旬，初未识面，因患喉痹十余日，延余诊视。见其头面浮大，喉颈粗极，气急声哑，咽肿口疮，痛楚之甚，一婢倚背，坐而不卧者，累日矣。及察其脉，则细数微弱之甚。问其言，则声微似不能振者。询其所服之药，则无非芩、连、栀、柏之属。此盖以伤阴而起，而复为寒凉所逼，以致寒盛于下，而格阳于上。即水饮之类俱已难入，而尤畏烦热。余曰：

危哉，再迟半日，必不救矣。遂与镇阴煎，以冷水顿冷，徐徐使咽之。

　　用毕一煎，过宿而头项肿痛尽消如失。余次早见之，则癯然一瘦质耳，何昨日之巍然也。遂继用五福饮之类，数剂而起。疑者，始皆骇服。自后，感余再生，遂成莫逆。(《景岳全书·咽喉》卷二十八)